Comprendre la psychopathie

Connaître et comprendre cette psychopathologie et détecter les psychopathes.

Benjamin LISAN, 22/01/2017.

1 Introduction

Il est souvent difficile de comprendre ce qu'est la psychopathie, d'autant que la plupart des psychopathes semblent, dans la vie courante, « normaux », savent bien raisonner et discerner le bien du mal. Par ailleurs, il n'est pas aisé de faire la différence entre les psychopathes et « pervers narcissiques[1] ».

1.1 Quelques définitions

Les traits les plus marquants des personnalités psychopathiques sont l'instabilité, l'impulsivité, l'intolérance à la frustration, la tendance aux « *passages à l'acte* », aux conduites antisociales et amorales (Méd. Biol.t. 31972, s.v. psychopathie).

Le mot psychopathie désigne un trouble permanent de la personnalité caractérisé par un sévère manque de considération pour autrui, découlant d'une absence de sentiment de culpabilité, de remords et d'empathie envers les autres. Affichant une apparente normalité en matière de moralité et d'expression émotionnelle, le psychopathe se révèle incapable d'éprouver au plus profond de lui-même des émotions sociales. Sérieusement carencé sur le plan émotionnel, le psychopathe parvient, par mimétisme, à exprimer, verbalement ou physiquement, de tels sentiments sans toutefois les ressentir. Pareille dislocation entre la forme et la substance d'un message émotionnel serait, selon bon nombre d'études neurologiques, générée par une connexion défectueuse entre les réseaux cognitifs et émotionnels du cerveau du psychopathe.

« *La psychopathie est un trouble (au sens psychiatrique du terme) qui trouve son origine dans une déviation du développement et qui se caractérise par un excès d'agressivité pulsionnelle ainsi que par une incapacité à nouer des relations aux autres. Le terme de psychopathie représente à la fois une catégorie diagnostique, et un continuum de perturbations psychologiques, dont l'intensité et la nature sont variables d'un individu à l'autre en termes de traitement* ».

Paul-Claude Racamier affirma lui-même que : « *des rapports existent sans doute entre perversion narcissique et psychopathie, mais ils sont complexes* ».

Depuis Konrad Lorenz (1903 – 1989) et son traité sur « *l'agression, une histoire naturelle du mal* » généralisant le concept anthropologique de « bouc émissaire », les études portant sur cet instinct ont dégagé une typologie consensuelle des comportements agressifs qui peuvent « *revêtir des formes très diverses allant de l'homicide à la simple remarque sarcastique…* ».

---

[1] La **perversion narcissique** est une notion de psychanalyse décrite initialement par Paul-Claude Racamier qui décrit une forme particulière de perversion en 1986. **Selon lui** « Le mouvement pervers narcissique se définit essentiellement comme une façon organisée de se défendre de toute douleur et contradiction internes et de les expulser pour les faire couver ailleurs, tout en se survalorisant, tout cela aux dépens d'autrui ». La notion a néanmoins été incarné par Alberto Eiguer en 1989 dans *Le Pervers narcissique et son complice* et il parlera plus tard d'un « cas particulier de la pathologie du narcissisme ». La notion de harcèlement moral décrite par Marie-France Hirigoyen en 1998[9] fera référence à ce "pervers narcissique" et va populariser cette notion. Dès lors, de multiples articles de presse et d'autres ouvrages vont dépeindre « *le pervers narcissique* » le décrivant comme un **sociopathe** agissant comme un **prédateur** allant jusqu'à détruire l'identité de sa « proie » par la manipulation mentale. Source : https://fr.wikipedia.org/wiki/Perversion_narcissique

Dans le livre « La fabrique des pervers » [22], on voit que la perversion, la psychopathie est issue d'une éducation (déviante, perverse ...) et se transmet de génération en génération. « *Les psychopathes font souvent des enfants eux-mêmes psychopathes* ». Peut-on rompre cette chaîne causale, cette fatalité générationnelle ?

Voici ce qu'il est écrit dans l'encyclopédie en ligne Wikipedia, sur la psychopathie :

*« La **psychopathie** (des mots grecs : psyche, ψυχή (« esprit, âme ») et pathos, πάθος (« souffrance, changement accidentel[2]») est un trouble de la personnalité, caractérisé par un comportement antisocial, un manque de remords et un manque de « comportements humains » décrit comme étant un mode de vie criminel et instable. Il n'existe aucun consensus concernant le critère symptomatique et de nombreuses discussions sont établies concernant les causes éventuelles et des possibilités de traitements[3].*
Il n'y a jamais eu de diagnostic appelé « psychopathie » que ce soit dans le Manuel diagnostique et statistique des troubles mentaux (ou DSM) ou la Classification statistique internationale des maladies et problèmes de santé connexes. La première édition du DSM en 1952 avait une section sur les troubles de la personnalité sociopathe, puis un terme général qui comprend des éléments tels que l'alcoolisme ainsi que d'une « réaction antisociale » et d'une « réaction dyssociale » qui seront dans la troisième édition du Manuel diagnostique et statistique des troubles mentaux (DSM-III) attribués au terme de trouble de la personnalité dyssociale (antisociale)[4], avec la mise en place d'un critère diagnostique clinique à un critère diagnostique comportemental. Le groupe travaillant sur le DSM-V a recommandé une révision de la personnalité antisociale pour être appelé trouble de la personnalité antisocial/dyssocial. Il y a aussi une suggestion d'inclure un sous-type « antisocial/psychopathique », cependant, il n'en est rien.
Malgré les termes similaires, les psychopathes sont rarement psychotiques[5]. Les psychopathes ne sont pas tous violents ; ils utilisent la manipulation pour obtenir ce qu'ils souhaitent. En général, ce sont des individus qui se soucient peu de ce que les autres pensent d'eux et les utilisent pour atteindre leur but.
Bien qu'aucune organisation psychiatrique ou psychologique n'ait sanctionné le diagnostic de « psychopathie » lui-même, l'évaluation des caractéristiques de la psychopathie sont largement utilisés dans le cadre de la justice pénale de certains pays et peuvent avoir des conséquences importantes pour les concernés. Le terme est également utilisé par le grand public, dans la presse populaire, et dans la représentation fictive des psychopathes[6] »[7].

1.2 L'absence de consensus scientifique sur le terme

Donc, **il n'y a aucun consensus scientifique sur la définition exacte du terme**. Pourtant, les psychiatres, les psychologues et les autorités judiciaires utilisent couramment les mots « psychopathes » et « psychopathie ».

2 Le point de vue de James Fallon, neuropsychiatre

Mais selon James Fallon, un neuroscientifique américain enquêtant sur le cerveau de psychopathes, la psychopathie serait détectable « scientifiquement ». En effet, chez les psychopathes, les zones du cerveau liées à l'empathie, à la moralité et au contrôle de soi montrent une faible activité. Selon James Fallon, tous les psychopathes ne sont pas des tueurs en puissance, mais présentent des comportements psychopathiques. Selon James Fallon, qui s'est lui-même

---

[2] « Dictionnaire médical en ligne (étymologie de psychopathie) » [archive], sur *Médicopédia*, http://www.medicopedia.net/term/19329,1,xhtml
[3] J. Skeem L., Polaschek, D. L. L., Patrick, C. J., Lilienfeld, S. O., *Psychopathic Personality: Bridging the Gap Between Scientific Evidence and Public Policy*, vol. 12, 15 décembre 2011, 95–162 p.,
http://www.psychologicalscience.org/index.php/publications/journals/pspi/psychopathy.html
[4] « World Health Organization ICD-10 », http://www.mentalhealth.com/icd/p22-pe04.html
[5] *What "Psychopath" Means*, Scientific American, http://www.sciam.com/article.cfm?id=what-psychopath-means
[6] Matt DeLisi, « The Hannibal Lecter Myth: Psychopathy and Verbal Intelligence in the MacArthur Violence Risk Assessment Study », *Journal of Psychopathology and Behavioral Assessment*, vol. 32, n° 2, nan undefined nan, p. 169–177
[7] Source : https://fr.wikipedia.org/wiki/Psychopathie

diagnostiqué psychopathe[8], le cadre familial est, selon lui, un facteur primordial : « *J'étais aimé, et ça m'a protégé. (...) L'environnement peut jouer un rôle, mettant les gènes sur "on" ou sur "off"* ».

Selon James Fallon et cet article, les psychopathes primaires :

1) *Sont des personnes dénuées d'empathie émotionnelle et d'empathie cognitive* (ou d'une empathie endogroupe uniquement tournée vers eux).
2) *Font preuve d'une résistance hors du commun à l'anxiété et à la souffrance. Ils ne sont jamais inquiets, ce sont des gens très détendus.*
3) N'ont pas de tendance suicidaire, **ils cherchent avant toute chose à se préserver.**
4) **Peuvent nier facilement avec aplomb** (sans être, le moindre du monde, dérangés moralement) « *La plupart du temps, quand quelqu'un vous ment, il finit par s'arrêter. Pas eux. Ils mentent avec la plus grande désinvolture* ». **Ils mentent très bien car aucune émotion ne vient les perturber.**
5) **N'ont aucun sens inné de la morale.** Alors que la plupart des gens se demandent s'ils sont en train de faire du mal à leur interlocuteur. C'est le signe d'une conscience morale innée.
6) Ont un haut degré d'agressivité au sens compétitif du terme. **Ils adorent gagner.**
7) Sont des prédateurs pour les autres êtres humains.
8) Sont plutôt attirés par le un contre un, ils aiment se retrouver face à face avec leur proie dans une pièce close.
9) **Sont très narcissiques.**

Selon James Fallon, les sociopathes ou psychopathes secondaires :

1) Se sentent constamment attaqués et cela explique leur besoin de se comporter en prédateur vis-à-vis des autres. Et comme tous les prédateurs, ils y prennent du plaisir.
2) Sont **manipulateurs** et tentent d'obtenir des choses des autres, parce que cela fait partie du jeu.
3) Sont capables de dresser un mur (mental) entre leur vie normale et leurs actes violents.

3 Premières intuitions personnelles

Les psychopathes sont souvent dans la transgression (des règles sociales), la malveillance[9], la délinquance …
Mais la psychopathie de beaucoup reste invisible. On ne peut souvent les repérer que par la connaissance de leur historique (de harcèlement, de délinquance, par le recoupement de témoignages indépendants à leur encore …) ou de leur biographie cachée.

Les psychopathes sont à la confluence du narcissisme extrême, de la mégalomanie, de la perversion narcissique, de la manipulation mentale, de la paranoïa, voire de la mythomanie, du « gouroutisme »[10].

Alors peut-on aborder le sujet scientifiquement, avec détachement et recul, d'une façon sereine, même si cette pathologie peut avoir pu vous toucher profondément dans votre chair et âme ?
Je ne sais pas si c'est possible, mais j'en prends ici le risque.

---

[8] James Fallon s'est soumis alors à des tests génétiques, qui ont révélé un fort potentiel d'agressivité et de violence, ainsi qu'une faible empathie. Selon lui, ce diagnostic correspond à celui de « psychopathe pro-social », c'est-à-dire qu'il parvient à se sociabiliser mais qu'il a des difficultés à ressentir de l'empathie envers les autres. « *J'ai un esprit de compétition odieux. Je ne laisse pas mes petits-enfants gagner des jeux. Je suis une sorte d'enfoiré qui fait des trucs débiles qui gonflent les gens* », raconte-t-il. Selon lui, tous les psychopathes ne sont pas des tueurs en puissance, mais présentent des comportements psychopathiques. « *Depuis que j'ai trouvé tout cela, j'ai fait un effort pour essayer de changer mon comportement* », assure-t-il. Source : Un chercheur en neurosciences se découvre psychopathe, 28/11/2013, http://sante.lefigaro.fr/actualite/2013/11/28/21574-chercheur-neurosciences-se-decouvre-psychopathe
[9] Profitant de l'anonymat que leur procure internet, ils n'hésiteront pas à insulter, harceler, détruire sur les réseaux sociaux.
[10] https://fr.wikipedia.org/wiki/Gourou

Car moi-même, j'avoue avoir été confronté à des personnalités, rencontrées dans ma vie, « souffrant » de psychopathie[11]. Même si nom évaluation de la psychopathie ou non d'une personne ne semble pas objective, il me semble que j'en ai rencontré, par ma vie très active, bien plus souvent que la moyenne des êtres humains, cela dès l'âge de 2 ans. Ce qui fait qu'il me semble que j'ai une connaissance de cette "pathologie mentale" assez approfondie, peut-être plus que l'ensemble de la population, même si j'estime n'avoir aucune compétence de profileur et que je ne me considère pas comme un fin psychologue.
_ Voir mon « témoignage sur mes rencontres avec des psychopathes ».

Dans cet article, nous décrivons d'une façon théorique la psychopathie.

Dans un second article séparé, d'un abord plutôt difficile, je fournis des exemples de descriptions de psychopathes, destinés à illustrer le 1er article :

Des exemples pour « comprendre » et détecter les psychopathes,
http://benjamin.lisan.free.fr/jardin.secret/EcritsPolitiquesetPhilosophiques/politiques/Des-exemples-pour-detecter-les-psychopathes.htm

Selon mon expérience, les psychopathes veulent que tout leur cède et n'aime ou ne supporte pas la frustration.
Si un problème les gène, ils ont tendance à l'éliminer. Ils sont sans limite, sans frein, sans barrière morale (ils n'ont pas de surmoi). Leur seule « boussole morale », c'est l'amour immodéré pour eux-mêmes ou de leur importance. Selon leur référentiel, ils se sentent ou s'estiment au centre du monde.
Ils sont caractérisés par leur absence de conscience morale, de compassion, de remord, de reconnaissance (à la longue, on les perçoit comme des monstres à sang froid, sans cœur).
A cause de cela, certains peuvent mentir, sans inquiétude, et peuvent leurrer les détecteurs de mensonge (polygraphes)[12].

Certains sont capables de tromper les psychologues, comme Pierre Bodein, Michel Fourniret, ce dernier ayant toujours une présentation rassurante, celle d'une personne sérieuse, carrée, à qui l'on a envie de se confier.
Certains prêtres pédophiles pouvaient être de vrais gourous charismatiques, très bien vus par ses paroissiens.
Dans le cas des psychopathes menteurs pathologiques, il ne faut jamais les croire, ni leur faire confiance. Ils peuvent ne jamais se démonter, rebondir sans cesse (dans le mensonge), retomber sans cesse sur les jambes et avoir un culot et un aplomb extraordinaires. Certains sont des imposteurs de génie _ comme Joseph Smith (fondateur de la religion mormone) etc.

4 Certains psychopathes ont changé le cours de l'histoire

Certains psychopathes ont emmené des fidèles endoctrinés vers l'apocalypse, comme :

Qin Shi Hua, premier empereur de Chine, Gengis Khan, Tamerlan (Timour), Mahomet, (Moïse), Napoléon, Hitler, Staline, Mao ... et la plupart des gourous _ comme Jim Jones, David Koresh, etc....

Tous ces derniers ont poussés à la violence extrême, à pousser leurs fidèles à donner leur vie pour eux et leur « cause ».

---

[11] Et c'est suite à cette expérience, que je considère ou perçois la psychopathie comme une vraie maladie mentale.
[12] A) Gary Ridgway, le "tueur de la rivière verte", avait réussi au test du détecteur de mensonge (du polygraphe). Cf.
https://en.wikipedia.org/wiki/Gary_Ridgway &
https://www.csicop.org/si/show/the_lie_detector_test_revisited_a_great_example_of_junk_science
b) Psychopathy, Threat, and Polygraph Test Accuracy, Christopher J Patrick, William Iacono, Journal of Applied Psychology, April 1989, https://www.researchgate.net/publication/232556328_Psychopathy_Threat_and_Polygraph_Test_Accuracy

Derrière leur apparence « humaine » et les faux-semblants, ils sont souvent implacables et sans pitié. La plupart a mis en place de terribles tyrannies et des « barbaries à visage humain ».

Les psychopathes n'ont pas de limites et certains peuvent aller à l'extrême, comme à la guerre totale, telle celle voulue par Hitler, Goebbels, ….

Certains veulent le génocide, l'extermination, la double mort de leurs ennemis _ comme le fait de tuer une personne puis détruire sa mémoire, comme le faisait Staline avec ses opposants, ou comme les nazis qui conspuaient, harcelaient, se moquaient des vétérans allemands, juifs, décorés de la première guerre mondial, en ne leur accordant aucune pitié, aucune grâce, jusqu'à les poussent au suicide.

Staline ne faisait pas que condamner à mort ses anciens camarades ou opposants, ils exigeaient d'eux, lors de leur procès, qu'ils acceptent leur mort et qu'ils lui fassent ses éloges. Puis, après leur exécution, il les « tuaient » deux fois, en salissant leur mémoire. De plus, il déportait ou faisait exécuter tous les membres de la famille de la personne exécutée[13].

5 Des personnalités autoritaires

Chez beaucoup de psychopathes, on retrouve une personnalité fortement autoritaire[14].
Theodor Adorno a analysé les comportements envers l'autoritarisme dans un livre que viennent de rééditer les éditions Allia, « les Etudes sur la personnalité autoritaire »[15].

Le présupposé philosophique de Theodor Adorno repose sur l'existence d'une personnalité humaine, au sein de laquelle peut se développer une « potentialité fasciste », à condition que la structure économico-politique de la société le permette. Il a ainsi construit une échelle, dite F (comme « fasciste »), constituée de neuf variables, pour mesurer un « potentiel fasciste » chez un être humain :
- conventionnalisme[16]
- soumission à l'autorité
- agressivité autoritaire
- anti-intraception (opposition à l'intelligence imaginative (des artistes par exemple)
- superstition et stéréotypie (pensée rigide)
- pouvoir et dureté (obsession de la dialectique forts/faibles)
- destructivité associée au cynisme
- projectivité (projection systématique d'impulsions émotionnelles sur les autres)
- préoccupation angoissée sur la sexualité présupposée des autres (attitude moralisatrice et punitive envers tout ce qui apparaît comme en dehors de "la normalité")[17].

---

[13] Le 11 mars 1938, les accusés sont tous condamnés à mort : 98 membres du Comité central du Parti communiste, les principaux responsables de la police avec leur chef Iagoda, une grande partie de l'état-major de l'Armée rouge et le maréchal Toukhatchevski, et ceux qui ont permis à Staline de prendre le pouvoir, Boukharine, Kamenev, Zinoviev. Boukharine écrit à Staline : "*Koba, à quoi ma mort va-t-elle te servir ?*" Kamenev demande à Staline, qu'il avait sauvé 20 ans plus tôt : "*Sais-tu ce qu'est la reconnaissance ?*" Staline répond : "*Une maladie de chien.*" Les condamnés sont tués [36].
[14] Sans que cela soit une règle absolue.
[15] "*Études sur la personnalité autoritaire*" de Theodor W. Adorno (avec Hélène Frappat, traductrice), Editions Allia, 2017, http://www.editions-allia.com/fr/livre/296/etudes-sur-la-personnalite-autoritaire
[16] Bien que cela ne soit peut-être pas toujours le cas (?). Bien qu'Hitler était psychorigide, peu imaginatif dans le domaine des arts, il a pourtant fait preuve de ruse dans la façon dont il a éliminé rapidement toute opposition politique. Idem pour le président Erdogan.
[17] Cf. https://www.franceculture.fr/emissions/secret-professionnel/le-secret-professionnel-de-la-personnalite-autoritaire

6   Traits distinctifs de la psychopathie

Simplement, il m'arrive à repérer certains traits psychologiques qui me font alors penser que j'ai bien affaire à une personne psychopathe (mais c'est diagnostic difficile à poser car beaucoup de psychopathes peuvent être trompeurs et très agréables socialement) je me dois alors d'être très circonspect avec de telles personnalités (mais le fait que je les repère n'est pas systématique et je peux toujours continuer à me faire abuser par eux, même à l'heure actuelle).

En tout cas, ce que j'ai pu tirer de mes observations de la psychologie de ces personnes, c'est qu'il me semble avoir discerné (chez eux) certains traits psychologiques dominants, ci-après, certaines faisant consensus chez la plusieurs des professionnels de la psychologie, d'autres non :

1) une totale absence pathologique de sentiments humains et de compassion pour autrui. Ils n'ont jamais de remord, de regret ou de scrupule[18]. Tous les êtres humains, tombant entre leurs mains, ne sont que des objets, à "chosifier", à manipuler éternellement (y compris les membres de leur propre famille), tout cela à leur unique profit. Il a un total mépris pour tout le genre humain, pour les animaux etc. Du fait de leur absence d'empathie, ils sont incapables de se mettre à la place d'une personne souffrance, de ressentir leur souffrance, leur émotion, ils sont en général incapables de comprendre la phrase « ne fait pas aux autres ce que tu n'aimes pas qu'on te fasse ».
2) une hypersensibilité gigantesque envers ce qui leur arrive personnellement. Tout ce qui leur arrive prend des dimensions disproportionnées (telle une humiliation, une contrariété etc.). Ils ne pensent qu'à eux, mais ne s'intéressent jamais sincèrement au sort des autres.
3) Une nette incapacité à résister ou à supporter la frustration.
4) un ego toujours surdimensionné. Tout doit constamment se rapporter ou être ramené à eux, tourner autour d'eux. Ils veulent être le centre de toutes les attentions, avoir toujours le leadership sur les autres. A cause de leur très haute opinion d'eux-mêmes, ils ne peuvent supporter toute forme de "vérité" les concernant ou qu'on leur dise leurs "quatre vérités". Ils sont totalement incapables de se critiquer ou de se remettre en cause.
5) une dimension paranoïaque en eux. Toute critique, même fraternelle, même bien intentionnée, est toujours considérée toujours comme une attaque ennemie, totalement insupportable, bref un crime de lèse-majesté.
5) Ce sont le plus souvent des beaux parleurs, des manipulateurs, des menteurs pathologiques, très souvent des escrocs. Mais étant de grands comédiens, ils savent rebondir sans cesse, avoir réponse à tout, et simuler la compassion et l'empathie pour autrui, pour le peuple etc.
6) Ce sont des personnes toujours « injustes » (même si le terme « d'injuste » n'a rien de scientifique), même envers leur propre famille. Ils ne favorisent que ceux qui l'adulent, qui leur sont utiles, tels les bons exécutants serviles, obéissants et pas les personnes honnêtes qui pourraient les aider à évoluer psychologiquement positivement.
7) En tant que politicien ou chefs d'entreprises, n'ayant pas de scrupules ou d'état d'âme, ils sont le plus souvent des personnes très efficaces, performants, au départ, concernant les buts qu'ils cherchent à atteindre. Mais par la suite, leur mégalomanie se renforçant avec les succès obtenus au départ, ils peuvent dériver de plus en plus … devenir de plus en plus sûr d'eux et remplis de la certitude de posséder la Vérité avec un grand V, n'ayant plus aucun compte à rendre à personne, devenant totalement incontrôlables et imprévisibles (comme dans le cas d'Hitler et Erdogan …). Aucune critique ou manifestation de protestation ne leur fera changer d'avis. Quand ils veulent quelque chose, ils n'écoutent qu'eux-mêmes et leurs intuitions, et n'écoutent jamais les autres (et leurs avis).
8) Souvent, plus ils acquièrent de l'assurance, plus ils prennent des risques, tel de perpétuels joueurs (pathologiques), jusqu'à pouvoir ou non commettre l'irréparable.
9) Bien que performants, efficaces au départ, ils sont toujours négatifs sur le long terme, à leur propre peuple, à leurs admirateurs et suiveurs.
10) Ils sont parfaitement socialisés, intégrés à la société et sont indétectables socialement (alors qu'ils sont pourtant asociaux). Ils sont souvent de prime abord agréables, entreprenants, moteurs, voire "généreux" (mais cette générosité est toujours "égoïste", intéressée, attendant alors une contrepartie) …. Ce n'est souvent qu'à la longue (voire trop tard),

---

[18] C'est probablement ce trait de caractère qui nous interpelle le plus.

qu'on détecte leur psychopathie (dont le critère principal, pour les détecter / repérer, est leur totale absence de compassion et d'empathie pour autrui).

11) Ils sont souvent assez doués au niveau psychologique, du moins, surtout et essentiellement dans le domaine des rapports de force. Ils ne comprennent que les rapports de forces et sont totalement imperméables aux rapports d'amitié, d'amour et d'empathie. Ils sont souvent pertinents dans leur analyse psychologique des autres. Ils se présentent souvent comme un conseiller fiable et efficace, dont les avis comptent, ce qui leur donne un pouvoir et une emprise importante sur les autres. Mais leurs avis pertinents, en apparence « objectifs » dérivent toujours et contribuent toujours à dévaloriser subtilement l'image des autres, en particulier de celle de ses ennemis.

12) Ils sont souvent rancuniers (vengeurs), pouvant ruminer leur vengeance longtemps. Dans ce cas, ils n'oublient jamais. Ils peuvent être alors hypermnésiques. Ils peuvent même se venger plusieurs années après les faits, comme dans le cas de Staline.

13) Chez eux, les principes théoriques ou/et transcendants (souvent à tendance mégalomaniaques …) ont souvent plus d'importance que la vie humaine ou le respect de la vie humaine. Le principe est plus important que l'individu, qui ne compte pas. Les idées prennent le pas sur l'humanité.

14) Il y a souvent chez eux une pensée ou des idées obsessionnelles ou compulsives[19], voire fanatiques, idées pas nécessairement fausses, même souvent séduisantes (en effet, nous ne rappellerons jamais assez que les psychopathes peuvent être de fin psychologues et avoir aussi un bon sens pratique), qui occupent souvent intégralement leur champ de leur vision et qu'ils veulent imposer aux autres. C'est l'aspect répétitif, réitéré de cette pensée _ raciste, antisémite, homophobe … _ qui dénote caractère obsessionnel de sa pensée. Le psychopathe et ses disciples sont tellement enfermés dans cette pensée qu'ils en deviennent souvent fanatiques.

15) Cela ne concerne pas tous les cas. Mais quand ils veulent quelque chose _ surtout quand ils sont des financiers ou des entrepreneurs _, ils n'hésiteront pas à harceler une personne, sans fin, à l'épuiser, à revenir sans cesse à la charge, jusqu'à ce qu'elle cède. Il n'y a pas pitié envers sa victime. Ils ne lâchent jamais leur proie. Ce qui compte pour eux, c'est gagner à tout prix, par n'importe quel moyen, tout est bon pour y parvenir (y compris par d'énormes mensonges).

16) Ils s'inventent souvent une biographie falsifiée, destinée à les rendre sympathique (le plus souvent se présentant comme une victime, une personne courageuse, héroïque …).

17) Ils sont tous soucieux voire extrêmement maniaques de leur apparence et de l'image qu'ils projettent vers l'extérieur et qu'ils contrôlent avec soin. Pour eux le paraître, l'image sont plus importants que d'être (que d'être authentique, honnête, sincère, droit etc.). Ils feront tout pour changer ou améliorer leur image mais ne chercheront jamais à changer en profondeur (ou se remettre en cause. La remise en cause est impossible).

Quels sont les critères suffisants pour définir un psychopathe ?
L'absence totale de compassion en est un. Probablement aussi leur côté menteur pathologique. Mais la certitude du psychopathe de l'importance du mensonge pour réussir n'en est pas un. Idem pour la sincérité dans la conviction délirante, pour la pensée claire et cohérence, mais reposant sur des présupposés faux et/ou délirants, pour la pensée obsessionnelle, le cynisme, le narcissisme, la paranoïa, le goût pour les théories du complot, l'ignorance fanatiquement militante, érigée en vertu et vérités absolues …

Sinon, les membres d'une même famille devraient avoir de l'affection entre eux. Des parents normaux devraient naturellement aimer protéger ses enfants, mais non être hostiles avec eux ou les dénigrer systématiquement. Un frère devrait être fraternel avec son frère (et non à mentir contre lui ou à lui nuire systématiquement, dès le plus jeune âge). Ce genre de comportement anormal, au sein de la famille, peut être le signe d'une psychopathe.

7 Un narcissisme gigantesque pouvant aller jusqu'au délire

Il y a souvent chez le psychopathe, un ego surdimensionné, une « suffisance », un amour de soi gigantesque, une subjugation gigantesque envers soi-même et pour ses propres qualités, … Leur certitude sur eux-mêmes est aveuglante.

---

[19] Ce qui ne veut pas dire que toute personne ayant des pensées obsessionnelles soient des psychopathes, telles les névrosés (ayant des TOC), les psychotiques …

Ils sont totalement persuadés d'être des personnes géniales[20], ayant des qualités (d'intelligence …) bien au-dessus du commun des mortels, certains de détenir la vérité avec un grand V.
C'est cette composante narcissique extrême qui est la plus dangereuse et qui l'empêche, totalement, de se remettre en cause. Cette mégalomanie, poussée à l'extrême, jusqu'au délire, peuvent les convaincre d'être missionné par Dieu, une force supérieure, transcendante, d'être l'élu exceptionnel de Dieu. Ils ont souvent une ambition démesurée.

Voici par exemple l'introduction de Mein Kampf d'Adolphe Hitler : « **Une heureuse prédestination**[21] *m'a fait naître à Braunau-am-Inn, bourgade située précisément à la frontière de ces deux Etats allemands dont la nouvelle fusion nous apparaît comme la **tâche essentielle de notre vie, à poursuivre par tous les moyens**. […] C'est ainsi que la situation de ma ville natale m'apparaît comme le **symbole d'un grand devoir** ».*
Hitler, par ces lignes, nous fait comprendre « qu'il n'est qu'un ambassadeur de l'au-delà, qui a pris récemment conscience de sa mission ». Nous sommes alors à la limite de la folie, de la mégalomanie extrême.

Et donc, une critique à leur égard est considérée comme une insulte grave ou un crime de lèse-majesté (et ils peuvent alors devenir dangereux). C'est comme une grave effraction contre la haute conviction ou certitude qu'ils ont d'eux-mêmes.
Par exemple, dans les années 80, lors d'une randonnée ensembls, une femme très narcissique s'est ouverte, à moi, momentanément et vraisemblablement sincèrement : « *j'ai une telle haute opinion de moi-même, que je tombe toujours des nues quand on me critique* ».

8   Vouloir gagner à tout prix, par n'importe quel moyen

La recherche honnête de la vérité (le désir sincère de séparer le vrai du faux) n'est pas leur souci principal. Leur unique but sera de gagner à tout prix, par tous les moyens, y compris déloyaux (par la trahison, la tromperie, …), s'étant convaincu que la '"*la fin justifie les moyens*".
Pour arriver à convaincre, à gagner dans une joute verbale, ils n'hésiteront pas à harceler, tromper, pour dérouter, épuiser son adversaire. Pour lui, la diffamation peut être un moyen « moralement » tout à fait légitime, car "*diffamer, diffamer, il en restera toujours quelque chose*[22]" (Francis Bacon). C'est « gagnant-gagnant ».
Ils n'hésitent pas à diffuser des infos sur le net qui sont au mieux des exagérations partisanes au pire des mensonges grossiers et des manipulations, à faire suivre des informations non vérifiées, même si elles pouvaient porter atteinte à quelqu'un pour rentrer dans ce jeu de destruction nourri par des colères mêmes légitimes.
Mais trop d'exagération peuvent être contreproductif[23], et entraîner le rejet, par les interlocuteurs, des arguments de celui[24] qui veut gagner à tout prix …
Par exemple, sur les réseaux sociaux, il se cacheront derrière l'étiquette de catholique, pour mieux convaincre les catholiques. Mais un catholique, par exemple, se doit d'être exemplaire sur la notion de fraternité (à mes yeux du moins). Ou bien pour convaincre un démocrate, ils se déclareront démocrates. Or un démocrate rigoureux respecte les règles de la république (il ne balance pas, par exemple, volontairement et sans cesse, des « fake news » sur Facebook) et il est dans une logique plus collective que partisane (il est plus préoccupé du bien collectif et public que celui de son groupe partisan).

---

[20] Ce qui peut être le cas. C'est souvent le cas. Quand ils sont très intelligents, ils en ont totalement conscience. Et cette conscience envers leur propre intelligence ne fait que renforcer leur narcissisme, leur conviction d'être exceptionnels.
[21] Ou "une chanceuse inauguration". Cf. « Als glückliche Bestimmung *gilt es mir heute, dass das Schicksal* mir zum Geburtsort gerade Brunau-am-Inn *zuwies*. ». Source : https://blogs.mediapart.fr/francois-delpla/blog/281012/les-premieres-lignes-de-mein-kampf
[22] Ou « *Calomniez, calomniez, il en restera toujours quelque chose* » ou « *Salissez et salissez encore, il y en restera toujours quelques choses* ».
[23] L'exagération généralisée (et ses mensonges associés, la diffusion de « fake news »), pour faire peur, ne convainc plus et écœure, à la longue.
[24] Du frénétique, du fanatique…

9 Une apparence trompeuse

Les psychopathes sont souvent des séducteurs, de bons commerciaux et communicants, sachant flatter l'égo, le désir de sécurité, la révolte, le sentiment d'injustice et les bas instincts (la haine, les égoïsmes, …). Ce sont souvent des « monstres » à visage humain. C'est ce côté humain, sympathique, qui leur permet de faire « passer », auprès d'un public conquis, les idées les idées les plus égoïstes, les plus monstrueuses, et ainsi « banaliser le mal ».

10 La fausse gentillesse désarmante

Selon ma propre expérience, j'ai toujours constaté que les mythomanes, les menteurs pathologiques, aussi sympathiques et désarmants soient-ils, se révèlent toujours à la longue être des personnes dangereuses (sans scrupule) pour vous, pour votre vie, vos biens et/ou votre santé mentale.
Il y a le cas étrange des personnes, en apparence, d'une gentille désarmante, à qui l'on donnerait instinctivement « le bon Dieu sans confession », semblant éternellement sympathiques, capables d'un très beau sourire permanent reflétant la bonté, le visage reflétant la bonté ou le ravissement intérieur, pourtant toujours constamment négatives, voire capables de vous trahir et de vous planter un couteau dans le cœur. Comme s'ils avaient une double personnalité.
Cette fausse gentillesse est tellement trompeuse, inspirant tellement confiance, est tellement déstabilisante, qu'on ne peut que fuir ce genre de personne, cela afin de pouvoir garder ses repères et de pas perdre la raison.
J'ai, par exemple, connu au moins six personnes apparaissant toujours éternellement sympathiques, fragiles ou/et innocentes, correspondant à ces cas déstabilisants, comme Ahmed, Pascal, Hugues, Virginie, Joël, Mahoub …

Staline, dont le surnom affectueux Koba, un des plus grands criminels de l'histoire, apparaissait pourtant, lui aussi, sympathique en famille, semblant réellement avoir de l'affection pour sa fille Svetlana.

Dans l'émission « Histoires parallèles » de l'historien Marc Ferro, une intervention radiodiffusée d'Hitler, qu'il a donnée suite à l'attentat contre lui, donne l'impression qu'il est bon et l n'a pas d'autres choix que de faire condamner à mort les comploteurs.

11 Les raisonnements obsessionnels ou semi-délirants chez certains

Ce que j'appelle aussi les raisonnements « à la mords-moi-le-nœud[25] ». Quand un gourou ou des personnes sont obsédés par les règles concernant les ablutions, la façon de déféquer[26], par les chiens, surtout s'ils sont noirs (et qu'ils

---

[25] A la mords-moi-le-nœud : Peu intéressant, sans valeur, voire stupide, idiot.
Source : https://fr.wiktionary.org/wiki/%C3%A0_la_mords-moi-le-n%C5%93ud
[26] Voici les rituels que le croyant doit accomplir avant de prier :
· Déclarer que le but est l'adoration...
· Se rincer la bouche avec de l'eau trois fois...
· Se rincer les narines en aspirant de l'eau trois fois...
· Se laver l'ensemble du visage trois fois...
· Se laver le bras droit trois fois jusqu'au coude compris, puis de même pour le bras gauche...
· S'essuyer l'ensemble de la tête, ou une partie avec une main mouillée, une fois...
· S'essuyer l'intérieur des oreilles avec les index, et l'extérieur avec les pouces. Les doigts doivent être humides...
· S'essuyer autour du cou avec les mains humides...
· Se laver les deux pieds jusqu'aux chevilles trois fois, en commençant par le pied droit...

Quand il n'y a pas d'eau disponible ou que pour quelque raison on ne peut l'utiliser, il prescrivait le tayammum. On l'accomplit ainsi :
· rapper légèrement des deux mains sur la terre, le sable ou le rocher...
· Secouer les mains et s'essuyer le visage de la même façon que pour l'ablution...

veulent alors tuer)[27], on peut se demander si ces personnes ne souffrent pas de TOC ou de trouble obsessionnel-compulsif. Pour ces personnes, je crois que vouloir tout contrôler leur donne l'impression de tout maîtriser dans leur vie. Cela peut être aussi, pour eux, une tentative de maîtriser leurs angoisses cachées, refoulées ou non.

Quand une personne juge les personnes et/ou généralise leurs caractères, par exemple, à l'aspect de leurs chaussettes _ « *Je fais de la psychologie masculine à partir des chaussettes et ce depuis toujours, tel le père qui veut rester jeune et met les chaussettes Mickey de son gamin, ou le faux tennisman à 5€ les 10 paires, les chaussettes qui dégoulinent sur les chevilles, le gendarme en retraite etc.* », ou quand une personne soutient que telle personne a telles ou telles qualités « *parce qu'elle a le nez camus ou bossu, des touffes de poils dans les oreilles et le nez* » _, et qu'elle se focalise sur ce genre de raisonnement, l'on peut se demander si elle ne souffre pas de TOC, de névroses, de paranoïa, de semi-délire.

· Frapper encore des mains et essuyer le bras droit jusqu'au coude avec la main gauche, puis le bras gauche avec la main droite...

Voici quelques rituels considérés comme la sunna de Mahomet, que les musulmans suivent méticuleusement :
· Manger avec la main droite.
· Manger en regardant devant.
· Pour manger, s'asseoir soit avec les deux genoux au sol, soit avec un genou levé, soit avec les deux genoux levés.
· En mangeant on ne doit pas rester complètement silencieux.
· Manger avec trois doigts.
· Ne pas se pencher sur la nourriture.
· Après manger, se lécher les doigts.
· Un musulman doit boire avec la main droite. Satan boit avec la main gauche.
· Boire en trois aspirations, en retirant le récipient de sa bouche.
· Pour enfiler un vêtement quelconque, le Messager d'Allah commençait toujours par le côté droit.
· Pour enlever un vêtement quelconque, le Messager d'Allah commençait toujours par le côté gauche.
· Les hommes devraient porter un turban. Les femmes doivent porter constamment un foulard.
· Pour se chausser, commencer par le pied droit.
· Pour se déchausser, commencer par le pied gauche.
· Entrer aux toilettes avec la tête couverte.
· Entrer du pied gauche.
· S'asseoir et uriner. On ne devrait jamais uriner debout.
· Sortir des toilettes du pied gauche.
· Porter la barbe de la longueur du poing.
· Tenir ses chaussures de la main gauche.
· Sortir de la mosquée du pied gauche. Etc.
Sources : a) http://benjamin.lisan.free.fr/jardin.secret/EcritsPolitiquesetPhilosophiques/SurIslam/Les-TOC-de-Mahomet.htm
b) http://vvww.scribd.com/doc/2252573/surmahs-of-ap-s-a-w

[27] L'imam Ibn Taïmiya a dit : « *Le chien noir est le diable des chiens et les Djinns prennent fréquemment son aspect ainsi que l'aspect de chat noir quad ils se métamorphosent. Parce que la couleur noire canalise plus que les autres couleurs les forces diaboliques et parce qu'elle dégage une forte chaleur.* ». Et Allah sait mieux.
Source : http://www.islamweb.net/frh/index.php?page=showfatwa&FatwaId=47885
Ubada Ibn Samit rapporte d'Abou Dharr que le Messager d'Allah (bénédiction et salut soient sur lui) a dit : « *Quand l'un de vous s'apprête à prier qu'il place devant lui quelque chose comme la partie arrière d'une selle. S'il ne dispose pas d'un tel objet, sa prière pourrait être interrompue par le passage d'un âne, d'une femme ou d'un chien noir.* » J'ai dit à Abou Dharr : « Pourquoi un chien noir ? Et s'il était rouge ou jaune ? Il m'a répondu : « ô neveu, j'ai posé la même question au Messager d'Allah et il m'a dit que le chien noir était un démon » (rapporté par Mouslim, 510).
Source: http://www.islamqa.com/fr/ref/3404
« Puis le matin même, **il commanda le massacre des chiens, jusqu'à ce qu'il annonce que le chien de garde pour les vergers devait être également tué,** mais il a épargné le chien destiné à la protection des vastes champs (ou des grands jardins) », Sahih Muslim, Livre 024, Numéro 5248.

« **Le messager d'Allah a ordonné de tuer les chiens et il a envoyé des hommes aux quatre coins de Médine pour que les chiens soient tués** » (récit d'Ibn Umar, Muslim X 3810).
Sources : a) http://benjamin.lisan.free.fr/jardin.secret/EcritsPolitiquesetPhilosophiques/SurIslam/raisons-pour-lesquelles-les-musulmans-n-aiment-pas-les-chiens.htm, b) *Le chien en droit musulman*,
http://neimad.chan.free.fr/steph/Le%20chien%20en%20droit%20musulman.doc

Ou bien l'on peut se poser la question de savoir ce raisonnement obsessionnel n'est-il pas le signe d'un trait psychopathique (?).
Mais quand ces personnes, sûres d'elles, répètent et soutiennent, à l'envie, à qui veut l'entendre, avec une « assurance infinie », d'une manière définitive, n'acceptant aucune contestation ou critique (imperméables à elles), d'une façon obsessionnelle, un raisonnement, décliné selon tous les arguments possibles, comme par exemple « *les peuples ont le régime qu'ils méritent* », alors il existe une forte présomption que ce raisonnement obsessionnel, imperméable à la critique, soit révélateur d'un trait psychopathique ou paranoïaque.

12 Mentir tout azimut, de façon jusqu'au-boutiste et mentir à soi-même

Ils ont une propension maladive à mentir et à mentir à soi-même.
Il n'hésitera pas à tromper, manipuler, trahir sa propre famille ou son propre conjoint.
Par contre, il est impossible de reconnaître un fait qui ne valoriserait pas son ego. Par exemple, malgré les preuves que le piratage de la boîte mail d'Hillary Clinton l'a aidé à gagner l'élection présidentielle américaine, le président Trump n'admet pas ce fait et préfère se persuader, sans fin, qu'il a gagné uniquement par sa valeur intrinsèque supérieure à Hillary. Il est dans une psychorigidité paranoïaque dès qu'il est confronté à une critique.
Confronté à la révélation d'un de ses mensonges, sa logique psychologique peut alors le pousser à s'engager dans une fuite en avant, jusqu'au-boutiste, sans fin, dans le mensonge ou la mythomanie (une mythomanie intentionnelle).
C'est en cela qu'ils sont effrayants et souvent très dangereux.

13 Une capacité à manipuler pour mettre sous emprise

"*La victime de la manipulation mentale ignore qu'elle est une victime. Les murs de sa prison lui sont invisibles et **elle se croit libre**.*" (Aldous Huxley).

Pour Denis Duclos, il est compliqué de « *séparer le libre choix de l'adepte de l'influence psychique du gourou* »[28].
Les méthodes (de manipulation mentale[29]) utilisées faussent ou orientent la perception de la réalité d'un interlocuteur en usant d'un rapport de séduction, de suggestion, de persuasion, de soumission non volontaire ou consentie.
« *Leur caractère est tel qu'il peut permettre à un pouvoir arbitraire de s'exercer*[30] »[31].
Mais selon le bureau de l'*American Psychological Association*, la théorie de la manipulation mentale « manque de rigueur scientifique et d'approche critique ».
La manipulation peut jouer sur des confusions de sens, par exemple faire croire à une personne souffrant de troubles bipolaires[32], qu'elle est schizophrène[33], pour mieux la faire (ou la pousser à) douter de sa santé mentale.

---

[28] Denis Duclos, « *De la manipulation mentale à la secte globale ?* », Le Monde diplomatique, août 2000, p. 24-25, http://www.monde-diplomatique.fr/2000/08/DUCLOS/1922
[29] Source : https://fr.wikipedia.org/wiki/Manipulation_mentale
[30] Arnaud Esquerre, *La manipulation mentale : Sociologie des sectes en France*, Fayard, coll. « Histoire de la pensée », 2009, 376 p., page 177.
[31] En douceur, sans coercition visible, sans même que la victime s'en rende compte.
[32] Autrefois appelé psychose maniaco-dépressive, le trouble bipolaire fait partie des troubles de l'humeur auxquels appartient également la dépression récurrente (ou trouble unipolaire).
C'est une maladie qui dans sa forme la plus typique comporte deux phases : la phase maniaque et la phase dépressive. Entre les deux pôles, la personne qui souffre de trouble bipolaire, retrouve un état normal que l'on appelle « euthymie » ou « normothymie ».
La phase maniaque se définit comme un épisode d'excitation pathologique : le sujet qui en souffre est hyperactif et euphorique, inhabituellement volubile et fait de multiples projets. Il peut présenter divers troubles comportementaux, perdre toute inhibition ou engager des dépenses inconsidérées.
La phase dépressive est en quelque sorte le miroir de la phase maniaque : le sujet présente des signes de grande tristesse, il est ralenti et n'a goût à rien, parfois il veut mourir ; les formes les plus sévères sont qualifiées de « mélancoliques ». Le danger principal de cette maladie est le risque de suicide.

Le manipulateur joue à fond sur les illusions, sur les apparences, s'arrangeant ce qu'il affirme soit impossible à vérifier[34]. Il peut utiliser le **gaslighting**, ou gas-lighting, une forme d'abus mental dans lequel l'information est déformée ou « spinée », omise sélectivement pour favoriser l'abuseur, ou faussée dans le **but de faire douter la victime de sa mémoire, de sa perception et de sa santé mentale**[35].

Ce sont souvent des manipulations d'un très haut niveau intellectuel, non perceptible par les personnes qui n'ont pas la connaissance de telles pratiques.

Il peut manipuler des données sur Internet _ par exemple, dans l'encyclopédie en ligne Wikipedia _, sachant qu'aucun historique de ses modifications ne sera conservé.

14 L'absence de toute conscience morale

Le psychopathe peut avoir fait souffrir, durant toute sa vie, son conjoint, tout en affirmant « 40 ans de bonheur » (avec ce dernier), en ayant pas conscience ou en minimisant le mal qu'il a fait subir, durant ces 40 ans, à son conjoint.

Il peut être injuste, trahir, sans ressentir une quelconque inquiétude morale.

Ils n'hésiteront pas à détruire une personnalité valable de premier plan, même quelqu'un qui pourrait apporter une grande contribution à l'humanité, tel détruire un Albert Einstein, si cela peut leur permettre de se mettre en avant et d'être admiré, adulé ou craint[36].

Ils « souffrent » d'une absence totale de préoccupation pour le bien commun ou le bien public (pour les autres êtres humains).

15 Le cas des gourous, dirigeant de sectes

Enfin, il y a le cas nettement plus rare des gourous _ personnellement, j'en ai rencontré au moins un dans ma vie _, la plupart des psychopathie dangereuse. Ces derniers, suite à certaines psychopathologies mentales _ formes de schizophrénies paranoïdes partielles, hallucinations liées à une épilepsie du lobe temporal ... _ et à une enfance dysfonctionnelle (comme, par exemple, dans le cas de Mahomet[37] et de Moïse[38]), sont enfermés dans la convictions

---

Cf. https://fr.wikipedia.org/wiki/Trouble_bipolaire & https://www.troubles-bipolaires.com/maladie-bipolaire/nature-des-troubles-bipolaires/

[33] Les symptômes les plus fréquents en sont une altération du processus sensoriel (hallucination) et du fonctionnement de la pensée (idées de référence, délire). La personne avec schizophrénie peut entendre des voix qui la critiquent ou commentent ses actions. Elle peut aussi percevoir des objets ou des entités en réalité absents. Elle peut accorder à des éléments de l'environnement des significations excentriques ou croit qu'ils ciblent sa personne, en dehors de tout lien logique. Typiquement, la personne schizophrène a l'impression d'être contrôlée par une force extérieure, de ne plus être maître de sa pensée ou d'être la cible d'un complot à la finalité mal circonscrite.
Cf. https://fr.wikipedia.org/wiki/Schizophr%C3%A9nie

[34] Concernant un fait très ancien, pour lequel l'on n'a gardé aucune archive.

[35] https://fr.wikipedia.org/wiki/Gaslighting

[36] Par exemple, je me demande si Niels Henrik Abel (1802-1829), un mathématicien norvégien, fragile, n'a pas été victime (ou de l'arrogance) du narcissisme de Cauchy, lors de son séjour en 1826, qui a involontairement bloqué toute reconnaissance envers ses travaux. Ou encore, si Évariste Galois (1811-1832), un mathématicien français, aurait été victime a) soit de sa fragilité, b) d'un complot politique, à cause de son appel au régicide du roi Louis-Philippe (?).
Combien de temps, sinon, Einstein aurait dû attendre pour la reconnaissance de ses travaux, sans l'aide appréciable du physicien Max Planck. Planck est l'un des premiers soutiens d'Einstein, bien que ce dernier fut très critique vis-à-vis des théories de Planck avant de reconnaître ses positions novatrices. Sources : a) https://fr.wikipedia.org/wiki/Évariste_Galois, b) https://fr.wikipedia.org/wiki/Niels_Henrik_Abel, c) https://fr.wikipedia.org/wiki/Max_Planck

[37][37] Deux exemples qui pourraient révéler la psychopathie de Mahomet et son « peu de considération pour la vie humaine » :
a) le massacre de la tribu juive des qurayzah en mai 627 (plus de 600 mâles tués), Source : https://fr.wikipedia.org/wiki/Banu_Qurayza
b) La commandites de plus de 45 assassinats ciblés d'opposants. Sources : a) Liste des meurtres ordonnés ou soutenus par

absolue et délirante de recevoir des messages de Dieu, d'être missionnés par Dieu, et donc d'avoir la caution et la justification de Dieu pour tous les actes qu'ils commettront _ y compris pour les meurtres et génocides qu'ils commanditeront. Ils sont souvent trompeurs, mélangeant sincérité et mensonge, et entrainent dans leurs convictions délirantes tous leurs disciples.

Une personne qui a souffert d'une timidité paralysante, d'un manque de confiance, d'assurance maladive, d'une peur généralisée _ qui semble inguérissable _ ou/et d'autres maladies psychiatriques graves, et qui soudainement, au hasard des circonstance, acquière soudainement une très grande assurance, peut alors se convaincre d'être une personne exceptionnelle bénie des Dieu, surtout quand cette personne souffrait de maux psychotiques, accompagnés de délires, visions mystiques, divines.

Voici ce qu'indique l'association antisecte, le CCMM, sur les gourous[39] : « *Poussés par des délires mystiques ou scientifiques, tous les gourous sont persuadés qu'ils sont investis d'une mission sacrée. Par le biais de visions, de révélations ou de pseudo pouvoirs comme celui de guérison ou de prophétie par exemple, ils se sentent désignés pour mener un groupe d'élus vers une conscience améliorée ou au-delà d'une apocalypse annoncée et déterminée dans le temps* ».

Voici ce que j'avais écrit sur les gourous, pour une conférence intitulée « les croyances au risque de l'esprit critique » :

« *Les gourous sont, en général, naturellement, des génies très imaginatifs, ayant un grand sens politique et de l'opportunisme. A cause de leur éducation, souvent dysfonctionnelle, des aléas de la vie, de certaines psychopathologies _ paranoïa et autres psychoses ou à cause d'hallucinations causées par une épilepsie du lobe temporal, une schizophrénies paranoïdes ... _, leur narcissisme et mégalomanie peuvent s'exacerber, parallèlement à la vive conscience ou certitude, en eux, en leur intelligence supérieure ou mission. Une frustration, le sentiment de déclassement social, peuvent induire, chez eux, un besoin insatiable de reconnaissance et de revanche, la recherche du pouvoir, sur les autres, de privilèges, de richesse, voire de sexe ...*
Il y a souvent chez eux, un mélange de sincérité (surtout quand ils sont paranoïaques et croient sincèrement être persécuté ...) et de mensonge et d'imposture. Beaucoup à force de mythomanie finissent à croire à leur propres mensonges ou imposture.
Pour être admiré, suivi, obéi par ses adeptes, le gourou fait croire (ou croit lui-même) qu'il bénéficie de dons, pouvoirs, charismes, grâces extraordinaires, privilèges divins, dont une communication directe avec Dieu... que ne bénéficierait pas le commun des mortels.
Il crée une structure, la secte, permettant d'enfermer ses adeptes, de les empêcher d'accéder à des informations critiques, de réfléchir et afin de les avoir à sa merci.
Par la manipulation, la séduction, une présentation séduisante, la persuasion, la répétition, il renforce son emprise sur eux et arrive à leur faire croire, progressivement à des affirmations aberrantes ou spécieuses, issues de ses impostures ou délires, que tout un chacun n'aurait pu cru habituellement, dans un contexte non sectaire (hors de toute pression, menace ...).
Les gourous paranoïaques sont en général intolérants, menaçants, dès qu'on ne croit pas eu eux et voient des ennemis dans tous les personnes critiques envers leurs affirmations. Ils sont totalement incapables de se remettre en cause. Ils sont convaincus de la nécessité de mentir pour se défendre (et que leur imposture est justifiée pour la bonne cause, ... la leur, en fait).

Muhammad [Mahomet],
http://benjamin.lisan.free.fr/jardin.secret/EcritsPolitiquesetPhilosophiques/SurIslam/Liste_des_meurtres_ordonnes_ou_soutenus_par_Muhammad.htm
2) *List of Killings Ordered or Supported by Muhammad*,
https://wikiislam.net/wiki/List_of_Killings_Ordered_or_Supported_by_Muhammad
[38] Un exemple de la psychopathie de Moïse apparait dans le massacre de 3000 adorateurs du veau d'or qu'il a ordonné. Source : Livre de l'Exode 32, 15-24.
[39] *Profil psychologique des Gourous*, Bruno LEROY, Association CCMM, http://www.ccmm.asso.fr/spip.php?article1407

La structure sectaire et les certitudes apportées par la croyance rassurent l'adepte angoissé et/ou perdu. Certains adeptes trouvent une satisfaction masochiste à se soumettre totalement à un chef charismatique (parfois jusqu'à leur propre annihilation). Dans sa folie, le gourou peut pousser ses adeptes à faire le sacrifice ultime de leur vie, pour la « bonne cause », ... en fait, pour lui, sa gloire, afin de renforcer sa puissance et son emprise pour eux. ».

Un gourou est le maître d'une secte, se servant de son influence et de manipulations, généralement sur fond de théories religieuses, pour asservir des disciples _ lui devant souvent une obéissance absolue et aveugle _, pour obtenir d'eux du pouvoir / de la puissance, des faveurs financières ou sexuelles. En général, le gourou :

⇨ Souffre d'un trouble de la personnalité narcissique (mégalomanie, quérulence, combativité extrême, soucis permanent de son apparence et de sa position dans le monde ...).
⇨ Souffre de traits de caractères paranoïaques.
⇨ Est un génie très imaginatif et inventif, jusqu'à la mythomanie (comme Joseph Smith, fondateur de la religion mormone, Raël, Jim Jones, Mahomet ...).
⇨ Est un génie opportuniste, ayant toujours réponse à tout, sachant sans cesse rebondir, ne se démontant jamais,
⇨ A continuellement un culot monstre et jamais aucune culpabilisation [c'est éventuellement un psychopathe],
⇨ Reçoit souvent des « révélations divines » opportunes, bien arrangeantes (comme par hasard), souvent allant dans le sens de ses désirs (comme avec, par exemple, la révélation 132, qui autorisait Joseph Smith à pouvoir prendre plusieurs épouses ([7], pages 80-81) – une façon de légitimer religieusement la polygamie et sa « frénésie sexuelle »).

Trois critères (d'avidité ou d'appât) souvent permettent de repérer les gourous : a) le pouvoir, b) l'argent, c) le sexe.

On retrouve, par exemple, ces 3 critères chez Mahomet (a) le pouvoir, sous le trait psychologique de se sentir Prophète de Dieu ou missionné par Dieu (ce qui permet de ressentir le pouvoir absolu). b) l'argent, au travers du 1/5 du butin (ou le « quint »), le pillage des caravanes et des cités, c) le sexe, au travers ses 19 épouses et concubines. Il a été jusqu'à épouser la fille de 6 ans, d'un de ses compagnons de guerre, Abu Bakr, alors qu'il avait plus de 50 ans, et à épouser la femme de son fils adoptifs _ ce dernier ne pouvant que s'incliner _ et à épouser une femme qu'il venait de capturer, alors que ses troupes venaient de massacrer la famille _ père, frères ... _ de cette jeune femme)[40].

Heureusement, ceux qui nous entourent ne sont pas tous des psychopathes, mais ils sont, quand même, plus nombreux que l'on le croit, parce que le plus souvent indétectables.

Note : Pour moi, Mahomet est un gourou, c'est un gourou qui a réussi à cause de la puissance de génie très imaginateur (un imposteur de génie, paranoïaque) et de circonstances historiques exceptionnelle, dont le fait que les empires byzantins et perses étaient exsangues à cause d'une longue guerre de plus de 20 ans. Et quand à l'Egypte, elle était en révolte. L'islam a alors cueilli ces deux empires et l'Egypte comme un fruit mur, leurs peuples ne voulant plus se battre.

Certains gourous, du fait de leurs pathologies et déséquilibres psychologiques ou psychiatriques, sont dans la frénésie sexuelle (ils sont souvent polygames) et souvent pédophiles. A l'exemple des gourous comme Jim John, David Koresh, Gilbert Bourdin, Joseph Smith, Moïse David ...

Nous allons maintenant présenter les cas des psychopathes les plus « monstrueux », les plus criminels de leur époque.

De leur vivant, ils ont fait instaurer un immense (et délirant) culte autour de leur personnalité, au point que de les critiquer était devenu un blasphème à leur encontre, au point de faire assassiner ceux qui le critiquaient ou qui auraient pu témoigner sur eux (sur leurs failles, les faits dont ils avaient à se reprocher).

---

[40] *Le statut des femmes avant et après l'islam*,
http://benjamin.lisan.free.fr/jardin.secret/EcritsPolitiquesetPhilosophiques/SurIslam/le-statut-des-femmes-avant-et-apres-l-islam.htm

16 Hitler

Hitler n'a jamais respecté aucun des traités qu'il a signés, comme les accords de Munich et le Pacte Germano-soviétique (alors que l'URSS et Staline s'y étaient scrupuleusement conformé et n'avaient commis aucune faute), la signature du concordat avec l'Église catholique romaine. Hitler n'a souvent pas tenu ses promesses.
Le 1er mai 1933, il organise un défilé avec les syndicats, le lendemain, il les fait interdire[41].
Entre 1933 et 1938, il a fait régulièrement des conférences, affirmant qu'il ne veut que la paix, tandis qu'il réarmait l'Allemagne en secret.
Il a inventé une fausse attaque des polonais contre un émetteur radio Allemand[42], pour justifier son invasion de la Pologne.
Sinon, Hitler a toujours considéré le pacte de non-agression germano-soviétique, du 23 août 1939, comme une manœuvre tactique temporaire. Le 22 juin 194, l'Allemagne nazie lance une attaque-surprise contre l'Union soviétique, sans aucune déclaration de guerre préalable, moins de deux ans après la signature du pacte germano-soviétique.
Lors de la nuit des longs couteaux, du 29 au 30 juin 1934, Hitler fait assassiner au moins deux cents dirigeants des SA, dont Röhm, le chef des SA, avec lequel il entretenait pourtant des relations amicales, et l'ancien chancelier Kurt von Schleicher (un opposant à Hitler). Officiellement destinée à contrer une tentative de coup d'État de Röhm, inventée de toutes pièces par Heinrich Himmler, Reinhard Heydrich et Hermann Göring, cette purge permet à Hitler de briser définitivement toute velléité d'indépendance de la SA, débarrassant ainsi le mouvement nazi de son aile populiste, qui souhaitait que la révolution politique fût suivie par une révolution sociale.
La « solution finale de la question juive », a été voulue par Hitler et ensuite mise en œuvre, sur ses instructions, par Göring, Himmler, Heydrich et l'un des collaborateurs de ce dernier, Adolf Eichmann.

Elimination et/ou torture de témoins gênants et opposants :
Après la première guerre mondiale, commandant de compagnie dans le 1er régiment d'infanterie bavarois à Munich, chef du service de renseignement, *Karl Mayr* recrute Adolf Hitler comme l'agent d'infiltration en juin 1919. En 1921 il devient un partisan du parti nazi. En 1925, il rejoint la SPD. En 1930, il quitte le parti nazi et tente de le combattre avec Ernst Röhm. En 1940, après la bataille de France, il est arrêté à Paris par la Gestapo. Hitler, probablement, *le fait assassiné le 9 février 1945, au camp de Buchenwald.*

Hitler, dans sa folie paranoïaque, a fait tuer, voire torturer, un grand nombres d'opposants supposés ou réels : Ernst Röhm (officier, homme politique et chef de groupe paramilitaire allemand nazi, les SA), Xavier de Hauteclocque (journaliste et écrivain français, empoisonné, en 1935, par le régime nazi que ses écrits gênaient), Hans Litten (jeune avocat Juif allemand antinazi, qui s'est opposé à Hitler, mort, en 1938, dans le camp de concentration de Dachau, après avoir subi de nombreuses tortures ...).

A l'hôpital de Pasewalk, où il est envoyé pour soigner ses blessures, en octobre 1918, Hitler est soignée par le médecin psychiatre *Edmund Forster*, spécialiste des névroses de guerre, qui diagnostique, chez Hitler, une cécité hystérique. En 1933, suite à l'arrivée des nazis au pouvoir, Forster est accusé de favoritisme envers les médecins juifs. Il est officiellement suspendu de ses fonctions le 31 août de cette même année pour avoir ouvertement critiqué le national-socialisme. *Réduit à l'inactivité, il se suicide douze jours plus tard.*

---

[41] Le 1 mai 1933, l'Allgemeine Deutsche Gewerkschaftsbund (Confédération Générale Syndicale Allemande) (ADGB), une alliance de 52 syndicats allemands, appelle à la participation à la «Fête du Travail National», que les dirigeants nazis voulaient comme un 1er Mai national socialiste. Le 2 mai 1933, les sièges des syndicats ont été investis par surprise par la SA, leurs biens furent confisqués et de nombreux syndicalistes furent molestés.
[42] L'opération Himmler (ou incident de Gleiwitz) est, le 31 août 1939, une opération commando montée de toutes pièces par les nazis consistant à simuler une attaque polonaise contre un émetteur radio situé à Gleiwitz alors en territoire allemand (aujourd'hui Gliwice) et qui servit de prétexte pour déclencher l'invasion de la Pologne le 1er septembre 1939

Tout la propagande nazi le faisait passer pour un saint du nazisme, pauvre, célibataire, uniquement dévoué au peuple allemand, alors qu'en fait, dès 1925, il fraudait le fisc, en ne déclarant pas les royalties de Mein Kampf, ses biens dont sa Mercedes décapotable, et après, 1933, il était immensément riche (par les royalties qu'il touchait) et qu'il avait une compagne cachée, Eva Braun.

Thèses hypothétiques :
En 2001, en se basant à la fois sur les circonstances matérielles de l'incendie et sur des archives de la Gestapo conservées à Moscou et accessibles aux chercheurs depuis 1990, Bahar et Kugel reprennent la thèse selon laquelle le feu a été mis au Reichstag par un groupe de SA agissant sous les ordres directs de Göring, ce que laisse également entendre André François-Poncet dans son livre *Souvenirs d'une ambassade à Berlin* (Flammarion, 1946), où il fait allusion à une lettre expédiée à Hindenburg par un certain Kruse, se disant ordonnance de Roehm, dans laquelle il expliquerait que l'incendie avait été perpétré par vingt-trois hommes des SA sous les ordres de Roehm.

Reinhard Heydrich et Hitler aurait organisé des intoxications de très haut niveau, pour faire croire à Staline que :
1) le général Mikhaïl Toukhatchevski et son état-major avait trahi l'URSS en faveur de l'Allemagne, afin d'utiliser la paranoïa de Staline pour le pousser à décapiter son propre état-major[43],
2) le chancelier anglais Chamberlain négociait une paix séparée avec Hitler, dans le dos de Staline, pour faire croire à ce dernier que les occidentaux le trahissait, afin d'obtenir rapidement, de lui, la signature du pacte germano-soviétique[44].

Hitler et les dirigeants du parti nazis se sont constamment conduits comme des bandits cyniques, des pilleurs de l'Europe, sans foi ni loi, légitimant leur ambitions, par la « *providence* » et certains délires mystico-religieux[45].

17 Staline

Staline un génie de l'intrigue souterraine. Il ne cessa de s'allier à des membres du Politburo pour en éliminer d'autres, puis à se retourner contre ses anciens alliés pour les éliminer à leur tour. Par exemple, lors de son ascension au pouvoir en URSS : Lors de la maladie et de l'aphasie de Lénine, il l'isole et fait le vide autour de lui, pour éviter qu'il nomme son successeur. Après la mort de Lénine, en janvier 1924, Staline s'allie à de Kamenev et de Zinoviev pour empêcher la publication du « testament de Lénine », dans le post-scriptum celui-ci affirmait son hostilité à son égard :
« *Staline est trop brutal, et ce défaut parfaitement tolérable dans notre milieu et dans les relations entre nous, communistes, ne l'est pas dans les fonctions de secrétaire général. Je propose donc aux camarades d'étudier un moyen pour démettre Staline de ce poste et pour nommer à sa place une autre personne qui n'aurait en toutes choses sur le camarade Staline qu'un seul avantage, celui d'être plus tolérant, plus loyal, plus poli et plus attentif envers les camarades, d'humeur moins capricieuse, etc.* ».
En 1924 au 5e congrès de l'Internationale communiste, Trotski perd son siège au Kominterm au profit de Staline, placer ses fidèles, aux postes-clé de l'appareil. En 1924-1925, allié de Kamenev et de Zinoviev, Staline évince Trotski du gouvernement.
En 1926, allié à la droite de Boukharine, il fait écarter du Politburo et du Komintern Trotski, Zinoviev et Kamenev, réconciliés entre-temps.
Ayant battu l'Opposition de gauche, il se retourne en 1928-1929 contre l'opposition de droite de Boukharine et Rykov, chassés respectivement de la tête du Komintern et du gouvernement. En 1929, Staline fait exiler Trotski d'URSS et achève d'installer ses hommes à tous les postes-clés.
En décembre 1934, il fait probablement assassiner Sergueï Kirov, chef du Parti à Léningrad, le plus populaire des dirigeants soviétiques et, élu avec le plus grand nombre de voix au Comité central, constituait dès lors une alternative potentielle au poste de secrétaire général occupé par Staline (le plus mal élu de tous les candidats). Par cette

---

[43] *L'affaire Toukhatchevski,* Victor Alexandrov, 1962, Marabout, 1978.
[44] *Histoire secrète du pacte germano-soviétique*, Victor Alexandrov, Olivier Orban, 1979.
[45] Dans la première phrase de Mein Kampf, Hitler expose déjà sa conviction d'être prédestiné « Une heureuse prédestination m'a fait naître à Braunau-am-Inn, bourgade située précisément à la frontière de ces deux Etats allemands ».

élimination, il éliminait son concurrent le plus plausible et pouvait se servir de la réprobation publique pour monter une campagne de purges dans le Parti et à l'extérieur dans les années suivantes. La grande terreur stalinienne commence le soir même, rendant sans appel les sentences de mort prononcées par les juridictions spéciales du NKVD. Du 19 août 1936 au 23 août 1936 se déroule le procès du « Centre terroriste trotskiste-zinoviéviste ». Lev Kamenev, Grigori Zinoviev et quatorze autres personnalités sont accusés d'être responsable de l'assassinat de Sergueï Kirov en décembre 1934, avec des preuves visiblement truquées. Le 24 août 1936, le verdict est rendu : tous les accusés sont reconnus coupables et condamnés à mort. Ils sont exécutés dans les vingt-quatre heures. Il se débarrasse définitivement de ses anciens rivaux des années 1920, pourtant déjà vaincus politiquement depuis longtemps.

Staline a aimé Boukharine, qui a été longtemps très proche de lui et de sa famille, et pourtant il l'a torturé, organisé un procès inique contre lui, lui extorquant de faux aveux et le faisant exécuter en 1938.

« Le 11 mars 1938, les accusés sont tous condamnés à mort : 98 membres du Comité central du Parti communiste, les principaux responsables de la police avec leur chef Iagoda, une grande partie de l'état-major de l'Armée rouge et le maréchal Toukhatchevski, et ceux qui ont permis à Staline de prendre le pouvoir, Boukharine, Kamenev, Zinoviev. Boukharine écrit à Staline : "*Koba, à quoi ma mort va-t-elle te servir ?*" Kamenev demande à Staline, qu'il avait sauvé 20 ans plus tôt : "*Sais-tu ce qu'est la reconnaissance ?*" Staline répond : "*Une maladie de chien.*" Les condamnés sont tués »[46].

Staline ne faisait pas que condamner à mort ses anciens camarades ou opposants, ils exigeaient d'eux, lors de leur procès, qu'ils acceptent leur mort et fassent les éloges de lui. Puis, après leur exécution, il les « tuaient » deux fois, en salissant leur mémoire. De plus, il déportait ou faisait exécuter tous les membres de la famille de la personne exécutée.

La Moscovite Nina Poglazova dit : "On vit dans un monde soviétique où il n'y a qu'une seule règle du jeu, "*et tout le monde joue selon cette règle.* "*on est debout sur la tribune, il ment.* "*Tout le monde applaudit, mais tout le monde sait qu'il ment.* Et lui, "*il sait qu'on le sait, mais il débite ses mensonges* "*et il est tout content qu'on l'applaudisse.*"[47].

Il fait assassiner Trotski, au Mexique, en 1940, par un de ses agents. Il tente de faire assassiner Boris Bajanov, son ancien secrétaire, passé à l'Ouest en 1928, un témoin gênant. Ce dernier révèle que Staline, avait fait installer un système d'écoute secret, pour espionner tous les membres du politburo, qu'il était le seul à pouvoir utiliser[48].

Après 1945, il cache la découverte des ossements d'Hitler par l'armée rouge, et accuse, ensuite, l'Occident d'avoir caché Hitler, toujours vivant selon lui (une façon de tenter de créer de la zizanie dans le camp allié occidental)[49].

18 Mahomet

Il est l'exemple du psychopathe paranoïaque et mégalomane et, en même temps, un génie extrêmement imaginatif, disposant d'une imagination illimité ou délirante, à la limite de la folie. C'est aussi un imposteur de génie, un grand manipulateur, dont la « religion » a contribué à mettre à feu et à sang le monde entier, et à tuer des millions de personnes sur terre, pour s'imposer.

18.1 Un personnalité paranoïaque

Mahomet prétend régulièrement ne pas être fou _ selon « Allah », Mahomet n'est ni fou, ni possédé _, mais il *menace tous ceux qui ne croient pas en lui* :

---

[46] *Apocalypse Staline*, série documentaire réalisée par Isabelle Clarke et Daniel Costelle, 2015, http://telescoop.tv/browse/1219000/10/apocalypse-staline.html
[47] *Apocalypse Staline*, ibid.
[48] a) *Avec Staline dans le Kremlin*, Paris, Les Éditions de France, 1930.
b) *J'étais Le Secrétaire De Staline*, De Cremille, 1977.
[49] *Le mystère de la mort d'Hitler*, réalisé par Jean-Christophe Brisard, histoire - 59 min - 2018, https://www.france.tv/documentaires/histoire/890867-le-mystere-de-la-mort-d-hitler.html

Coran 34.46. [... «] *Votre compagnon (Muḥammad) n'est nullement possédé : il n'est pour vous **qu'un avertisseur annonçant un dur châtiment** » ».

Coran 81.22. « *Votre compagnon (Muḥammad) n'est nullement fou;* ».

Coran 23.70. « *Ou diront-ils: « Il est fou? » Au contraire, c'est la vérité qu'il leur a apportée* ».

Coran 34.8. « *Invente-t-il un mensonge contre Allah ? ou bien est-il fou ?» [Non], mais **ceux qui ne croient pas en l'au-delà sont voués au châtiment** et à l'égarement lointain* ».

Coran 37.36-28 « 36. et disaient : « Allons-nous abandonner nos divinités pour un poète fou ? ». 37. Il est plutôt venu avec la Vérité et il a confirmé les messagers (précédents). 38. **Vous allez certes, goûter au châtiment douloureux** ».

Tous les grands paranoïaques aussi affirment ne pas être fous.

Toute personne, ayant du bon sens, aurait compris immédiatement que nous avons affaire à une personnalité paranoïaque, entrainant, dans sa paranoïa et sa folie, ses adeptes[50].

Ce qui est terrible est que, dans une secte, le gourou contamine, le plus souvent, de sa paranoïa tous ses adeptes (sa secte est envahie, « possédée » par une forme de psychose collective). Or ici avec l'islam nous avons un cas typique de cette dérive.

18.2 Le besoin d'une emprise totale et de l'imposition d'un totalitarisme théocratique

Dès la période post-Hégire ou médinoise, Mahomet ne prônait plus la tolérance religieuse :

Coran 3.85 « Et quiconque désire une religion autre que l'Islam, *ne sera point agrée, et il sera, dans l'au-delà, parmi les perdants* ».

Ces versets intolérants ont conduit à ce que l'islam devienne intolérant et que dans beaucoup de pays musulmans, la proportion de musulmans soit passée à plus de 90% (alors que naturellement, les croyants ne changent pas de religion, sauf en raison d'un grand choc ou d'une grande contrainte).

18.2.1 L'interdiction de toute critique de l'islam

Mahomet a toujours interdit toute critique, tout questionnement sur lui et sa religion, sous peine de mort ou d'une terrible punition. Voici mes textes « sacrés » s'opposant à toute idée de réforme :

Coran 6.115 « Et la parole de ton Seigneur s'est accomplie en toute vérité et équité. **Nul ne peut modifier Ses paroles**. Il est l'Audient, l'Omniscient. ».

Coran 2.2 « ***C'est le Livre [le Coran] au sujet duquel il n'y a aucun doute***, c'est un guide pour les pieux ».

---

[50] Mahomet était encore atteint de quérulence, c'est-à-dire d'un délire de revendication, signe souvent d'une paranoïa. A la base de ce délire, une personnalité doit être égocentrique et marquer un amour de soi démesuré, que Mahomet exprimait bien à travers le coran, citant régulièrement les qualités extraordinaires dont il était doté. Mahomet revendiquait d'imposer ses idées délirantes afin d'obtenir la vénération de tous. Il se montrait jaloux avec les croyants dont il voulait accaparer toute l'attention. « Il s'avérait [particulièrement] possessif avec ses épouses, [...] et ne résistait jamais aux belles femmes, notamment parmi les captives de ses conquêtes. ». Cette quérulence n'était qu'un aspect de sa paranoïa. « La particularité du paranoïaque consiste à défendre ses délires, envers et contre tous, dans le cadre d'une vaste systématisation apparemment logique. ». Il est persuadé que les autres souhaitent le persécuter, et il rejette la réalité et la société, tout ce qui ne permet pas la satisfaction de ces désirs. Pour légitimer sa réaction paranoïaque, il souffre d'un délire de projection. Attitude que Mahomet adopta bien. Il conférait aux autres la propre haine qu'il leur vouait, leur attribuant mensonges, entêtement, orgueil, transgression de la loi, calcul politique, insultes, vénalité, ce qui constitua une remarquable projection de ses propres défauts. Mais si le délire de persécution est le plus connu des délires des paranoïaques, il en existe d'autres comme les « délires de jalousie, d'immortalité, de plagiat, de prophétisme, de grandeur et de filiation ». Source : *Mahomet était-il fou ?* Frédéric Joi, éditions Max Milo, 2012.

Coran 6.28 « *Nous n'avons rien omis d'écrire dans le Livre* […] ».

Coran 5.101-102 « *101. Ô les croyants ! Ne posez pas de questions sur des choses qui, si elles vous étaient divulguées, vous mécontenteraient.* Et si vous posez des questions à leur sujet, pendant que le Coran est révélé, elles vous seront divulguées. Allah vous a pardonné cela. Et Allah est Pardonneur et Indulgent.
102. Un peuple avant vous avait posé des questions (pareilles) puis, devinrent de leur fait mécréants[51] ».

Coran 40.70-72 « 70. *Ceux qui traitent de mensonge le Livre (le Coran)* et ce avec quoi Nous avons envoyé Nos Messagers; *ils sauront bientôt,*
71. quand, des carcans à leurs cous et avec des chaînes ils seront traînés
72. dans l'eau bouillante; et qu'ensuite ils brûleront dans le Feu ».

Coran 4.56. « 56. Certes, *ceux qui ne croient pas à Nos Versets, (le Coran) Nous les brûlerons bientôt dans le Feu. Chaque fois que leurs peaux auront été consumées, Nous leur donnerons d'autres peaux en échange afin qu'ils goûtent au châtiment.* Allah est certes Puissant et Sage ! ».

Bukhari Volume 3, Livre 49 Hadith numéro 861 « Aisha a raconté : « L'apôtre d'Allah a déclaré : "*Si quelqu'un innove*, ce qui n'est pas en harmonie avec les principes de notre religion, *cet objet est rejeté.*" » »[52].

Bukhari Volume 3, Livre 41, Hadith Numéro 591 « Relaté par Al-Mughira bin Shu'ba : Le Prophète a dit : « *Allah vous a interdit (1) d'être désobéissant à vos mères, (2) d'enterrer vos filles vivantes, (3) de ne pas payer les droits pour les autres (par exemple la charité, etc.) et (4) de mendier (mendicité) et Allah a haïs pour vous (1) les vains parlers inutiles, ou que vous parlez trop sur les autres, (2) de poser trop de nombreuses questions, (en matière de questions religieuses contestées) et (3) de gaspiller la richesse (par l'extravagance)* » ».

Bukhari Volume 2, Livre 24, Hadith Numéro 555 « Relaté par le greffier (clerc) Al-Mughira bin Shu'ba : « Muawiya a écrit à Al-Mughira bin Shu'ba : Écrivez-moi quelque chose que vous avez entendu parler du Prophète (p.b.u.h)." Donc, Al-Mughira a écrit : J'entendu le Prophète dire : « *Allah a détesté pour vous trois choses :*
1. Les vains entretiens, (les parlers inutiles) ou que vous parlez trop ou sur les autres.
2. Gaspiller la richesse (par l'extravagance)
3. Et vous poser trop de questions (en matière religieuse contestées) ou en demandant à d'autres pour quelque chose (sauf en cas de grand besoin) » » (Voir aussi le Hadith n ° 591, Vol. III).

Boukhârî (7306), et Mouslim (1366), d'après le hadith rapporté par Anas « *…Quiconque y introduit une <u>innovation</u>, que la malédiction d'Allâh, des Anges et de tous les gens soit sur lui. Allâh n'acceptera de lui le Jour de la Résurrection ni échappatoire ni compensation.* » Il dit : « Ainsi Ibn Anas dit : " *…ou quiconque ayant hébergé un innovateur [en religion]* ". ».

Boukhari 2697 et Mouslim 1718 « *Tout acte accomplit contrairement à notre ordre est rejeté* ».

Mouslim 1718 « *Sera rejeté tout élément étranger introduit dans notre affaire* ».

Nous citons, ci-après, quelques hadiths considérés comme faibles, mais que nous citons malgré tout, car allant dans le sens des versets et hadiths, ci-avant (déclarés sahih / authentiques) _ voir ci-dessous _ :

Abou Hourayra[53] (rad) dit : « J'ai entendu le Messager de Dieu (saws) dire : « *Ce que je vous ai interdit évitez-le, et ce que je vous ai ordonné de faire, accomplissez-le selon votre capacité. Car, ce qui entraina la perte de ceux qui vous ont*

---

[51] Il est interdit se douter ou de se poser de questions sur la légitimité de Mahomet et de ses actions, en Islam.
[52] Cf. https://muflihun.com/bukhari/49/861

précédés ce fut bien leurs questions excessives et leurs désaccords avec leurs prophètes » (rapporté par al-Boukhari et Mouslim)[54].

« *Le prophète (psl) a déconseillé les musulmans de **polémiquer sur ce sujet** [du destin, du libre arbitre etc.] **qui a causé, leur dit-il, la perte de ceux avant vous*** ». Hadith rapporté par Tirmidhi et Ibn Mâja[55].

« *Et qu'Allâh maudisse celui qui héberge un **innovateur** [en religion].* » [Déjà extrait, voir la marge 6, d'après le hadith rapporté par 'Alî Ibn Abî Tâlib].

« *Quiconque accomplit un acte ne faisant pas partie de notre religion, son acte est rejeté* » (Mouslim).

« *Quiconque ajoute à notre affaire - c'est-à-dire à notre religion - ce qui n'en fait pas partie, verra son ajout rejeté* » (Boukhari et Mouslim).

Abou Dawoud 4067 « Le Prophète (Bénédiction et salut soient sur lui) dit : « *Méfiez-vous des choses inventées car toute chose inventée est une innovation, et toute innovation est une aberration.* » » (Hadith d'Irbadh ibn Sariah).
« [...] *Les inventions sont les pires des choses. Toute invention est une innovation. Toute innovation est une aberration, et toute aberration conduit à l'enfer.* » (Cité sous cette version par an-Nassi' dans ses Sunan,3/188. Et Rapporté par Nasai dans ses Sounan n°1578 et authentifié par Cheikh Albani dans sa correction de Sounan Nasai).

Il incite à tuer tous ceux qui innovent en religions (c'est à dire les réformateurs, les khariji, les dissidents et toutes les personnes qui se révoltent contre le dirigeant [musulman] autour duquel sont réunis les musulmans) :

Shaykh Al Islam Ibn Taymiyah - rahimaoullah - a dit : « *Et les imams de l'innovation sont plus nuisible à la communauté que les gens des péchés. C'est pour cela que le Prophète a ordonné de tuer les khawarij et a interdit de combattre les gouverneurs injustes.* », Majmon 3 fatawa 7/284.
Ailleurs il a dit : « *Le Prophète a ordonné de combattre ceux qui combattent sur une religion corrompue parmi les gens de l'innovation comme les khawarij, et il a ordonné de patienter face à l'injustice des gouverneurs. Il a interdit de les combattre et de sortir contre eux.* », Majmon 3 fatawa 4/269.
Et aussi : « *Les gens de l'innovation sont pire que les gens qui pêchent par désirs* de par la Sounnah et le consensus ; car *le Prophète - salallahu alayhi wu salam - a ordonné de combattre les Khawarij et a interdit le combat des imams de l'injustice.* », Majmon 3 fatawa 20/104.

Selon Nafi', lorsque les médinois décidèrent de destituer Yezid ibn Mu'awiya, 'AbdAllah ibn Umar rassembla ses proches et ses enfants et leur dit : « J'ai entendu le Prophète, sallallahu 'alayhi wa sallam, dire ((Le jour de la Résurrection, **on dressera un étendard à tout traître**)). Nous avons prêté serment d'allégeance à cet homme, suivant l'allégeance d'Allah et de Son Messager. Or, **je ne connais pas de traîtrise plus immense que de prêter allégeance, suivant celle d'Allah et de Son Messager, puis de le combattre**. Si je venais à savoir que l'un de vous a trahi ou a prêté serment (à un autre) dans cette affaire, alors cela marquerait la fin de toute relation entre lui et moi. », Al-Bukhari 4/322.

Donc, tous ces versets et hadiths condamnent catégoriquement toute réforme ou innovation en islam[56].

---

[53] Mais Abou Hourayra serait probablement l'un des plus grands inventeurs de hadiths. Source : https://islamlab.com/abou-hourayra-avoue-inventer-un-hadith/
[54] Eviter les questions non-concrètes, https://www.havredesavoir.fr/eviter-les-questions-non-concretes/
[55] 4 - Comment concilier destin et libre arbitre, http://droitmusulman.typepad.com/blog/page/855/
[56] Selon Kamel H. « *Malheureusement, l'islam n'est idéologiquement pas réformable puisqu'il réfute de manière totalement absolue toute modification (coran 6.115, Bukhari 3.49.861 etc. ...)* ».
Selon Razika Adnani « *La réforme de l'islam est une réforme de l'islam tout court et elle ne se fera pas indépendamment des autres pays musulmans. Croire qu'on peut réformer l'islam en France pour créer en France un islam spécifique à la France qui serait républicain et moderne, alors que dans les autres pays musulmans il continuerait d'être figé et pratiqué dans sa version traditionnelle, est une utopie* ».

Note : Bien que je connaisse aussi beaucoup de musulmans acceptant de relativiser et contextualiser l'application de tel ou tel verset, décidant d'appliquer un moratoire, pour eux [57], en les rendant « suspendus », à défaut d'être abrogés.

18.2.2 Mahomet veut des musulmans totalement obéissants et prêts à se sacrifier pour lui

Mahomet veut une obéissance totale de ses adeptes :

Coran 33.36 « *Il n'appartient pas à un croyant ou à une croyante, une fois qu'Allah et Son Messager ont décidé d'une chose, d'avoir encore le choix dans leur façon d'agir* »[58].

Bukhari volume 9, livre 89, n°251 : « L'apôtre d'Allah a dit : "quiconque m'obéit obéit à Allah, et quiconque me désobéit, désobéit à Allah, et quiconque obéit au Chef que j'ai nommé, m'obéit, et celui qui Lui désobéit, me désobéit ».

Comme tous les gourous totalitaires, Mahomet veut que tous ses fidèles soient prêts à sacrifier leur vie pour lui :

Coran 8.39 « *Si vous ne vous lancez pas au combat, Il vous châtiera d'un châtiment douloureux et vous remplacera par un autre peuple.* Vous ne Lui nuirez en rien. Et Allah est Omnipotent ».

Coran 5.21 « O mon peuple! Entrez dans la terre sainte qu'Allah vous a prescrite. *Et ne revenez point sur vos pas en refusant de combattre car vous retourneriez perdant* ».

Coran 9.111 « Certes, *Allah a acheté des croyants, leurs personnes et leurs biens en échange du Paradis. Ils combattent dans le sentier d'Allah: ils tuent, et ils se font tuer.* […] ».

Coran 4.95 « Ne sont pas égaux ceux des croyants qui restent chez eux - sauf ceux qui ont quelques infirmité - et ceux *qui luttent corps et biens dans le sentier d'Allah. Allah donne à ceux qui luttent corps et biens un grade d'excellence sur ceux qui restent chez eux. Et à chacun Allah a promis la meilleure récompense; et Allah a mis les combattants au-dessus des non combattants en leur accordant une rétribution immense*; ».

Coran 2.216 « *Le combat vous a été prescrit alors qu'il vous est désagréable. Or, il se peut que vous ayez de l'aversion pour une chose alors qu'elle vous est un bien. Et il se peut que vous aimiez une chose alors qu'elle vous est mauvaise. C'est Allah qui sait, alors que vous ne savez pas* ».

Bukhari Volume 4 Livre 52 n°220 « L'apôtre d'Allah a déclaré: "J'ai été envoyé avec les expressions les plus courtes portant le sens le plus large, et *j'ai été victorieux avec la terreur [l'effroi]* (jeté dans le cœur de l'ennemi) […] »[59].

Muslim n° 4908 (?) « *Quiconque meurt sans faire le djihad, ni y penser, mourra en une filière d'hypocrisie* »[60].

Bukhari volume 4, livre 52, numéro 311 « L'apôtre d'Allah a déclaré : "Il n'y a pas de migration après la conquête de la Mecque, mais seulement du Jihad. *Lorsque le cavalier musulman vous appelle pour le combat du Jihad, vous devez partir [s'élancer] immédiatement pour répondre à l'appel.* " ».

Bukhari Volume 4, Livre 53, Numéro 412 « L'Apôtre d'Allah a déclaré le jour de la conquête de la Mecque : "Il n'y a pas de migration maintenant, seulement le Jihad, bataille sacrée. *Et quand vous serez appelé pour le Jihad, vous devriez sortir [partir, s'élancer] immédiatement.* " ».

---

[57] Suspension des actions en justice, des obligations de paiement.
[58] C'est un verset vraiment totalitaire, prouvant que les musulmans ne sont pas du tout libres.
[59] Cf. https://muflihun.com/bukhari/52/220
[60] Cf. http://www.3ilmchar3i.net/article-les-regles-du-djihad-113194494.html

Muslim Chapitre 28, livre 20, numéro 4631 « J'ai entendu Mahomet dire : "je ne resterais pas derrière quand un raid [une expédition guerrière] était mobilisé [lancé] pour le Jihad, à moins que cela ne soit trop dur pour les croyants. *J'aime que je sois tué pour la cause d'Allah ; alors je devrais être ramené à la vie et être tué à nouveau*" ».

Mahomet veut que les musulmans soient obéissants à tous les chefs musulmans, même s'ils sont tyranniques :

Coran 4.59. « Ô les croyants! *Obéissez à Allah, et obéissez au Messager et à ceux d'entre vous qui détiennent le commandement.* […] ».

Muslim n° 1855 « … Ecoutez bien : *celui qui est sous l'autorité d'un dirigeant puis le voit faire un acte de désobéissance à Dieu, qu'il déteste ce que ce dirigeant fait de désobéissance à Dieu, mais ne cesse pas de reconnaître son autorité* ».
Autre traduction : « […] Le prophète répondit: « Non! *Tant qu'ils accomplissent la prière. Et si vous voyez chez votre dirigeant quelque chose que vous détestez alors détestez son acte et n'enlevez pas une seule main de l'obéissance* » ».

Bukhârî n° 6725, n° 7144, Muslim n° 1839 « Ibn 'Umar rapporte que le Messager d'Allah a dit : « *Le musulman doit écouter et obéir, qu'il aime ce qui lui est ordonné ou pas* [, bon gré mal gré]. Sauf s'il lui est ordonné de désobéir à Dieu (à Allah) : si cela lui est ordonné, alors pas d'obéissance [auquel cas, il ne doit pas écouter ni obéir] » ».

Bukhâry n° 7137, Muslim n° 1935 « Abû Hureyra rapporte que le Messager d'Allah a dit : « Celui qui m'obéit, obéit à Allah ; et celui qui me désobéit, désobéit à Allah. *Celui qui obéit à son émir, m'obéit ;* et *celui qui désobéit à son émir, me désobéit.* » ».

Bukhâry n° 7142 "Anas ibn Mâlik rapporte que le Messager d'Allah a dit : « *Ecoutez et obéissez*, même si on désigne pour vous commander un esclave abyssin dont la tête ressemble à un raisin sec. »".

La cause d'Allah et de Mahomet est plus important que sa famille et ses enfants (nous sommes déjà dans les germes d'un totalitarisme) :

Coran 64.14-15 « 14. Ô vous qui avez cru, *vous avez de vos épouses et de vos enfants un ennemi [une tentation]. Prenez-y garde donc.* […]. 15. *Vos biens et vos enfants ne sont qu'une tentation*, alors qu'auprès d'Allah est une énorme récompense […] ».
Coran 60.3. « *Ni vos proches parents ni vos enfants ne vous seront d'aucune utilité le Jour de la Résurrection* […] ».
Coran 31.15 « *Si tes Parents te contraignent à m'associer* ce dont tu n'as nulle connaissance, *alors ne leur obéis pas* […] ».

18.3 Un imposteur de génie

Au regard des erreurs scientifiques du Coran et des accusations extravagantes de falsification volontaire des textes de la Torah (Bible), on peut de poser la question de savoir si Mahomet ne serait pas un menteur pathologique, un mythomane, un brodeur / inventeur de « vérités » …souvent à géométrie variable dans le Coran.

18.3.1 Une imagination illimité ou délirante

Quand on constate les extraordinaires et imaginatives descriptions du Paradis, de Mahomet, on se doute que ce dernier dispose d'une imagination et capacité créative illimitées :

« « Mahomet décrit, lors de sa visite aux cieux, l'ange Gabriel comme ayant 600 ailes :
Le premier ciel était d'argent pur et les étoiles suspendues à sa voûte par des chaines d'or :
« Nous avons décoré le ciel le plus proche d'un décor : les étoiles, afin de le protéger contre tout diable rebelle. Ils ne pourront être à l'écoute des dignitaires suprêmes [les Anges] ; car ils seront harcelés de tout côté, et refoulés. Et ils

auront un châtiment perpétuel. Sauf celui qui saisit au vol quelque [information] ; il est alors pourchassé par un météore transperçant » (Coran 37.6-10)[61].

« Là, Mahomet salua Adam. Et sur les six autres cieux le Prophète rencontra Noé, Aaron, Moïse, Abraham, David, Salomon, Idris (Enoch), Yahia (Jean le Baptiste) et Jésus. Il vit l'Ange de la Mort, Azraël, si énorme que ses yeux étaient séparés par 70.000 journées de marche[62]. Il commandait 100.000 bataillons et passait son temps à écrire sur un immense livre les noms de ceux qui mouraient et naissaient. Il vit l'Ange des Larmes qui pleurait sur les péchés du monde ; l'Ange de la Vengeance avec un visage d'airain, couvert d'excroissance, qui commande aux éléments de feu et siège sur un trône de flammes ; et un autre ange, fait moitié de neige et moitié de feu, entouré d'un chœur céleste chantant continuellement : « O Dieu, Tu as uni la neige et le feu, uni tous Tes serviteurs dans l'obéissance à Tes Lois ». Dans le septième ciel, où résidaient les âmes des justes, se trouvait un ange plus grand que le monde entier, avec 70.000 têtes ; chacune avait 70.000 bouches, chaque bouche avait 70.000 langues et chaque langue parlait 70.000 idiomes chantant sans fins les louanges du Très Haut »[63].

Dans la description, très sensuelle du Paradis, par Mahomet, on y trouve :

habits de soie, bijoux, bracelets en or, d'argent et de perle, plateaux en or et argents, lits de repos, lits élevés, lits d'apparat, lits ornés [d'or et de pierreries], trônes, lanternes, lit formé de joyaux et de rubis, jardins où coulent les ruisseaux, fleuves dont l'eau est incorruptible, fleuves de lait au goût inaltérable, fleuves de vin, fleuves de miels, mets délicieux, fleuves bordés d'or, parfums, houris (Beauté céleste du paradis d'Allah) et des épouses à disposition des musulmans pieux, jeunes garçons éternellement jeunes, serviteurs, tentes, tente en forme d'une perle creuse dont la longueur sera de soixante milles (dans le ciel) (et la largeur sera de soixante milles), arbre à l'ombre duquel un cavalier peut marcher pendant cent années sans jamais en sortir, spacieux ombrages, fruits abondants non cueillis à l'avance, ni interdits ...[64]

Coran 41.31 « *Vous y trouverez ce que vous désirez ; vous obtiendrez ce que vous demanderez* ».

Le Prophète a dit : « *Les esprits des martyrs se trouvent dans les vésicules d'oiseaux verts qui se nourrissent au Paradis et s'abritent dans des lanternes suspendues sous le Trône* », Rapporté par Al-Hakem et Muslim.

Le Prophète a dit : « *Les habitants du Paradis mangent et boivent, ne crachent pas, n'urinent pas et ne vont pas aux latrines. - Que devient la nourriture qu'ils mangent ? demanda-t-on. - Elle devient des rots et de la sueur à l'odeur musquée* », Rapporté par Moslim et Al Boukhari.

Il dit aussi : « *Les habitants du Paradis, les plus inférieurs, auront à leur service dix mille domestiques, chacun de ces domestiques portera deux plateaux : un en or et un autre en argent ; chacun des plateaux contient un mets différent des autres. La première bouchée sera aussi délicieuse que la dernière ensuite la nourriture se dégagera avec une sueur à l'odeur musquée; ils n'urineront pas, n'iront pas aux latrines, ni ne se moucheront* », Rapporté par Ibn Abi Dounia Tabarani, et Mounziri.

Des versets comme celui-ci-après, où il fait parler les fourmis, montre, encore une fois, son imagination fertile illimitée :

Coran 27.18. « Quand ils arrivèrent à la Vallée des Fourmis, *une fourmi dit :* « *Ô fourmis, entrez dans vos demeures, [de peur] que Salomon et ses armées ne vous écrasent [sous leurs pieds] sans s'en rendre compte* ».

---

[61] Cette contre-vérité scientifique est dans le Coran, où il est dit que les djinns avaient pour habitude de monter sur les épaules les uns des autres pour écouter les conversations de « l'Assemblée exaltée », jusqu'à ce qu'ils fussent abattus par des étoiles tirées sur eux comme des missiles. On voyait autrefois les météorites comme des étoiles projetées.
[62] C'est en gros dix fois la distance terre-lune (!).
[63] Source : La psychologie de Mahomet et des musulmans, Ali Sina, Ed. Tatamis, 2015, pages 188-189.
[64] Cf. La description du paradis par Mahomet,
http://benjamin.lisan.free.fr/jardin_secret/EcritsPolitiquesetPhilosophiques/SurIslam/la-description-du-paradis-par-mahomet.htm

18.3.2 Le coran est bourré d'erreurs scientifiques

Le Coran est bourré d'erreurs scientifiques incontestables (qu'on ne peut pas corriger ou masquer)[65] (voir l'Annexe « Les erreurs scientifiques du Coran (ou de Mahomet) »). La présence d'erreurs scientifiques dans le coran est dure à expliquer, si, du moins, l'on part du principe qu'il est censé avoir été dicté par l'ange Gabriel (et être une copie du Livre Mère) ... sauf si l'on admet que le Coran n'a pas été dicté du Ciel. Si l'on admet que « Dieu » ou l'ange Gabriel ne peuvent se tromper, alors Mahomet n'a pu recevoir ces erreurs de Dieu. On peut donc alors supposer que Mahomet qu'il a fait preuve d'une imagination ou a brodé ses réponses, en fonction des connaissances « scientifiques » de l'époque. Bref, qu'il a fait preuve d'imposture (pour impressionner son auditoire, ses fidèles ...).

18.3.3 L'accusation, porté contre les juifs et chrétiens par Mahomet, d'avoir falsifié la bible, la Torah

Sinon, Mahomet accuse sciemment, dans le Coran, les juifs et chrétiens d'avoir falsifié la révélation divine (la Torah, la Bible), en particulier d'avoir effacé la révélation de l'annonce de la venue de Mahomet (Coran 2.75, 2.79, 3.71, 3.78, 4.46, 5.13, 5.15, 5.41, 6.91, 7.162-165, ...)[66]. Les accusations sont graves, véhémentes, répétées (probablement pour convaincre ses fidèles, qu'il est le seul vrai prophète ...)[67].
Mahomet a aussi affirmé que Jésus n'a jamais été crucifié, mais que c'était un sosie qui avait été crucifié à sa place (Coran 4.157).

18.3.3.1 Que valent ces affirmations extraordinaires ?

« *Nous possédons environ 5.500 manuscrits grecs anciens complets du Nouveau Testament (qui vont du IIème au XVème siècle, avant l'imprimerie, le plus ancien étant le manuscrit P52 comportant un fragment de l'évangile selon saint Jean et daté de 125 après Jésus-Christ environ).* **Ces manuscrits sont identiques à plus de 99%.** *Un tel chiffre suffit déjà à nous assurer que les documents qui nous sont parvenus sont fidèles aux originaux, et très proche des premiers manuscrits autographes [...] Les variantes contenues dans moins de 1% des cas ne concernent aucun principe fondamental de la foi. Ce sont de simples modifications mineures, sans importance pour la doctrine chrétienne, qui sont principalement le fait d'erreur de la part des copistes. Afin de désamorcer immédiatement toute critique, je précise que ce genre d'erreurs est parfaitement connu et que nous savons les identifier : donc aucun danger pour la compréhension du texte [...] Ainsi, nous savons donc de manière certaine que nous avons les textes utilisés par les chrétiens des IIème et IIIème siècle. Cependant, si d'après la critique Historique, nous avons une bonne certitude d'avoir l'exacte copie des originaux, rien ne permet d'exclure absolument une éventuelle falsification qui aurait eu lieu au cours du Ier siècle. [...]* ».
« *En outre, il existe aussi près de 86.000 citations bibliques faites dans les ouvrages des premiers Pères de l'Eglise, ainsi que dans les milliers de "lectionnaires", ces livres liturgiques contenant des citations bibliques, et utilisés au cours des premiers siècles du Christianisme. Ceci permet de nous renseigner sur l'authenticité des textes que nous possédons [...] si l'on se sert du fait qu'on n'ait pas les originaux à disposition pour invalider la fiabilité du Nouveau Testament, alors il peut en être de même de tous les livres de l'antiquité ainsi que du coran [...] la plus vieille copie du coran date de 150 après l'Hégire (soit une période de 163 ans depuis le début de la prédication de Mahomet, ce qui est comparable aux plus vieilles copies du Nouveau Testament). En outre, les erreurs de copiste et les variantes existent entre les différentes copies du coran. Muhammad Hamidullah, dans sa traduction française du coran, traite d'une manière détaillée du problème des variantes son introduction et conclut qu'elles sont « par centaines ». D'autres en recensent plusieurs milliers. Bien sûr, rien qui dénature le sens profond du coran puisque ce sont, comme pour le Nouveau Testament, le plus souvent des erreurs de retranscription. Mais il est alors évident que le coran n'est pas plus préservé des « coquilles » humaines que les autres livres* »[68].

---

[65] Certains musulmans, pour sauver l'hypothèse de la validité divine du Coran, n'hésite pas à inventer les « miracles scientifiques du coran », le « concordisme islamique », qui est une autre forme d'imposture scientifique (une tentative pathétique).
[66] Source : Les livres sacrés falsifiés ? https://www.yabiladi.com/forum/livres-sacres-falsifies-80-8114857.html
[67] Certains comme l'islamologue Rachid Benzine (in *Finalement, il y a quoi dans le Coran ?* Ismaël Saidi, Rachid Benzine) ont tenté de les minimiser. Ce genre de dédouanement ne tient pas devant la violence des accusations.

Concernant l'ancien testament (la Torah), « *On dispose de plus de 1.000 manuscrits complets (et 2000 en incluant les non complets). Date de la plus ancienne copie : 150 avant Jésus-Christ. On est donc certain d'avoir au moins le texte de la Torah tel qu'il était connu au IIième siècle avant Jésus-Christ* »[69].

Concernant les Manuscrits de la mer Morte (de 250 av. J.-C. à 0 apr. J.-C.), le rouleau d'Isaïe A (1QIsa), le plus ancien manuscrit hébreu complet connu d'un livre biblique (Livre d'Isaïe) date approximativement du IIe siècle av. J.-C. Écrit en hébreu, il contient l'intégralité des 66 chapitres du Livre d'Isaïe, en dehors de quelques dégâts mineurs[70].

18.3.3.2 *La falsification du message de Jésus selon le Coran*

Il y a des contradictions même dans le Coran. Car de ces versets Coran 3.48, 3.49-50, 61.6, 2.4-6, 2.39, 2.41-42, 2.89-90, 2.91, 2.97, 2.101, 2.144, 2.146, 34.31, 35.21, 10.37, 12.111, « *il ressort que, du temps de Mahomet, existaient des chrétiens et des juifs ayant la Torah et l'Evangile authentiques. Admettons pour l'Evangile qu'il s'agissait d'un Evangile apocryphe – donc forcément différent des canoniques – il n'en est pas de même pour la Torah. Comme nous l'avons montré, les manuscrits que nous avons de la Torah permettent de conclure que la Torah du temps de Mahomet est celle dont l'on dispose aujourd'hui. De même pour la Torah du temps de Jésus. Le discours musulman est donc doublement incohérent [...] En en admettant que la Torah et l'Evangile qui existaient au temps de Mahomet étaient authentiques et différents de ceux qu'on a, que sont-ils devenus ? Pourquoi n'en avons-nous aucune trace ? Les musulmans, lors de leur conquête de l'Arabie, aurait donc détruit toutes les copies ? Ne serait-ce pas là un péché grave contre les Livres de Dieu ? Encore une incohérence [...]*

Selon le Coran 19.23-26 et 43.59, Jésus a enseigné l'islam dès sa naissance. [...] Selon le Coran 3.52, 5.111, 57.26, Jésus avait fait un certain nombre de disciples "musulmans" [...] Donc la prédication de Jésus a eu de l'effet et un certain nombre de Juifs adhérèrent à l'enseignement de Jésus. Le problème, c'est qu'aucune trace de ces « musulmans » suivant Jésus n'existe. Nous connaissons beaucoup de choses sur les sectes religieuses de cette époque, mais rien de tel ne ressort. En revanche, des sources NON CHRETIENNES (juives ou romaines)[71] *attestent bien de l'existence des chrétiens dans l'Empire romain, et ce dès le début* »[72].

18.3.3.3 *Que penser de l'idée selon laquelle les chrétiens auraient éliminé les musulmans au service de Jésus ?*

« *Les musulmans [affirment] que les chrétiens falsificateurs ont tué les bons musulmans [...] Premièrement, les premiers chrétiens n'avaient pas le pouvoir dans l'Empire. Bien au contraire, ils étaient eux-mêmes victimes de sévères persécutions. Comment auraient-ils alors pu exterminer complètement tout un groupe religieux sans qu'aucune trace de leur existence ne nous parvienne ?*

Ensuite, la « falsification » que les chrétiens sont censés avoir opérée a débouché sur une doctrine pacifique. De fait, les chrétiens ne se sont pas transformés en terroristes malgré les persécutions romaines. A contrario, si Jésus avait enseigné l'islam, alors ses disciples auraient dû n'avoir aucune difficulté à combattre leurs persécuteurs par l'épée, comme Mahomet le prescrivit à ses suivants.

Il y a donc là une incohérence. Il est rare qu'un groupe pacifique en extermine un plus belliqueux [...] Enfin, cette idée de bons disciples de Jésus vaincus par leurs adversaires est parfaitement contraire à ce que dit le coran :

Ô vous qui avez cru ! Soyez les alliés d'Allah, à l'instar de ce que Jésus fils de Marie a dit aux apôtres : " Qui sont mes alliés (pour la cause) d'Allah ? " - Les apôtres dirent : "Nous sommes les alliés d'Allah". Un groupe des Enfants d'Israël crut, tandis qu'un groupe nia. Nous aidâmes donc ceux qui crurent contre leur ennemi, et ils triomphèrent. (Sourate 61, 14).

Nous apprenons donc qu'Allah aurait aidé les disciples de Jésus. Il ne peut s'agir que des « musulmans » enseignés par le Christ car on voit mal pourquoi Allah aurait favorisé une fausse religion. Mais alors il faut conclure que ce verset est faux puisqu'ils ont complètement disparu.

---

[68] *La falsification des Ecritures selon l'islam*, Raistlin, 09 nov. 2009, http://cite-catholique.org/viewtopic.php?t=42735
[69] *La falsification des Ecritures selon l'islam*, ibid.
[70] Source : Grand Rouleau d'Isaïe, https://fr.wikipedia.org/wiki/Grand_Rouleau_d%27Isa%C3%AFe
[71] Surtout Flavius Josèphe, auteur de l'ouvrage "*La Guerre des Juifs contre les Romains*" édité en grande partie entre 75 et 79.
[72] *La falsification des Ecritures selon l'islam*, ibid.

Dernière solution : les disciples de Jésus ont apostasié en masse, d'un seul coup, en confessant subitement sa crucifixion et sa Résurrection. Si cette idée est fortement improbable (quoi ! le Messie ne serait même pas parvenu à faire quelques disciples fidèles ?), admettons-la et demandons-nous ce qui provoqua ce retournement de situation ».

18.3.3.4 Si falsification du message de Jésus il y eut, qui en fut le responsable ?

« Selon le coran, Allah serait le seul responsable :
Et à cause leur parole : "Nous avons vraiment tué le Christ, Jésus, fils de Marie, le Messager d'Allah"... Or, ils ne l'ont ni tué ni crucifié; mais ce n'était qu'un faux semblant ! Et ceux qui ont discuté sur son sujet sont vraiment dans l'incertitude : ils n'en ont aucune connaissance certaine, ils ne font que suivre des conjectures et ils ne l'ont certainement pas tué. (Sourate 4, 157-158).
Là, il y a un gros problème. Car en admettant qu'Allah ait voulu berner simplement les Juifs et les Romains, force est de constater que cela eut des conséquences pour le moins fâcheuses, ce qui le rendrait fort imprévoyant. Et si Allah a voulu berner aussi les disciples de Jésus, alors il faut en conclure qu'il est un trompeur malveillant, responsable d'un fausse religion présente sur toute la planète.
Allons plus loin et considérons que ce verset ne rapporte pas qu'Allah a créé un faux semblant pour protéger Jésus (ce qui est cependant conforme à l'interprétation traditionnelle) et supposons que le faux semblant ne fut que l'œuvre d'une méprise (par exemple, un jumeau). Alors, une question de taille demeure : pourquoi Jésus n'a-t-il pas expliqué la vérité à ses disciples ? Pourquoi ne leur a-t-il pas montré qu'il n'avait pas été crucifié ?
Dans tous les cas, nous avons soit un Dieu trompeur[73], soit un Messie profondément incompétent. Voilà ce qu'enseigne le coran quand on le compare aux réalités de l'Histoire »[74].

18.3.3.5 En conclusion sur ces accusations de falsifications de la Bible

« Il apparaît clairement que les allégations des musulmans sur la falsification des Ecritures juives et chrétiennes ne tiennent tout simplement pas la route. Lorsqu'on les confronte au réel et à la raison, elles s'effondrent.
Etant donné que les musulmans sont ceux qui accusent les juifs et les chrétiens d'avoir falsifié leurs Ecritures, c'est à eux qu'incombent d'apporter la preuve de ce qu'ils affirment. Or ils ne le peuvent justement pas. On aurait pu s'attendre à ce qu'Allah confonde les falsificateurs par des preuves évidentes or il n'en est rien. Bien au contraire, les preuves de la critique historique montre que nos Ecritures sont fiables »[75].

Ce qui est grave, alors que Mahomet était un redoutable falsificateur et imposteur, malheureusement, abusés par les récits, les éloges et l'adulation dithyrambiques pour Mahomet, plus d'un milliard cinq cent mille musulmans croient, sincèrement, que leur « prophète » était un homme admirable, très pieux, sage, honnête, tolérant, noble, simple, miséricordieux, soucieux du bonheur des autres, ne connaissant ni haine ni vengeance, victime d'un cabale et de la méchanceté des hommes et voulant sincèrement dire le message et la Vérité divine[76].
Par cet « exploit », l'islam a réussi le plus grand processus de désinformation de toute l'histoire de l'humanité.

18.3.4 Les versets tombant opportunément au bon moment

Comme pour le « prophète » Joseph Smith (voir chapitre suivant), Mahomet s'inventait des révélations, tombant toujours au moment à pic, opportun, cautionnant alors ses désirs.

Aïcha, épouse de Mahomet, fine mouche, semble avoir témoigné d'un certain regard critique sur son époux, à un moment donné (était-elle pour autant blasphématrice ?), dans un hadith non apologique, qui a subsisté :

---

[73] Voir le paragraphe « Allah est un trompeur », dans l'annexe « Rapport entre islam et mensonge ».
[74] *La falsification des Ecritures selon l'islam*, ibid.
[75] *La falsification des Ecritures selon l'islam*, ibid.
[76] Mohammed sws : Le Prophète modèle, http://www.islam-paradise.com/Prophete_modele_centre.php

Aicha a rapporté : J'étais jalouse des femmes qui s'offraient au Messager de Dieu et je disais : « *comment une femme peut-elle se donner ainsi ?* » Puis, Dieu a révélé : « *tu fais attendre qui tu veux d'entre elles et tu héberges chez toi qui tu veux. Puis il ne t'est fait aucun grief si tu invites chez toi l'une de celles que tu avais écartées* » (Coran 33.51). J'ai dit : « *il me semble que ton Seigneur se hâte de satisfaire tes désirs* » (Sahih Mouslim, n°1464)[77] [autre traduction [ton Seigneur se hâte de] « *satisfaire sans retard les passions de son Prophète* »].

Comme pour Joseph Smith, « Allah » a toujours inspiré au « prophète » Mahomet des sourates opportunes pour justifier son désir du moment (les faire paraître « moraux », légitime), comme, par exemple, épouser la femme de son fils adoptif (Coran 33.4) :

- Coran 2.106 : « *Si Nous abrogeons un verset quelconque ou que Nous le fassions oublier, Nous en apportons un meilleur, ou un semblable.* Ne sais-tu pas qu'Allah est Omnipotent ? »,
- Coran 16.101-102 : « *Quand Nous remplaçons un verset par un autre - et Allah sait mieux ce qu'Il fait descendre* - ils disent : « Tu n'es qu'un menteur ». Mais la plupart d'entre eux ne savent pas ».
- Al-Bukhari, Vol. 7 n°48 « *Tout ce que Muhammad voulait, Allah le voulait pour lui*. De la manière dont Muhammad réagissait, Allah réagissait avec lui. *Tout ce que Muhammad désirait, Allah le désirait pour lui* ».
- « *En révélant les versets qui ordonnaient la lutte, Allah abrogea ceux qui avaient recommandé aux croyants la patience* » (Tabari, Histoire des prophètes et des rois, tome III, p. 125).

La présence de versets contradictoires et leurs contradictions logiques, dans le Coran, ne choquent nullement les musulmans[78]. Les musulmans se contentent, sans se poser de question, du système des versets abrogeants et des versets abrogés, les versets les plus récents (dans l'ordre chronologique la révélation) abrogeant les versets les plus anciens, en contradiction avec les premières. Or les versets, qui au départ semblaient tolérants (période mecquoise, avant l'hégire), sont devenus de plus en plus violents et intolérants (période médinoise, post-hégire).
Ce qui est complètement délirant et fou, est que s'est imposé depuis le 13° siècle, le dogme du Coran incréé[79], qui serait tombé du ciel (en seulement quelques jours, durant une période du Ramadan).

18.3.5 Sa mégalomanie et son narcissisme

Mahomet se voyait comme quelqu'un d'extraordinaire, tantôt un bel exemple, tantôt le dernier des prophètes ... :

Coran 33.21 « Vous avez, **dans le Prophète de Dieu, un bel exemple [ou un excellent modèle (à suivre)]** ».
Coran 33.40 « 40. **Muhammad** n'a jamais été le père de l'un de vos hommes, mais *le messager d'Allah et le **dernier des prophètes [ou le sceau des prophètes]*** [[Muhammad] est l'Envoyé de Dieu et le Sceau des Prophètes] »[80].

- Mahomet a eu le privilège de recevoir la révélation divine [affirmant qu'il est le messager, le prophète de Dieu etc.] de l'ange Gabriel (Coran 53.2-4) :

« 2. Votre compagnon [Muḥammad] ne s'est pas égaré et n'a pas été induit en erreur
3. et *il ne prononce rien sous l'effet de la passion*;
4. ce n'est rien d'autre *qu'une révélation inspirée*.
5. *Que lui a enseigné [l'Ange Gabriel]* à la force prodigieuse »,

Des versets le glorifient et incitaient les fidèles à l'adorer : Coran 48.1-2, 33.56, 33.21 etc. et à lui obéir : 59.7 etc.

Coran 3.31 « Si vous aimez vraiment Allah, **suivez-moi, Allah vous aimera et vous pardonnera vos péchés** ».

---

[77] Le verset Coran 33.51 légitime le fait de recevoir des femmes qui s'offrent à lui.
[78] https://fr.wikipedia.org/wiki/Mansukh
[79] Le Coran incréé, http://lectures-orients.over-blog.fr/article-le-coran-incree-90123750.html
[80] A rapprocher de Coran 5.3 « *Aujourd'hui, J'ai parachevé pour vous votre religion* [l'Islam] »

Le fait que Mahomet exigeait de ses fidèles qu'ils prient pour lui est révélateur du narcissisme extrême qui l'habitait :

D'après Al-Husayn, le Prophète a dit : « **L'égoïste, c'est celui qui ne prie pas sur moi quand mon nom est prononcé en sa présence** », Rapporté par Ahmad, At-Tirmidhi, an-Nassa'î.

Coran 33.56. Dieu dit : « Certes, **Dieu et Ses anges bénissent le Prophète**. Ô croyants ! **Bénissez-le et adressez-lui vos salutations** ». [Autre traduction : Certes, **Allah et Ses Anges prient sur le Prophète** ; ô vous qui croyez **priez sur lui et adresses [lui] vos salutations** »].

18.3.6 Les privilèges qu'il s'accorde (et qu'il n'accorde pas aux musulmans)

- Que cela soit sur le nombre d'épouses, Mahomet durant toute sa vie s'est accordé 18 ou 19 épouses, alors qu'il n'a accordé que 4 épouses à ses fidèles (Coran 4.3)[81].

- Mahomet s'attribuait un cinquième du butin issu de ses pillages ou razzias, le butin comprenant toutes ses prises de guerre, y compris des captives et captifs (Coran 8.41).

- Allah a autorisé Mahomet à épouser la femme de son fils adoptif (Zayd) (Coran 33.37-38) :
« 37. Quand tu disais à celui qu'Allah avait comblé de bienfait, tout comme toi-même l'avais comblé : « Garde pour toi ton épouse et crains Allah », et tu cachais en ton âme ce qu'Allah allait rendre public. Tu craignais les gens, et c'est Allah qui est plus digne de ta crainte. **Puis quand Zayd eut cessé toute relation avec elle, Nous te la fîmes épouser, afin qu'il n'y ait aucun empêchement pour les croyants d'épouser les femmes de leurs fils adoptifs, quand ceux-ci cessent toute relation avec elles.** Le commandement d'Allah doit être exécuté[82].
38. **Nul grief à faire au Prophète en ce qu'Allah lui a imposé**[83], conformément aux lois établies pour ceux qui vécurent antérieurement. Le commandement d'Allah est un décret inéluctable ».

- Pour ses fautes, Mahomet ne subira pas de punition divine, dans sa vie présente, ici-bas :

---

[81] "Allah" avait donné l'autorisation à Mahomet de contracter autant de mariages qu'il voulait et Mahomet interdisait, après sa mort, que d'autres puissent épouser ses épouses :
Coran 33.50-53. « Ô Prophète! Nous t'avons rendue licites tes épouses à qui tu as donné leur mahr (dot), ce que tu as possédé légalement parmi les captives [ou esclaves] qu'Allah t'a destinées, les filles de ton oncle paternel, les filles de tes tantes paternelles, les filles de ton oncle maternel, et les filles de tes tantes maternelles, - celles qui avaient émigré en ta compagnie, - ainsi **que toute femme croyante si elle fait don de sa personne au Prophète, pourvu que le Prophète consente à se marier avec elle: c'est là un privilège pour toi, à l'exclusion des autres croyants. Nous savons certes, ce que nous leur avons imposé au sujet de leurs épouses et des esclaves qu'ils possèdent, afin qu'il n'eût donc point de blâme contre toi.** Allah est Pardonneur et Miséricordieux.
51. Tu fais attendre qui tu veux d'entre elles, et tu héberges chez toi qui tu veux. Puis il ne t'est fait aucun grief si tu invites chez toi l'une de celles que tu avais écartées. Voilà ce qui est le plus propre à les réjouir, à leur éviter tout chagrin et à leur faire accepter de bon cœur ce que tu leur as donné à toutes. Allah sait, cependant, ce qui est en vos cœurs. Et Allah est Omniscient et Indulgent.
52. Il ne t'est plus permis désormais de prendre [d'autres] femmes, ni de changer d'épouses, même si leur beauté te plaît; - à **l'exception des esclaves que tu possèdes**. Et Allah observe toute chose.
53. [...] vous ne devez pas faire de la peine au Messager d'Allah, ni jamais vous marier avec ses épouses après lui; ce serait, auprès d'Allah, un énorme péché ».
[82] Ce verset fait allusion à cet incident : Zayd Ibn Harita était un esclave de Muḥammad avant l'Islam. Ensuite le Prophète l'affranchit et l'adopta comme fils. Dans le dessein de l'anoblir, il décida de lui donner en mariage sa propre cousine, Zaynab bint Jaḥš. Très fière de sa naissance, celle-ci s'opposa d'abord au projet puis obtempéra à l'ordre du Prophète. Le mariage fut néanmoins difficile, et Zayd finit par divorcer malgré les conseils du Prophète. Par la suite **Muḥammad épousa Zaynab sur l'ordre d'Allah** pour démontrer pratiquement qu'il n'était pas retenu par les liens de **l'adoption, celle-ci ayant déjà été déclarée interdite par les versets 4 et 5 de cette même sourate 3**3.
[83] Ce qu'Allah lui a imposé: ce qu'Allah a imposé en sa faveur.

Selon Anas, le messager de Dieu a dit : « *Quand Dieu veut du bien de Son serviteur, Il anticipe son châtiment ici-bas. Quand Il veut du mal de Son serviteur, Il s'abstient de le châtier pour sa faute jusqu'à ce qu'il en reçoive sa punition entière le jour de la résurrection.* Le Prophète a dit aussi : « *La grandeur de la récompense va de pair avec la grandeur de l'épreuve. Dieu, quand Il aime les gens, les éprouve. Celui qui accepte l'épreuve avec abnégation aura la satisfaction de Dieu ; et **celui qui lui oppose son mécontentement, Dieu sera mécontent de lui**.* » (Tirmidhi) [84].

- Allah a accordé ou a promis à Mahomet le pardon de tous ses péchés futurs :
Coran 48.1-2 « **En vérité Nous t'avons accordé une victoire éclatante, afin qu'Allah te pardonne tes péchés passés et futurs**, qu'Il parachève sur toi Son bienfait et te guide sur voie droite ».

- Allah a accordé la protection éternelle des anges sur lui. Dieu et ses anges prient constamment pour Mahomet :
Coran, 33.56 « *Certes,* **Allah et Ses Anges prient sur le Prophète** *; ô vous qui croyez priez sur lui et adressez-[lui] vos salutations* ».

Concernant le butin de guerre :

Certains versets légitiment, pour Mahomet, la part importante du butin de guerre, issu des pillages qu'il a ordonnés, qu'il s'attribue : Coran 8.1, 8.41, 59.6-7 … :

Muslim n°810 « L'Envoyé d'Allah a dit : "J'ai reçu cinq faveurs que personne n'avait reçues avant moi. Chaque prophète antérieur a été envoyé à un peuple spécifique, alors que moi, j'ai été envoyé à l'humanité entière. **Les butins m'ont été rendus licites tandis qu'ils ne l'étaient pas pour les autres**. Toute la terre m'a été offerte comme moyen de purification et un lieu de prière. Tout homme donc, surpris n'importe où par l'heure de prière, peut l'accomplir où est-ce qu'il se trouve. **On m'a accordé la victoire (sur l'ennemi) en lui inspirant la terreur à une distance d'un mois de marche**. Enfin, j'ai reçu la faveur d'intercéder" »[85].

Muslim n°812 « L'Envoyé d'Allah a dit : "Je fus distingué d'entre les prophètes par six faveurs (qu'Allah m'avaient accordées): J'ai eu le don de la parole exhaustive quoique brève. **J'ai reçu la victoire grâce à l'effroi (jeté dans les cœurs de mes ennemis). Le butin m'a été rendu licite**. Toute la terre m'a été offerte comme moyen de purification et un lieu de prière. J'ai été envoyé à l'humanité entière. **Enfin, je suis le dernier des prophètes**" »[86].

18.3.7 Mahomet adore terroriser ou/et aime être sans pitié

Bukhari Volume 4 Livre 52 n°220 « L'apôtre d'Allah a déclaré : "J'ai été envoyé avec les expressions les plus courtes portant le sens le plus large, et **j'ai été victorieux avec la terreur [l'effroi]** (jeté dans le cœur de l'ennemi) […] »[87].

Voici les passages des versets coraniques, ci-dessus, « révélés » à Médine quand Mahomet était devenu puissant :

Coran 8:12 « *Je vais jeter l'effroi dans les cœurs des mécréants. Frappez donc au-dessus des cous et frappez-les sur tous les bouts des doigts* ».
Coran 9.123 « *vous qui croyez ! Combattez ceux des mécréants qui sont près de vous ; et qu'ils trouvent de la dureté en vous* ».
Coran 9.5 « *Tuez les associateurs où que vous les trouviez [...]* ».

18.3.8 Mahomet n'hésitait pas à faire assassiner ses opposants

---

[84] Ryadh Salihin. Le Jardin des Vertueux? http://islammedia.free.fr/Pages/ryadh_salihin/003.htm
[85] Cf. http://hadith.al-islam.com/Display/Hierarchy.asp?Src=1&AlmiaNum=809
[86] Cf. http://hadith.al-islam.com/Display/Hierarchy.asp?Src=1&AlmiaNum=811
[87] Cf. https://muflihun.com/bukhari/52/220

Le Prophète a été violent, a tué, a appelé à tuer, et **donc a été un meurtrier**.
Mahomet a soutenu ou commandité l'assassinat d'au moins 42 opposants qui le critiquaient ou critiquaient sa religion :

624 : décapitation du poète Kab been Al Ashraf à Médine, opposant à Mahomet.
624 : décapitation de Kab ben Asraf, poète critique
624 : décapitation de deux poètes anonymes après la bataille de Badr.
624 c : décapitation du poète Abu Afak en Arabie pour avoir critiqué l'islam
624 c : exécution d'Asma Bint Marwan femme ayant critiqué Mahomet...
626 c : meurtre du juif Kab chef des Beni nadhir poète satiriste, et de sa femme qui s'était moqué de Mahomet...
626 c : meurtre sur ordre de Mahomet du juif Sallam abou rafi
626 c : tentative de meurtre d'Abou Sofyan ordonné par Mahomet...
630 : décapitation à la Mecque de Abdallah ibn Abou Sahr apostat
630 : décapitation à la Mecque de Abdallah ibn Khatal poète satiriste
630 : décapitation à la Mecque de Howairith ibn Noqaïd
630 : condamnation à mort à la Mecque de Ikrima, en fuite
630 : condamnation à la Mecque de Cafwan ibn Ommayya, en fuite
630 : condamnation à mort la Mecque de Hind femme d'Abou Sofyan, en fuite
630 : exécution à la Mecque de Sara, esclave affranchie
630 : exécution à la Mecque de Qariba, chanteuse
630 : exécution à la Mecque de Fartana, chanteuse qui s'était moquée de Mahomet.

Sources : a) List of Killings Ordered or Supported by Muhammad,
https://wikiislam.net/wiki/List_of_Killings_Ordered_or_Supported_by_Muhammad
b) Liste des meurtres ordonnés ou soutenus par Muhammad [Mahomet], http://www.doc-developpement-durable.org/jardin.secret/EcritsPolitiquesetPhilosophiques/SurIslam/Liste_des_meurtres_ordonnes_ou_soutenus_par_Muhammad.htm

Coran 7.72 « *Or, Nous l'avons sauvé, (lui) et ceux qui étaient avec lui, par miséricorde de Notre part, et **Nous avons exterminé ceux qui traitaient de mensonges Nos enseignements et qui n'étaient pas croyants*** ».

18.3.9 D'étonnantes valeurs morales prônées par Mahomet

- L'islam est la seule grande religion qui légitime le vol et le pillage (voir annexe « Le butin en islam »).
- Selon Mahomet, les musulmans auront la priorité au Paradis sur les Juifs et Chrétiens, même si les musulmans sont des terribles pêcheurs (voir annexe « Les musulmans auront la priorité au Paradis sur les Juifs et Chrétiens »).
- Mahomet autorise les musulmans à tromper les non-musulmans (taqiya), pour la bonne cause de l'islam, et utiliser la ruse dans la guerre (voir annexe « Rapport entre islam et mensonge »).
- Mahomet a autorisé l'esclavage, lui-même possédait des esclaves (voir l'annexe « L'islam n'a jamais aboli l'esclavage »).

18.4 Une enfance dysfonctionnelle

18.4.1 Hypothèse de l'épilepsie du lobe temporal (ELT)

(Ici ce ne sont que des hypothèses personnelles émises par l'auteur. Les pages 178 à 228 du livre d'Ali Sina [6] sont aussi consacrées à sa possible épilepsie du lobe temporal (ELT)).

Selon le neuropsychologue Abbas Sadeghian, dans son livre *Sword & Seizure* [bataille et crise][88], Mahomet souffrait d'accès épileptiques (l'épilepsie du lobe temporal, ou épilepsie de Dostoïevski). Les signes qui l'ont amené à ce diagnostic sont les suivants : sueur abondante ; tremblements léger ; hallucinations olfactives, auditives et visuelles : sensations épigastriques (mauvais goût) ; transpiration et religiosité excessives". Les symptômes qu'il évoque sont tous décrits dans le Coran. L'historien byzantin Théophane (750-817) en parlait déjà un siècle et demi après la mort de Mahomet[89]. Il écrivait que la femme de Mahomet « *regretta vivement, elle qui était noble, de s'être unie à cet homme qui était non seulement pauvre, mais en outre épileptique[90]* » [5].

Crises d'épilepsie[91] : Dès son plus jeune âge, il a manifesté des phénomènes, considérés dès l'époque par les Mecquois comme des crises d'épilepsie. Ces crises peuvent s'accompagner de visions ; il n'y a donc pas à y voir d'origine surnaturelle ou préternaturelle. Aussi, les Mecquois n'ont-ils guère cru à ses premières révélations. Mais sa femme, Khadîdja, y a cru.

Il est possible que Mahomet souffre aussi de TOC (trouble obsessionnel compulsif) [13]. Les pages 229 à 236 du livre d'Ali Sina [6] sont aussi consacrées à ses possibles TOC.

18.4.2 Le statut d'orphelin de Mahomet

(Hypothèses personnelles)

Amina, qui venait de perdre son mari, donna naissance à Mahomet. Il fut donné à Thueiba, une servante de son oncle Abou Lahal (qu'il allait maudire dans le verset S111.V1[92]). Puis Halima devient sa nourrice (elle rapporta qu'il était un enfant solitaire). Puis il avait retrouvé sa mère Amina[93], mais elle mourut, un après[94]. Puis, confié la nourrice Baraka, il passa 2 ans chez son grand père (jusqu'à sa mort), Abd Al-Muttalib, qui lui prodigua un amour excessif. Puis Il a été recueilli par son oncle Abou Talib, qui s'est occupé correctement de lui.

Mahomet avait donc du ressentiment envers Abou Lahal, son oncle, et Amina, sa mère naturelle ([6], pages 28-32).

Mahomet avait conscience de son statut d'orphelin, selon la Sira. Peut-être avait-il conscience de ne pas être traité à égalité avec ses frères (fils naturels) et du fait qu'il a été abandonné par sa mère naturelle. Peut-être n'a-t-il jamais été aussi adopté « plénièrement » ? Voir aussi la *kafala*[95].

---

[88] *Sword and Seizure: Muahammad's Epilepsy & Creation of Islam* [Épée et saisie: l'épilepsie de Muahammad et la création de l'islam], Abbas Sadeghian, Annotation Press, 2006, 184 pages.
[89] Theophanes (Théophane), 1007, Chronographia, Vol. 1, p. 334.
[90] Frank R. Freemon (dir.), *A Differential Diagnosis of the Inspirational Spells of Muhammad the Prophet of Islam*, t. 17 :4, George Gallet, 1976, p. 23-427 (article payant 42$), https://doi.org/10.1111/j.1528-1157.1976.tb04454.x
[91] Exemple :
2 - `Â'icha, la Mère des Croyant, rapporta qu'al-Hârith ben Hichâm avait interrogé le Messager de Dieu en disant: «O Messager de Dieu! comment te vient la Révélation?
— Des fois, avait répondu le Messager de Dieu, *elle vient comme le tintement d'une clochette, elle m'est la plus pénible*. A son interruption je saisis tout ce que l'ange a dit... D'autres fois, l'ange [de la Révélation] se manifeste devant moi sous la forme d'un homme, il me parle et je saisis ce qu'il dit.»
Et `Â'icha de continuer: «Je l'ai vu quelque fois recevoir la Révélation pendant un jour où il faisait très froid. *En cessant, elle le laissait front ruisselant de sueur.*»,
Source : Le Sahîh d'al-Bukhâry (m. 256. h). Volume 1. Les hadîth authentiques établis par le grand traditionniste l'Imam Abu Abdullah Muhammad ben Ismail, Traduit par Harkat Ahmed, Libraie Al Assriyah [Al-Maktaba Al-A'sriyyah], Maison d'édition Al Namouzajieh, 2003, Beyrouth – Saïda, page 38, Boukhari Vol. 1. Le début de la révélation. R. 1 n°2.
[92] « *Que périssent les deux mains d'Abû-Lahab (considéré par Mahomet comme l'un des pires ennemis de l'Islam) et que lui-même périsse* », Coran S111.V1.
[93] Selon Mahomet, Dieu lui a interdit de prier pour elle. Tabaqat, Ibn Sa'd, pages 106-107.
[94] Sîra, Ibn Ishaq, 160-167, pages 52-44.
[95] **La kafala** : Le droit musulman interdit l'adoption plénière. Un enfant, en particulier naturel (né hors mariage, etc.), peut donc être recueilli par une famille adoptive, mais n'aura jamais les mêmes droits d'héritage qu'un enfant légitime : il s'agit d'une tutelle sans filiation, l'adopté gardant son patronyme d'origine. Cette particularité de l'interdiction de l'adoption dans l'islam est liée à la vie de

Le fait d'avoir été abandonnés et traités différemment, peut-être cela a-t-il créé chez Mahomet et Moïse un sentiment d'insécurité, d'injustice ou/et d'abandon ? Si en plus, il ait pu avoir des non-dits sur le fait qu'il était de père inconnu, que sa famille le lui ait fait sentir (en le dévalorisant _ ses haines ont peut-être pu se développer à ce moment-là), il a pu s'enfuir dans le refuge du rêve et de l'imagination et s'inventer un interlocuteur ou ami imaginaire ou un destin grandiose, compensatoires.

Peut-être cette situation inconfortable a peut-être créé aussi en eux un puissant désir de revanche sociale, de revalorisation ou de réparation et soif de reconnaissance (à la suite de leur statut d'orphelin, perçu, par eux, comme une humiliation ou un déclassement social).

18.4.3 Doutes sur la naissance de Mahomet

En fait, Mahomet ne serait pas né quelques mois après la mort de son père. Dans les textes, il est écrit qu'il est né 4 ans après la mort de Abdellah "son père".
C'est pour cela que dans les pays musulmans il existe le mythe de *"l'enfant endormi"* [11] [12]. Lorsqu'une femme accouche – alors que le mari est absent depuis plusieurs années –, certains juristes musulmans[96] considèrent que l'enfant a été conçu pendant la présence du mari, puis pour des raisons mystérieuses l'enfant s'endort pour se réveiller quand cela arrange la maman et la famille.
Y aurait-il donc eu mésalliance ? Raison pour laquelle Amina, sa mère naturelle, aurait refusé de s'occuper de son enfant, Mahomet ?

18.4.4 Adolescent, sa participation à la guerre de al-Fijâr

Selon la tradition, Mahomet appartenait à la tribu de Quraych (ou Koreish) et descendait (?) de Ghâlib, fils de Fihr, surnommé Quraych, guerrier puissant et redouté (mais, peut-être n'est-ce qu'un mythe ?).

Le jeune Mahomet, âgé de 14 ou 15 ans (ou 20 ans), a participé avec ses oncles aux combats de la guerre de al-Fijâr (signifiant en arabe immoral, sacrilège ou illégal, car ayant éclaté pendant les mois sacrés, Al-Ash-hur Al-Hurum, période interdisant les guerres), conflit opposant les Koraïchites aux bédouins Hawâzin, se terminant par la victoire des premiers ([9], page 92-93).
Selon le témoignage de Mahomet : « *J'avais l'habitude de rendre les flèches (tirées par les ennemis) à mes oncles* » (il aurait aussi porté des pierres sur ses épaules pour construire la kaaba)[97].

Ces 5 ans de batailles sont peut-être importants dans la formation morale du jeune Mahomet. Ils lui auraient donné le goût de la guerre. Une expérience à peut-être rapprocher avec celle de Hitler "estafette", porteur d'ordres écrits de l'état-major, durant la 1ère guerre mondiale, où il a été reconnu pour son courage (croix de fer), comme l'aurait été aussi Mahomet.
Pendant ces cinq an de guerre, Mahomet aurait-il subi un choc traumatique ?

18.4.5 La dérive « gouroutiste » de Mahomet

Le désir de revanche sociale et la soif de reconnaissance, le sentiment de dévalorisation liée sa maladie (ELT), connue par les gens de Mecque, ont pu le conduire à se survaloriser, en s'inventant une carrière de prophète, à l'exemple de Joseph Smith. Tous les deux étaient dans le « mensonge vrai », en se mentant à eux-mêmes, étant donné qu'il est plus valorisant de mettre les visions liées aux crises d'épilepsie (ELT) sur le compte de révélations divines, que sur celui d'une

---

Mahomet (Coran 33.4).
[96] Les hanafites considèrent que la grossesse peut durer deux ans ; les chaféites et les hanbalites quatre ans, et les malékites de quatre à cinq ans [12].
[97] a) Voir Sahîh Al-Bukhari, no. 374; Sahîh Muslim, non. 268.
b) Al-Bidâyah, 2: 292; At-Tabaqat, 1: 126-128; Gharib Al-Hadith, Ibn Al-Athir, 5h10.

maladie (qui vous dévalorise alors aux yeux de la société). Ce genre « d'imposture » est d'autant plus facile pour eux que ces gourous sont d'une intelligence nettement supérieure à leurs contemporains et sont des génies imaginatifs.

Comme beaucoup de gourous, Mahomet a débuté par des prêches pacifiques et tolérants (période mecquoise, avant l'Hégire), puis, quand le rapport de force a été à son avantage, ses prêches et son comportement sont devenus violents et intolérants (période médinoise, après l'Hégire)[98].

18.5 En conclusion sur Mahomet

Mahomet, en tant qu'imposteur génial et génie imaginatif _ qui n'était pas à un mensonge près _ a mis en place, un système politico-religieux totalitaire, criminel, entièrement consacré à sa gloire (entretenant constamment la confusion entre Allah et lui), obtenant la soumission et l'obéissance totales et inconditionnelles, jusqu'à la mort, de ses adeptes, cela pour satisfaire sa mégalomanie et son narcissisme extrêmes.
C'est la seule grande religion au monde, autorisant le vol, le pillage, la « terrorisation » et l'intimidation des non-musulmans, de tous ceux qui quittent l'islam, le mensonge et la manipulation (taqiya) des non-musulmans et qui limitent sciemment et volontairement le questionnement des musulmans sur leur propre religion, sur leur propre prophète (sous peine de mort), et sur beaucoup de sujets (dont la quête scientifique ...), devant être soumis au regard de la religion. C'est un des totalitarismes, non humaniste (mais à apparence « humaine ») les plus achevés ayant été créés sur terre.
Contrairement, à la fiction de « l'apport positif de l'islam à l'humanité », l'islam a, en fait, provoqué le recul intellectuel, scientifique et du niveau de l'instruction des pays conquis _ surtout après le 13°siècle, date à partir duquel l'islam y a été appliqué d'une façon totalitaire. Par ses versets et ses lois rigoureuses, de nature totalitaire, la réforme de l'islam, vers plus d'humaniste, semble voué à l'échec. La seule façon dont les peuples de culture musulmane pourront se sortir de la chape de plomb de l'islam sera de quitter l'islam, tout en conservant leur culture musulmane (expurgée de son contenu religieux et totalitaire) et de se tourner vers une morale universelle humaniste basée sur les droits humains.

19 Joseph Smith, fondateur de la religion mormone

Avant la parution du Livre de Mormon, Joseph Smith avait des activités de voyant et de « money-digging » (« chercheur d'argent »). Il pratiquait, contre rémunération, le « glass-looking », une pratique de voyance, consistant à chercher des trésors enfouis, en regardant une pierre transparente et dont l'éclat est supposé révéler où il faut creuser. En 1826, il avait comparu devant la Cour de Bainbridge, sous les accusations d'« agitateur » (« disorderly person ») et de « charlatan » (« impostor »). C'est peut-être cet épisode humiliant qui a déterminé sa « vocation prophétique » (?).

En 1830, en ayant rédigé « le livre de mormon » (477 pages), un des ouvrages canoniques de « l'église des saints de derniers jours » _ des livres additionnels à la Bible _, Joseph Smith affirme avoir reçu, la visite de l'ange Moroni qui lui aurait révélé l'endroit, où se trouvait cachée la compilation religieuse et historique de Mormon, prophète ancien (qui aurait vécu de 311 à 385 apr. J.-C. sur le continent américain), gravée sur des plaques d'or, retraçant plus de mille ans d'histoire (600 av. J.-C. à 420 apr. J.-C.) d'une civilisation ayant habité l'Amérique ancienne[99].
Le récit décrit la croyance de ces gens en la venue d'un Messie et la visite de Jésus-Christ à ce peuple après sa résurrection. A partir de là, il crée une nouvelle église, avec sa propre théologie. Joseph Smith présenta le Livre comme un texte authentique dont il aurait eu la révélation.

---

[98] Voir le Coran par ordre chronologique arabe - français, traduction Sami Aldeeb, Amazon KDP.
[99] Selon, Jerald Dee Tanner et son épouse Sandra McGee Tanner (arrière-arrière-petite-fille de Brigham Young, le deuxième président et prophète de l'église), certains documents de l'église mormone étaient des faux, le Livre d'Abraham est une œuvre du XIXe siècle, écrite uniquement par Joseph Smith (n'ayant rien à avoir avec le contenu des papyrus que Joseph Smith avaient produit pour prouver l'ancienneté de ce livre). Source : *Mormonism: Shadow or Reality?* Utah Lighthouse Ministr. 1992 [1964], https://www.amazon.com/Mormonism-Reality-Jerald-Sandra-Tanner/dp/9993074438

Comme Mahomet, il disait recevoir régulièrement des révélations de Dieu, certaines le poussant à créer une théocratie dont il serait le prophète ou qui valident « divinement » ses désirs. Par exemple, la révélation 132, l'autorisait à pouvoir prendre plusieurs épouses.

Selon lui, Jésus-Christ lui dit de ne se joindre à aucune des Églises qui existaient alors sur la terre, car elles étaient « *toutes dans l'erreur et que tous leurs credo étaient une abomination* ».

Sa théocratie dérive de plus en plus vers une dictature personnelle. Il excommunie et exclut tous les membres de son église qui le critiquent et lui fait de l'ombre.

Le journal Nauvoo Expositor (« le démasqueur ») dénonce la polygamie pratiquée par Joseph Smith et d'autres dirigeants de l'Église. Le 10 juin 1844, Joseph Smith, en tant que maire de Nauvoo, et les membres de son conseil municipal ordonnent la destruction du Nauvoo Expositor et de la presse sur laquelle il était imprimé. Ce qui a été « accompli ». Pour cette raison, le gouverneur d'Illinois a demandé qu'il soit jugé à Carthage (Illinois), pour perturbation à l'ordre public. C'est là qu'il est lynché par 200 émeutiers non mormons, excités par sa «sentence » contre l'Expositor et sa destruction, et meurt en « martyr », en 1844. Actuellement, il y a 14 millions de mormons qui croient à la révélation de Joseph Smith.

Sans sa mort prématurée, il aurait pu devenir un gourou dangereux.

Malgré l'absence de preuves archéologiques validant cette histoire extravagante, fruit de l'imagination débridée de Joseph Smith, il y a, actuellement, 14 millions de mormons qui croient à la révélation de Joseph Smith.

Certains pensent que *Joseph Smith souffrait d'épilepsie du lobe temporal* (ELT), comme Mahomet[100].

20 Le Pasteur Jim Jones, fondateur du temple du peuple

James Warren Jones dit **Jim Jones** est le fondateur et pasteur du groupe religieux d'inspiration protestante : le « **Temple du Peuple** ».

Son intérêt pour la religion apparaît tôt dans son enfance et, dès la fin de ses études, il songe à fonder sa propre Église qu'il appelle tout d'abord « *Les ailes de la délivrance* » avant de la baptiser « *Temple du Peuple* ». En 1951, il est brièvement affilié au *Communist Party USA*.

---

[100] *Did Joseph Smith Suffer From Temporal Lobe Epilepsy?* [Joseph Smith a-t-il souffert de l'épilepsie du lobe temporal?] W. John Walsh, Monica Williams-Murphy, http://www.lightplanet.com/mormons/response/qa/epilepsy.htm
b) "*Saisi d'un étrange pouvoir, [qui] le rendit muet et [le fit] tomber sur le dos. Visions de ténèbres et de lumière*",
Dewhurst K, Beard A (2003). "*Sudden religious conversions in temporal lobe epilepsy* [Conversions religieuses soudaines dans l'épilepsie du lobe temporal]. 1970". Epilepsy & Behavior [Épilepsie et comportement]. 4 (1): 78–87. doi:10.1016/S1525-5050(02)00688-1. PMID 12609232. 30 September 2007. https://web.archive.org/web/20070930061342/http://www.uni-graz.at/~schulter/se04_religiosity.pdf   b2) List of people with epilepsy [Liste des personnes atteintes d'épilepsie], https://en.wikipedia.org/wiki/List_of_people_with_epilepsy

Préoccupations sociales et lutte antiraciste du Pasteur Jones :

Dès le début des années 1960, il adopte des enfants de différentes couleur de peau qu'il appelle sa « *rainbow family* » (famille arc-en-ciel). Jones se dit maoïste et s'identifie à Karl Marx au point de vouloir créer sa propre « forme de marxisme », qu'il appelle finalement « socialisme apostolique », qui *lutte pour l'égalité raciale et la justice sociale*.
Il est cependant considéré plus comme un fondamentaliste protestant que comme un marxiste.

En 1964, Jim Jones est ordonné pasteur d'une congrégation protestante importante, « *les disciples du Christ* », une Église qui traite les Noirs avec le même respect que les Blancs.
Son premier livre, *La lettre tue* souligne les contradictions, les absurdités et les atrocités dans la Bible, tout en parlant également de ce qu'il analyse comme étant de « grandes vérités ».
Il déménage son Église à Redwood Valley, en Californie, considérant que c'est un des rares lieux qui pourrait résister à un holocauste nucléaire (probablement un des premiers signes de sa paranoïa).

Son charisme, ses prêches politico-religieuse humanistes lui attirent des milliers d'adeptes, des sympathies de diverses personnalités connues (dont Rosalynn Carter, épouse du Président des États-Unis de l'époque) et aussi à cause de l'aide de son église aux nécessiteux, de l'absence de racisme en son sein, mais surtout pour le soutien dans leur carrière politique que Jim Jones leur apporte en retour.
Puis il se fait alors appeler « Père » par les membres de son Église. Il commence à cette époque à affirmer qu'il est l'incarnation de Jésus, d'Akhénaton, de Bouddha ou de Lénine et il accomplit de prétendus miracles pour attirer de nouveaux disciples (qui sont en fait des tours de prestidigitation[101]).
Après que la communauté a subi un contrôle fiscal _ augmentant chez Jones, le sentiment d'être menacé _, Jones et les 1000 membres du Temple du Peuple déménagent au Guyana près de Port Kaituma, durant l'été 1977. Le but déclaré est de créer une communauté agricole utopique au milieu de la jungle, dépourvue de racisme et fondée sur les principes du socialisme. Il baptise le village de son propre nom : « Jonestown ».
Mais à cause de la terreur qu'il fait régner à Jonestone, par le biais d'une milice armée qu'il a mis en place, à cause de sa dépendance à la drogue etc., l'autorité de Jones a commencé à y diminuer. De plus, il multiplie les relations sexuelles avec les adeptes mâles et femelles.
Déprimé, **Jones organise, certaines nuits, suite à des alertes lancées par haut-parleurs, jusqu'à une centaine de séances de simulations de suicide collectif**, réunissant tous les membres, appelées « ***nuits blanches*** » [ce qui entretien le contrôle de Jones sur ses adeptes].
Se sentant menacé par la venue, en novembre 1978, du représentant de la Californie au Congrès, Leo Ryan _ envoyé mener une enquête dans la communauté à la **suite de plaintes déposées par des proches de membres du Temple du Peuple**, concernant des conditions de vie enfreignant potentiellement les Droits de l'homme et **en particulier à cause du fait que le village serait géré comme un camp disciplinaire** _, Jim Jones organise le suicide collectif de l'ensemble de ses adeptes et l'assassinat de Leo Ryan et de ses collaborateurs, arrivés sur place. Le 18 novembre 1978, 913 habitants de la communauté, dont plus de 300 enfants, meurent dans ce qui fut appelé un « suicide collectif ».
Un de ses fils, qui était en déplacement et avait échappé au massacre, a reproché, plus tard, à son père, Jim Jones, de s'être enfermé de plus en plus dans le mensonge, au fil des années[102].

21 Les menteurs et fourbes pathologiques et les mythomanes

Tout le monde ou presque a rencontré, au moins une fois durant sa vie, un mythomane.

---

[101] Les gourous Luc Jouret et Jo Dimambro, dirigeant de la secte de l'Ordre du Temple solaire (OTS) avaient recourt à des trucages plus élaborés, à l'aide de projections holographiques laser, afin de faire croire aux adeptes, à l'apparition de l'esprit de saints, de templiers etc. Exemple de sociétés fournisseur de genre de prestations, JLH prod. : http://www.jlh-production.fr/p/pages-14
[102] a) *Guyana Tragedy: The Story of Jim Jones*, film, réalisateur William A. Graham, 1980.
b) *Jim Jones, la folie meurtrière d'un gourou*, documentaire, réalisateurs Catherine Berthillier et Tim Wolochatiuk, 2006, https://www.youtube.com/watch?v=wgXLqqPuigs

Ce qui les caractérise est leur imagination sans limite, leur aplomb extraordinaire, souvent leur extraordinaire capacité de rebond, à adopter divers costumes, rôles, avec talent, d'une façon convaincante, certains acharnés dans la volonté jusqu'au-boutiste de tromper les autres, sans aucune limite [dans le mensonge] ou scrupule.

Certains sont connus, comme *Jean-Claude Romand*. Sans travail, il berne sa famille et ses amis ,durant 18 ans, en se disant médecin et **chercheur à l'Organisation mondiale de la santé** (OMS) à Genève. Exemple paroxystique de mythomanie, il *parvient à donner le change en lisant des ouvrages spécialisés* pendant ses heures de désœuvrement : convié avec son épouse à un dîner chez un ami médecin, Romand se retrouve à discuter avec un autre convive, cardiologue de profession, sur des sujets médicaux assez spécialisés. À la fin de la soirée, après le départ du couple, le praticien aurait parlé de Jean-Claude Romand à son hôte en ces termes : « À côté de gens comme lui, on se sent tout petit ». *Il vit des sommes d'argent qu'il a escroquées au fil des ans dans son cercle de relations (parents, beaux-parents, maîtresse) sous prétexte de placements en Suisse – il est allé jusqu'à vendre à prix d'or de faux médicaments contre le cancer –* et rembourse les uns avec les sommes empruntées aux autres, selon le principe de cavalerie. Alors qu'il prétendait assister à des congrès internationaux de médecine au Japon et aux États-Unis, il s'ennuyait des journées entières sur des parkings d'autoroute près du lac Léman ... En janvier 1993, alors qu'il est à court de ressources financières et que son épouse est sur le point de découvrir la vérité, il l'assassine, ainsi que ses deux enfants et ses deux parents et tente d'assassiner sa maîtresse[103].

Philippe Berre est un escroc français ayant sévi en France dans les années 1980, 1990 et 2000. Il est principalement connu pour s'être fait passer pendant près d'un mois pour un **ingénieur [chef de travaux] chargé de coordonner des travaux de l'A28**, à Saint-Marceau dans la Sarthe. À la suite de sa sortie de prison, il parcourt la France (29 départements, 2 800 km) durant 7 mois, s'inventant tour à tour des fonctions de garde forestier, de technicien de la DDE ou encore de capitaine de corvette, pour abuser la confiance de restaurateurs, d'hôteliers ou de vendeurs de véhicules. A Charron, en Charente-Maritime, pendant quatre jours, **il se fait passer pour un fonctionnaire du ministère de l'agriculture et de la pêche** chargé de la coordination des secours relatifs à la tempête Xynthia. À ce titre, il procède par exemple à des réquisitions de carburant.

Aux USA, *Fred Brito*[104] est un escroc, ayant endossé 18 identités différentes[105] : tour à tour, séminariste, directeur de programme de « A Place Called » Home, un centre de jeunes du centre-sud de la Californie, sous le nom de père Federico Brito Gomez de Esparza, médecin, pasteur, collecteur de fonds à la Croix-Rouge, ami des stars d'Hollywood, Dr. Mark Esparza, psychiatre expert judiciaire, nommé par un tribunal[106], …. Il n'est pas seulement un escroc, mais un grand imitateur, un imposteur de classe mondiale. Il a trompé les sénateurs des États, la Croix-Rouge, les tribunaux, des célébrités, une prestigieuse école de médecine et l'Église catholique.
Fred a décroché des emplois prestigieux et, dans certains cas, a été salué pour son excellent travail, le tout sous des noms différents. Puis Marc Esparza responsable des démunis [commissaire de la ville], au sein de la mairie d'une petite ville Lancaster. Mais lors d'une conférence de presse, il se démasqua bêtement, à cause de son attirance pour les projecteurs, en annonçant que le président Reagan l'avait nommé à un poste à la Maison Blanche (ce qui était faux). Puis, à la mairie d'Albuquerque, Mark Gomez a été défenseur des pauvres. En 2002, Fred Brito avait adopté une nouvelle personnalité: son nom, le père Federico B. Gomez de Esparza, un prêtre catholique à la paroisse Immaculate Conception

---

[103] Il est possible qu'il ait aussi tué son beau-père, quelques jours après que ce dernier lui ait demandé le remboursement d'une partie de son placement financier.
[104] a) Priest, doctor, fund-raiser . . . and conman [Prêtre, médecin, collecteur de fonds. . . et escroc], Catherine Elsworth, 25 août 2005, https://www.telegraph.co.uk/news/worldnews/northamerica/usa/1496926/Priest-doctor-fund-raiser-.-.-.-and-conman.html
b) The ultimate con artist [L'escroc ultime], Josh Mankiewicz, Correspondant NBC News, 8/10/2007, http://www.nbcnews.com/id/18300507/ns/dateline_nbc/t/ultimate-con-artist/
[105] G. "Carlo" diMaria, Giancarlo di Maria, Carlo di Maria, Freddrick Esparza, Father B. Gomez de Esparza, Father Federico Brito Gomez de Esparza, Federico Gomez de Maria, Freddrick Mark Brito, Federiqkoe DiBritto III, Father Fred Esparza, Fred Brito Gomez, Gomez de Maria, Freddrick Brito, Luca Gomez De Maria, Gianluca DeMaria-Gomez, Max Gomez, and Fred Gomez.
[106] Brito : « *Ayant siégé dans tant de salles d'audience différentes, de procès, lors de ma propre audience préliminaire, j'ai appris à maîtriser le vocabulaire du procureur, de la défense* ».

à Yuma (aidé en cela par sa connaissance de l'espagnol). Dans son rôle, il a officié des mariages, des confessions, des baptêmes et la messe du dimanche[107]. Puis il a été Frederiqkoe DiBritto, directeur du développement de la division des maladies digestives à UCLA Croix-Rouge. Il collectait des fonds pour l'une des institutions médicales les plus prestigieuses au monde. Fred a commencé à gagner un salaire à six chiffres.

Il a réussi à faire croire aussi à Discovery Channel qu'il avait dirigé l'orchestre philharmonique d'Evansville[108], en s'entraînant auparavant à la conduite d'orchestre.

Les personnes qui voulaient vérifier ses références appelleraient un numéro qu'il leur avait donné, et ce numéro était celui d'un téléphone portable que Brito possédait.

22 Les causes de la psychopathie

Je suis souvent posé la question de l'origine de la psychopathie, en tant que maladie mentale.

Je sais, par expérience, que les familles « psychopathes », dysfonctionnelles, maltraitantes ou qui gâtent excessivement leur enfants (qui font de leurs enfants des princes à qui l'on cède tout ou/et qu'on adule) ont plus de chance d'engendrer des psychopathes. Mais c'est loin d'être une règle absolue.

D'autres pistes pourraient être envisagées (voir ci-dessous) :

1) De graves épisodes d'abandons affectifs ou plutôt une totale absence d'affection accordée à l'enfant.
2) Des épisodes psychotiques dissociatifs.
3) Voire l'intervention de possibles causes génétiques, congénitales, biologiques, physiologiques _ l'empathie, la tendance à la socialisation ne seraient pas alors des données totalement innées, liée à l'espèce humaine, mais dépendantes du contexte familial (de l'environnement psychologique de l'enfant) aimant, empathique ou non.
4) Une homosexualité ou une transsexualité déniée, rejetée, non acceptée, parce que source de honte sociale et inacceptable socialement[109] [110] [111]. Nous pensons que la majorité des homosexualités et transsexualités sont spontanées et qu'elles ne peuvent être « corrigées », par quelles que thérapies que ce soient. Que les homosexuels, étant dans le déni de leur homosexualité (pour éviter une mauvaise image d'eux-mêmes et afin de ne pas paraître comme déviant ou pervers), souffrent intérieurement et peuvent alors rejeter leur souffrance sur d'autres homosexuels, via des « mécanismes de projection ». Ils utilisent les autres homosexuels comme bouc émissaire de leur souffrance intérieure. Ils deviennent plus royalistes que le roi, plus acharnés et fanatiques, dans leur combat des homosexuels.

La psychopathie serait-elle une « mécanisme de défense psychique » progressivement mis en place, pour permettre à l'enfant de se protéger face à la cruauté de l'environnement familial ou l'absence d'affection accordée par ses parents à

---

[107] Monseigneur O'Keefe : « Il *avait une grande connaissance du fonctionnement de l'Église, une grande connaissance de l'histoire de l'Église. Il connaissait les Ecritures et il était capable de trouver de très bonnes réponses* ». Le père Fred était hautement recommandé, semblait-il. Il était porteur d'une lettre d'introduction d'une petite église du Mexique et des documents appropriés pour l'accompagner. Fred était fier de ces documents parce qu'il les avait tous créés quelques jours plus tôt, sur son ordinateur portable. Tous les CV qu'il avait présentés étaient tous bidons.
[108] Discovery Channel repeats Fred Brito's lies as facts [Discovery Channel répète les mensonges de Fred Brito comme des faits], 7 janvier 2013, http://thatliarfredbrito.blogspot.com/2013/01/
[109] Élisabeth Badinter parle de l'homophobie comme un « mécanisme de défense psychique » ainsi que de « stratégie pour éviter la reconnaissance d'une part inacceptable de soi[17]. ».
[110] Les États-Unis ont connu plusieurs cas très médiatisés de divulgation de penchants homosexuels de personnalités se déclarant publiquement violemment opposées à l'homosexualité ; c'est notamment le cas du pasteur télévangéliste Ted Haggard (en), qui reconnaîtra quelque temps plus tard sa propre bisexualité[18]. Ces affaires ont attiré l'attention sur la part de l'homosexualité refoulée dans l'homophobie, et, parallèlement, ont contribué à une meilleure acceptation des homosexuels. Source : https://fr.wikipedia.org/wiki/Homophobie#L.27homophobie_comme_non-acceptation_de_sa_propre_bisexualit.C3.A9
[111] Le cas le plus connu est celui de John Edgar Hoover, premier directeur du Federal Bureau of Investigation, homophobe, souffrant d'une homosexualité refoulée, et ayant développé des traits psychopathes. Source : https://fr.wikipedia.org/wiki/J._Edgar_Hoover

cet enfant ? Ou bien la psychopathie serait-elle liée à une absence innée (congénitale) d'empathie chez certains enfants, malgré l'affection réelle qu'ils reçoivent de leurs parents ? (mais peut-on croire à la thèse d'une « monstruosité congénitale » qui selon certaines circonstances éducationnelles se révélerait alors chez certains individus ?).
Selon la thèse du livre "L'erreur de Descartes : la raison des émotions" d'Antonio R. Damasio (Ed. O. Jacob, 1995), la présence d'émotions et de sentiments, chez tout individu, est nécessaire pour que sa raison ne « dérive » pas, ne soit pas déraisonnable, perdant tout bon sens (à cause justement du caractère froid, « monstrueux » de sa pensée).
Or il semble justement (?) que souvent la pensée des psychopathes peut souvent perdre tout bon sens, devenir extrême, « insensée », souvent obsessionnelle ou délirante (entraînant dans sa conviction délirante ses admirateurs).

Une philosophie morale cynique, barbare, nihiliste _ nazisme, islamisme, stalinisme … _, à la longue poussée très loin, peut rendre psychopathe (psychopathie secondaire ?) ou renforcer une psychopathie. Les philosophies morales, les idéologies et les religions ne sont pas équivalentes sur leurs effets psychologiques. C'est au bon fruits qu'on reconnaît un bon arbre.

23 Le développement d'un narcissisme exacerbé

On a souvent observé que les enfants trop gâtés, adulés, à qui l'on a cédé, tout le temps, à qui l'on n'a pas imposé de limite, développent souvent un sentiment de toute puissance (narcissique). Ils évoluent et se transforment vite en petit dictateur (ils sont déjà des dictateur en puissance). Il faut qu'on leur cède tout et tout de suite[112], il faut qu'on leur obéisse et sont incapables de résister à la frustration (toute frustration déclenche, eu eux, colère, ressentiment …).

« *Cette acceptation de la frustration est inséparable de la canalisation du désir de toute-puissance qui, nous rappelle le philosophe Jean-Claude Michéa, « est d'abord ce qui caractérise l'enfant que nous avons tous été », ajoutant que « c'est justement la fonction première de l'éducation — quelles qu'en soient les formes, qui varient évidemment d'une culture à une autre — que de rendre progressivement possible la dissolution (ou, au minimum, la neutralisation) de ce désir premier de toute-puissance [...] afin de permettre à l'enfant d'accéder à la ((maturité" » ; [...] Il suffit dès lors,* « **que cette éducation soit manquée pour une raison ou une autre [...] pour que la volonté de puissance de l'enfant se maintienne identique à elle-même** *et continue à organiser en sous-main [...] la vie qui sera la sienne une fois devenu adulte' ».* C'est le dépassement, le domptage, par l'éducation, de ce désir de toute-puissance, qui permet la socialisation »[113].
« Là se joue le passage de l'âge de l'enfance (âge de la toute-puissance) à l'âge adulte (âge de la raison, c'est-à-dire de la toute-puissance contrariée puis apprivoisée). C'est pourquoi la société et donc l'école ont un rôle déterminant à remplir aux côtés des familles car ce sont elles qui sont d'abord, par l'éducation donnée aux enfants, les agents frustrateurs qui doivent leur permettre ***d'accepter la frustration en sortant de la toute-puissance. Si cette éducation n'est pas faite au sein des familles, l'école et la société se trouvent confrontées à des petits dictateurs*** »[114].

Certaines personnes sont naturellement douées de qualités exceptionnelles : elles sont brillantes, sont des génies très imaginatifs, ont un sens politique inné, dominantes, sont extrêmement combatives (voire jusqu'à la quérulence) …
Leur très grande confiance en elles, leur absence de doute en elles et dans leurs conviction et idées, impressionne et rassure les personnes, qui n'ont pas cette confiance et qui pourront éventuellement devenir leurs adeptes.

Toute personne a besoin d'un minimum d'estime de soi (de narcissisme), pour réussir dans la vie et se faire respecter, mais quand ce narcissisme est extrême (mégalomane) et qu'il réclame insatiablement le culte de sa personnalité et une adulation perpétuelle de tous, en particulier, de la part de ses adeptes, ce trait psychologique devient une addiction, une maladie et une pathologie.

---

[112] a) *Tout, tout de suite*, Morgan Sportès, Fayard, 2011.
b) *Génération "J'ai le droit" : La faillite de notre éducation*, Barbara Lefebvre, Albin Michel, 2018.
[113] Cf. *La Gauche et k Peuple. Lettres croisées*, Jacques Julliard et Jean-Claude Michéa, Flammarion, 2014, p. 223-224.
[114] *Allons z'enfants … la République vous appelle !* Iannis Roder, Odile Jacob, 2018, pages 203-204.

Nous avons parlé plus tôt du cas de Hugues. Très jeune, il s'est révélé brillant, adroit politiquement, sachant mentir et manipuler … Dans son environnement dysfonctionnel, dominé par une personne dictatoriale, il a été vite l'objet de l'adulation, de la préférence de sa famille, impressionnée par son intelligence, d'autant qu'entré en concurrence avec son frère, il faisait en sorte de se faire passer pour la victime de son frère, en mentant avec adresse, en le faisant accuser de fautes qu'il n'avait pas commises, afin de détourner la maltraitance familiale, contre ce dernier.

Son éducation a alterné adulation, faveurs (favoritisme), gâteries, mais aussi manque d'amour, contraintes, ce qui peut « déséquilibrer » psychiquement toute personne, en l'enfermant, en même temps, dans un narcissisme, un désir de revanche extrêmes et un côté « écorché vif » (paranoïaque). Sa paranoïa étant exacerbée par sa propension aux mensonges et à la manipulation et le fait d'avoir à cloisonner sans ses relations, à se renouveler sans cesse, comme à renouveler, en permanence, ses réponses.

Staline et Hitler, d'une intelligence très supérieure à la moyenne, étaient adulés par leur mère (hyper-protectrice[115]) et, en même temps, maltraités par leur père (violent et alcoolique). Education dysfonctionnelle pouvant se révéler psychologiquement perturbante et déstabilisante.

Dans son enfance, le futur philosophe et écrivain, Jean-Paul Sartre, enfant brillant, a été adoré, choyé, félicité tous les jours, ce qui a sans doute contribué à construire chez lui un *certain narcissisme*. Brillant et doté d'une très grande confiance en lui, jouant le rôle d'un maître à penser, il a été adulé, de son vivant, par ses fans et l'objet d'un culte.

Lénine (Vladimir Oulianov), brillant élève, a été adulé par toute sa famille, d'autant qu'il réussissait brillamment toutes ses études et tout ce qu'il entreprenait[116]. Il ne doutait jamais de lui et de sa supériorité intellectuelle sur les autres[117] [118].

Concernant Lénine, l'historien Stéphane Courtois écrit : « *Il y a chez ces hommes un hyper-narcissisme de leur personne qui s'imagine un destin mondial. Ils sont possédés d'une immense volonté de toute-puissance [...] Et chacun sait que quand les bornes sont dépassées, il n'y a plus de limites, en particulier dans la volonté de toute-puissance et donc **dans le crime qui en assure la réalisation*** »[119].

24 Les effets de la paranoïa

Certains paranoïaques ont été maltraités et persécutés durant leur enfance (et c'est certainement le cas avec Hitler et Staline, dont les pères étaient alcooliques, maltraitants et violents).

Certains vivent constamment dans une peur pathologique d'être persécutés, dévalorisés, moqués … dans le délire de la persécution. Ils voient souvent des persécutions, des moqueries, des complots imaginaires (contre eux …), là où il n'y en a pas et veulent souvent se venger de ces persécutions imaginaires.

Cette peur peut conduire à une hypervigilance permanente, à un cerveau hyperactif en permanence, à une imagination délirante, voire à un côté « génial », mais aussi obsessionnelle (comme dans le cas d'Hitler et de Mahomet avec les Juifs …).

---

[115] On soupçonne la mère d'Hitler, Clara, d'être totalement soumises à son mari (jusqu'à au masochisme ?).
[116] Lénine a étudié le français, l'allemand, le russe, le latin et le grec ancien. Il passe avec succès les examens qui lui permettent d'intégrer, en octobre, l'université de Kazan. En novembre 1891, est reçu premier avec la note maximale dans toutes les épreuves, ce qui lui permet d'être anti du diplôme d'avocat, l'université de Saint-Pétersbourg, où il était auditeur libre.
[117] a) *L'exil suisse de Lénine : de Genève à Petrograd*, Réalisé par Nadège de Peganow, Produit par ELEFANT FILMS, Suisse, 2017.
b) *Au cœur de l'histoire: Qui était vraiment Lénine?* "Au Coeur de l'histoire", émission de Franck Ferrand avec Stéphane Courtois, https://www.youtube.com/watch?v=SNGfRcSCf4o
[118] Après la pendaison du frère de Lénine, Alexandre, sa famille a subi un déclassement social, a subi la honte, l'opprobre, l'adolescence de Lénine a été fracassée. A partir de ce traumatisme, s'est développé en Lénine, une haine et désir de revanche.
[119] *Lénine, l'inventeur du totalitarisme*, Stéphane Courtois, Perrin, 2017, 502 pages, 25 €.

Ils se croient, se pensent victimes, tout en étant, le plus souvent, le bourreau, le persécuteur des autres.
Ils ne voient jamais le mal qu'ils causent aux autres.

Le plus souvent, ils croient qu'ils n'ont que d'autre choix que de mentir en permanence pour se défendre de la « persécution », persuadés que les autres font de mêmes (comme les avares qui sont persuadés que tous les autre sont avares, les fourbes qui pensent que tous les autres sont fourbes etc.). Sans souvent se rendre compte qu'en mentant, ils ont encore plus peur que leurs mensonges soient découverts. Et donc ils mentent pour couvrir leurs mensonges, ce qui les entretient dans le cercle vicieux éternel de la paranoïa.

Ils sont le plus souvent inaccessible à la raison (au dialogue rationnel). Il aurait été vain de guérir Hitler de son antisémitisme, en discutant rationnellement avec lui. Si vous critiquez certains de leurs délires, ils vous incluront peut-être dans le camp des ennemis qui « complotent » contre lui. Ils peuvent alors extrêmement agressifs, virulents, contre vous, cherchant éventuellement à vous dénoncer, à vous détruire, à vous éliminer, d'autant plus que vous êtes un témoins gênant au courant de ses mensonges et malversations.

Ils peuvent être aussi des individus aux comportements mafieux, dangereux, criminels, cyniques, à l'exemple d'Hitler, de Staline, voire Mahomet.

Il peut être caractérisé par l'hypertrophie du moi : « *Le paranoïaque n'a jamais tort. Imbu de lui-même, il ne se remet pas en cause. Son sentiment de supériorité le rend imperméable au doute : ses idées, ses projets sont les meilleurs. Les qualificatifs ne manquent pas pour décrire le sujet : orgueilleux, vaniteux, mégalomane,* **psychorigide** *[...]* »[120].

La fausseté du jugement : « *Le paranoïaque met son amour de la logique au service de ses apriori et de ses convictions :* **le raisonnement est juste, mais les prémisses sont fausses.** *Le niveau technique, scientifique, ou juridique de ce raisonnement est parfois tel qu'il ne permet pas à l'interlocuteur d'en apercevoir la faille.* **Le paranoïaque est donc parfois très convaincant,** *mais il est lassant :* **son entêtement à prouver qu'il a raison est sans borne.** *De la même manière, il poursuivra ses entreprises sans en démordre* **jusqu'à l'absurde** »[121].

Certains sont tellement sincères dans leurs propos ou leurs délires, par exemple, quand ils s'affirment victimes, qu'ils sont très convaincants et emportent tout de suite l'adhésion (et que souvent, l'on ne perçoit pas du tout leur côté bourreau _ eux-mêmes ne se voient jamais comme des bourreaux ou le « méchant », les méchant étant toujours les autres). Certains tout en tuant, paraissent bons, honnêtes[122] ....

La méfiance : « *Les actes d'autrui, parfois les plus anodins, sont interprétés dans le sens de la malveillance à son égard. Si que le paranoïaque vit dans un climat de soupçon et de persécution larvée. Quelquefois une injustice a effectivement lieu et, en ce sens, le paranoïaque a raison de l'être, mais sa réaction est telle qu'un préjudice minime devient un drame inexpiable* » (A. Porot, page 508).

Certains voient des crimes de lèse-majesté, à leur égard, partout, et font des psychodrames pour des détails insignifiants.

---

[120] Cf. *Manuel alphabétique de psychiatrie*, Antoine Porot, PUF, 2ème édition 1984, page 508.
[121] Antoine Porot, ibid, pages 508-509.
[122] Lors d'un épisode d'Histoires parallèles, avait été diffusé le discours radiodiffusé d'Hitler, juste après l'attentat et la tentative d'assassinat contre lui, du 20 juillet 1944. Or ce qui m'avait frappé dans ce discours étaient qu'Hitler paraissait « bon », sincère, donnant l'impression qu'il n'avait pas d'autre choix que de condamner à mort Stauffenberg et les autres conjurés de la conspiration. Cette apparence de grande sincérité était très déroutante. Note : Histoire parallèle est une émission de télévision française, de l'historien Marc Ferro, spécialiste de l'histoire de la Russie et de l'URSS, mettant en parallèle l'histoire française, allemande, britannique, soviétique, italienne, américaine et japonaise, depuis le début de la Seconde Guerre mondiale jusque dans les années 1950, à travers les actualités filmées des différents protagonistes, diffusée de 1989 à 2001 sur La Sept.

Certains se perçoivent comme des génies injustement incompris et persécutés (et se voient comme des nouveaux Galilée).

25 Les effets des traumas crâniens

Les scientifiques ont observés, en raison d'un grave traumatisme du lobe frontal, que des personnes peuvent changer radicalement de personnalité, devenir menteurs, instables[123], imprévisibles, fous …
Un cas très connu est le cas de Phineas Gage, un contremaître des chemins de fer, qui a subi un traumatisme crânien majeur auquel il a survécu, changeant profondément sa personnalité, faisant un cas d'école en neurologie. Phineas Gage était jusque-là considéré comme sérieux, attentionné, sociable, fiable et ayant un bon jugement, mais cette blessure semble avoir eu des effets négatifs sur son comportement émotionnel, social et personnel, le laissant dans un état instable et asocial, constate le Dr Harlow (1819-1907) qui le soigne pendant de longs mois. Son humeur changeante, son tempérament devenu grossier et capricieux lui font changer souvent de travail.

Des chercheurs ont fait le lien entre des lésions cérébrales occasionnées lors de tournois de joute et la modification du caractère du souverain anglais, Henri VIII. Une étude paru dans *Journal of Clinical Neuroscience* suggère qu'en réalité, jeune, il était d'une nature plutôt gentille. Les descriptions le présentent comme un homme intelligent, d'humeur égale, prenant des décisions politiques et militaires sages. Rien à voir avec les décisions impulsives et les crises de rage que le souverain montre plus tard. Mais son tempérament aurait changé suite à trois accidents de joute majeurs. Après ces accidents, Henri VIII a eu des symptômes qui peuvent apparaître après un traumatisme crânien : problèmes de mémoire, amnésie, céphalées, dépression, comportement agressif, anxiété, instabilité émotionnelle[124].

Moi-même, j'ai accompagné, durant deux mois et durant son périple à vélo, autour du monde, Jo, victime d'un grave trauma crânien. Ce qui caractérisait Jo est qu'il ne pouvait jamais s'empêcher de mentir, à chaque instant (c'était un menteur pathologique). Et surtout, il considéraient tous les êtres humaines comme objets, qu'on peut traiter sans respect.
Il était assez mégalomane, aimant constamment être sous la lumière des projecteurs. Ce qui était déstabilisant avec lui, c'est qu'il paraissait sympathique, « bon » … Il alternait gentillesse (« bonté ») et crises de colères subites.
Le fait qu'on ne pouvait s'empêcher de lui donner le bon Dieu sans confession reste, pour moi, un phénomène psychologique très étrange et déstabilisant (je ne sais pas s'il était un remarquable comédien ou s'il était réellement fou).

Certains affirment que les graves traumas du lobe frontal peuvent supprimer, chez les traumas crâniens, le centre du sens moral dans leur cerveau, ce qui leur ôte alors toute conscience morale, inhibition et tout surmoi, les transformant en psychopathe[125].

26 Peut-on guérir les psychopathes ?

Par mon expérience, j'affirme la psychopathie est une maladie grave et inguérissable.

---

[123] Comme dans le cas de l'aviateur, constructeur aéronautique, homme d'affaires, Howard Robard Hughes, suite à plusieurs accidents d'aviation, dont celui du 7 juillet 1946, traumatisant gravement son système nerveux, dont il a été victime, parce qu'il testait lui-même les prototypes de la Hughes Aircraft Company. A la fin de sa vie, il souffrait du syndrome de Diogène.
[124] a) *Science décalée : la tyrannie d'Henri VIII expliquée par la biologie*, Marie-Céline Ray, 20/05/2017, https://www.futura-sciences.com/sante/actualites/medecine-science-decalee-tyrannie-henri-viii-expliquee-biologie-61530/
b) The head that wears the crown: Henry VIII and traumatic brain injury, Muhammad Qaiser Ikram, Fazle Hakim Sajjad, Arash Salardin, Journal of Clinical Neuroscience, June 2016, Volume 28, Pages 16–19, https://www.jocn-journal.com/article/S0967-5868%2815%2900680-3/abstract
[125] *L'erreur de Descartes : La raison des émotions*, Antonio Damasio (neurologue), Odile Jacob, 2010.

Un membre de ma famille et moi avons tenté pendant des dizaines d'années de rendre un autre membre de notre famille « bon », généreux. Chaque fois, que nous croyions avoir réussi, nous devions constater qu'il s'était joué de nous. Ce qui avait induit à la longue, en nous, le désespoir, d'autant plus que cette personne était très intelligente, voire brillante et capable de tout comprendre. « *Il est pourtant intelligent, pourquoi ne change-t-il jamais ?* » se plaignait ce membre de ma famille, en pleur, qui tombait de plus en plus dans la dépression.

Les psychopathes n'ont aucun affect pour les autres, ils ne sont pour eux que des petits Mickey, des bouts de bois, des lignes comptables, des stücks, des éléments du décor ou du paysage. Si nécessaire, ils peuvent tuer des millions de personnes sans aucun état d'âme (comme dans le cas d'Hitler, de Heinrich Himmler, d'Adolf Eichmann, …) persuadés d'agir pour le bien, d'accomplir une mission sacrée. Avec eux, l'on est dans la « banalité du mal », selon la terminologie de la philosophe Hannah Arendt.
Des millions de personnes ont tenté de changer les personnes psychopathes en personnes aimantes, bonnes, généreuses, honnêtes, en particulier quand elles sont membres de votre famille ou qu'elles sont proches de vous.
Toutes les astuces ont été employer, tenter de les convertir au christianisme, à les faire s'intéresser ou à adhérer à des courants philosophiques humanistes, comme la franc-maçonnerie. Peine perdue, les psychopathes ont une si haute opinion d'eux-mêmes, que c'est comme un crime de lèse-majesté, contre soi-même, que d'avoir à se soumettre à un principe philosophique qui doit nous pousser à respecter les autres et ils seront donc très retords, trompeurs.
Les personnes bien intentionnées mais naïves sont souvent tombées dans le panneau puis dans la dépression, suite à tous les espoirs déçus pour changer moralement la personne psychopathe et suite à tous l'investissement et à tous efforts perdus pour rien, souvent durant de nombreuses années.
Pour l'instant, on ne connait pas d'exemple, où un psychopathe change sincèrement en profondeur et cesse de tromper (de manipuler) les gens et de se moquer des autres.
On ne peut que les combattre, les mettre en prison (si, du moins, l'on peut prouver qu'ils ont commis un délit), les tuer ou toutes solutions qui peuvent les empêcher de nuire … du moins, quand cela est possible.
Mais beaucoup ne seront jamais inquiétés durant toute leur vie.

27 Conclusion

Je pense que la psychopathie est aussi âgée que l'humanité elle-même. Je suis, en fait, assez pessimiste sur la capacité de l'humanité de pouvoir éradiquer cette « maladie », où ce trait humain (pouvant conduire au cynisme ultime).
Et je crains que tant que les psychopathes existeront et qu'on n'apprendra pas les gens à repérer les psychopathes, il y aura toujours, dans le monde, des guerres et des dirigeants démagogues, populistes, qui n'hésiteront pas à abuser, cyniquement, tout peuple naïf, par leurs de beaux discours enflammant ou aux contenus beaux, idéaux et mobilisateurs[126]

28 Annexe : Digressions au sujet de la psychopathie de certains dirigeants politiques modernes

Ici j'aborde un sujet qui n'a rien de scientifique (pour l'instant) : la psychopathie de certains dirigeants politique.

J'aborde cette question de la psychopathie parce, selon les critères précédemment définis, je crois, telle est mon humble conviction, que Poutine, Erdogan et Trump sont des réellement de vrais psychopathes, caractérisés par un profond mépris pour leur peuple, comme c'était déjà le cas avec Hitler, Staline, Mussolini (c'est du moins mon humble intuition).

---

[126] Voir, par exemple, les beaux discours mobilisateurs, d'un dirigeant cynique, populiste et psychopathe, Erdogan :
Discours historique d'Erdogan à l'ONU [sous-titrée en Français], https://www.youtube.com/watch?v=ObLmkx3SM9s
Erdogan : Message au monde musulman [sous-titrée en Français], https://www.youtube.com/watch?v=WNEWNSZSEKQ

Comme je crois qu'au contraire, Mandela, Obama[127], n'étaient pas des psychopathes et étaient capables d'avoir des émotions pour autrui.

Les personnes par manque de connaissance approfondie de ce trait pathologique, ne comprennent pas que les psychopathes ont un besoin pathologique de reconnaissance, d'être admirés, qu'ils sont aussi très doués dans les rapports de forces. Donc, ils feront toujours pour se faire aimer et admirer par le peuple, en paraissant ferme, généreux, et en reposant leur pouvoir sur le peuple … leur politique consistera, par exemple, en des mesures augmenter les retraites des plus pauvres, mettre en place des trains sanitaires dans les campagnes pauvres et reculées, monter des coups montés _ monter de faux attentats, b) de faux complots ou coups d'état etc. _, pour mieux se présenter comme le héros a) de la lutte anti-terroriste, b) de la démocratie etc. Bref, que des mesures qui seront bien vues du peuple.

Mon critère principal pour mesurer le degré de psychopathie d'un dirigeant est sa capacité à sacrifier une partie de son peuple pour sa propre gloire. En second lieu, sa capacité à être éternellement injuste, par exemple, envers les minorités, les plus faibles, désignées comme bouc émissaire de tout (comme Hitler envers les Juifs …).

Dans le cas d'Erdogan, c'est son acharnement (que je considère injuste), contre une bonne partie de son peuple, ici les Kurdes, jusqu'à raser leurs villes. Puis, les Arméniens et orthodoxes, jamais défendus et protégés. C'est sa façon de cibler l'occident, comme le bouc émissaire, de tout ce qui ne va pas en Turquie.

C'est la réduction à rien de la liberté d'expression (par la fermeture de plus de 170 médias), par la suppression de toute opposition démocratique (l'emprisonnement de tous les dirigeants du HDP …)

Dans le cas de Poutine, c'est le nombre incroyable d'assassinats d'opposants politiques (Boris Nemtsov, Alexandre Litvinenko etc. …) et de journalistes (Anna Politovskaï etc.) et le taux d'élucidation des enquêtes, les concernant, égal à zéro, c'est l'utilisation de la propagande et du mensonge à haute dose. C'est cette valorisation inquiétant pour la guerre patriotique, considérée comme légitime et juste (par des arguments proches de ceux Alexandre Douguine) … C'est la suppression de toute liberté d'expression, remplacée par des médias aux ordres, et de toute opposition démocratique.

Dans le cas de Trump, il est trop tôt pour se prononcer[128]. Mais si mes pronostics étaient exacts, ses premières mesures seront peut-être de réduire toutes libertés d'expression aux USA, en commençant par s'attaquer aux médias US, qui ne sont pas « aux ordres » _ tel CNN etc. _ (ce qu'il semble commencer à faire) et l'utilisation du mensonge à haute dose et de la propagande (en particulier sur Internet, via les réseaux sociaux …).

En tout cas, je crains que le monde, en 2017, soit, de nouveau, dirigé par des « dirigeants psychopathes », avec toutes les conséquences malheureuses (augmentation des conflits …) que cela peut entraîner pour toute l'humanité.

29 Bibliographie

[1] *La psychologie des gourous*, Benjamin Lisan, http://benjamin.lisan.free.fr/EcritsScientifiques/pseudo-sciences/psychologieDesGourous.htm
[2] *La manipulation mentale sectaire*, Benjamin Lisan, http://benjamin.lisan.free.fr/EcritsScientifiques/pseudo-sciences/ManipulationMentaleSectaire.htm

---

[127] Même si l'on pourrait reprocher moralement à Obama la commandite d'assassinats ciblés, par drones, de chefs terroristes. Mais e mettrais ces assassinats extrajudiciaires sur le fait que le combat contre le terrorisme n'est pas aisé, … la guerre conventionnelle restant inefficace contre le terrorisme. Mais bien sûr, je peux me tromper.
[128] On connaît au moins un de ses TOC, la peur pathologique des microbes le conduisant à se laver les mains souvent.

[3] *Psychopathes : un chercheur en neurosciences spécialiste de la question découvre qu'il en est un*, 26/11/2013, http://www.huffingtonpost.fr/2013/11/26/chercheur-neurosciences-psychopathe_n_4342085.html
[4] *Les psychopathes ne manquent pas d'empathie à condition qu'on les aide, selon une étude*, Baptiste Piroja-Pattarone, 26/07/2013, http://www.huffingtonpost.fr/2013/07/25/psychopathe-empathie_n_3653254.html
[5] *Tous narcissiques*, Jean Cottraux, psychiatre, Ed. Odile Jacob, 2017.
[6] *La psychologie de Mahomet et des musulmans*, Ali Sina, Tatamis, 2015.

30 Annexe : le butin en islam

Un certain nombre de versets dédouanent les guerriers musulmans de toute culpabilité, concernant les pillages et vols qu'ils commettent (lors de leurs batailles et expéditions guerrières) :

Coran 8.69 « **Mangez donc de ce qui vous est déchu en butin**, tant qu'il est licite et pur. Et craignez Allah car Allah est Pardonneur et Miséricordieux. ».

Coran 59.7 « **Prenez ce que le Messager vous donne** ; et ce qu'il vous interdit, abstenez-vous en » (à propos du butin).

Mahomet s'attribuait un cinquième du butin issu de ses pillages ou razzias, le butin comprenant toutes ses prises de guerre :

Coran 8.1 « 1. Ils t'interrogent au sujet du butin. Dis: « **Le butin est à Allah et à Son messager.** » Craignez Allah, maintenez la concorde entre vous et obéissez à Allah et à Son messager, si vous êtes croyants ».

Coran 8.41 « 41. Et sachez que, de **tout butin que vous avez ramassé, le cinquième appartient à Allah, au messager**, à ses proches parents, aux orphelins, aux pauvres, et aux voyageurs (en détresse), si vous croyez en Allah et en ce que Nous avons fait descendre sur Notre serviteur, le jour du Discernement: le jour où les deux groupes s'étaient rencontrés, et Allah est Omnipotent ».

Coran 59.6 « **Le butin provenant de leurs biens et qu'Allah a accordé sans combat à son Messager, vous n'y aviez engagé ni chevaux, ni chameaux ; mais Allah donne à Ses messagers la domination sur qui Il veut et Allah est Omnipotent.** ».
Coran 59.6-7 « 6. **Le butin provenant des biens des habitants des cités, qu'Allah a accordé sans combat à son Messager, appartient à Allah, au Messager,** aux proches parents, aux orphelins, aux pauvres et au voyageur en détresse, afin que cela ne circule pas parmi les seuls riches d'entre vous. 7. **Prenez ce que le Messager vous donne,** et ce qu'il vous interdit, abstenez-vous en ; **et craignez Allah car Allah est dur en punition.** ».

Bukhari, volume 1, livre 2, numéro 35 prophète d'Allah a dit : « Celui qui participe aux Guerres Saintes pour la cause d'Allah et que rien ne l'y oblige si ce n'est sa croyance en Allah et en Ses envoyés, **recevra d'Allah sa récompense, soit le butin (s'il survit)** soit l'admission au Paradis (s'il est tué dans la bataille comme, un martyr). [...] ».

Bukhari, volume 4, livre 52, numéro 46 « Le Prophète d'Allah a dit : « [...] Allah garantit qu'Il admettra le Mujahidi[129] pour Sa cause au Paradis s'il est tué, autrement il le renverra chez lui en **sécurité avec des récompenses et un butin de guerre** ».

Boukhari livre 52 n°197 « *Quand l'apôtre d'Allah avait l'intention de conduire une expédition de pillage, (Ghazvéh ou ghazw ou ghazwa en arabe, ce que l'on traduit en français par razzia – dans le cas du Prophète, un tel pillage constituait un aspect du jihâd) il employait une formule équivoque pour faire croire qu'il allait dans une autre direction* »[130].

---

[129] Celui qui pratique le djihad.
[130] Cf. https://muflihun.com/bukhari/52/197

31 Annexe : Les musulmans auront la priorité au Paradis sur les Juifs et Chrétiens

Muslim, Livre 37, Numéro 6666 : Récit d'Abu Burda : « *Aucun musulman ne mourra sans qu'Allah n'admette à sa place un juif ou un chrétien dans le feu de l'enfer.* ».

Muslim, Livre 37, Numéro 6668 : Récit d'Abu Burda : « Il viendra des gens parmi les *musulmans le jour de la résurrection avec des péchés aussi lourds qu'une montagne, Allah les pardonnera et il mettra à leur place les juifs et les chrétiens.* ».

Mouslim sous le n° 2767 : « d'après un hadith d'Abou Moussa selon lequel le Prophète (bénédiction et salut soient sur lui) a dit « Au jour de la Résurrection, des gens viendront avec des péchés comparables aux montagnes. Allah les leur pardonna et *les transférera aux Juifs et aux Chrétiens* » ».

Bukhari 4:52:297 : Le Prophète a dit, « *Aucun n'entrera au Paradis sauf [mais] un musulman, et Allah peut soutenir cette religion (c'est-à-dire l'Islam) même avec un homme [musulman] désobéissant* » ».

Beaucoup de versets coraniques et les hadiths incitent clairement à rejeter, à soumettre, à humilier, à inférioriser les Juifs et Chrétiens, relativement aux musulmans. Ils justifient, religieusement, le statut d'infériorité accordé aux gens du livre.

32 Annexe : Rapports entre islam et mensonges

Un certain nombre de versets coraniques et de hadiths traitent du mensonge (légal, autorisé) :

32.1 Dans le Coran

Coran 2.225. « ***Dieu vous tiendra rigueur non pas d'un serment que vous aurez prononcé à la légère***, mais de celui que vous aurez proféré en toute conscience, car Dieu est Clément et Plein de mansuétude » [autre formulation : « Ce n'est pas pour **les expressions gratuites dans vos serments** qu'Allah vous saisit : Il vous saisit pour ce que vos cœurs ont acquis. Et Allah est Pardonneur et Patient »].

Note : Dieu vous tiendra rigueur non pas d'un serment que vous aurez prononcé à la légère, mais de celui que vous aurez proféré en toute conscience.

Coran 3.28 « Que les croyants ne prennent pas, pour alliés, des infidèles, au lieu de croyants. Quiconque le fait contredit la religion d'Allah, à **moins que vous ne cherchiez à vous protéger d'eux**. Allah vous met en garde à l'égard de Lui-même. Et c'est à Allah le retour ».

Note : Ce verset demande aux musulmans de ne pas prendre les mécréants comme alliés ou amis, à moins que cela ils n'y soient "contraints par un péril à redouter".

[Coran 9.3] Coran 9.1-4 « 1. ***Voici un avis de rupture de la part de Dieu et de Son Prophète à l'adresse des idolâtres auxquels vous êtes liés par un pact*e** : 2. « Pendant quatre mois encore vous pourrez circuler dans le pays ; mais sachez que vous ne saurez jamais réduire Dieu à l'impuissance et que Dieu couvrira d'ignominie les négateurs. » 3. Et il sera proclamé, d'ordre de Dieu et de Son Prophète, à l'adresse des hommes, le jour du grand pèlerinage, que ***Dieu et Son Messager sont déliés de tout engagement vis-à-vis des polythéistes*** [associateurs] : « Si vous vous repentez, cela vaudra mieux pour vous ; mais si vous vous obstinez dans votre impiété, sachez que vous ne saurez jamais réduire Dieu à l'impuissance !» Annonce donc un châtiment douloureux aux incrédules, 4. à l'exception des polythéistes avec lesquels vous avez conclu un pacte qu'ils ont toujours respecté, sans jamais soutenir un mouvement dirigé contre vous. Exécutez fidèlement les clauses de l'engagement qui vous lie à ces gens-là jusqu'à l'expiration du terme fixé, car Dieu aime les gens de bonne foi. 5. ***À l'expiration des mois sacrés, tuez les polythéistes partout où vous les trouverez ! Capturez-les ! Assiégez-les ! Dressez-leur des embuscades !*** [...] ».

Note : Au sujet de la dissolution des serments passés avec les païens qui restèrent à la Mecque après sa capture. Ils n'avaient rien fait de mal, mais ils [les polythéistes] furent tout de même expulsés [d'abord, de la Mecque, puis, après la mort de Mahomet, de la péninsule arabique].

Coran 16.106. « Quiconque a renié Allah après avoir cru... - *sauf celui qui y a été contraint alors que son cœur demeure plein de la sérénité de la foi* - mais ceux qui ouvrent délibérément leur cœur à la mécréance, ceux-là ont sur eux une colère d'Allah et ils ont un châtiment terrible ».

Note : Ce verset montre qu'il y a des circonstances qui peuvent "pousser" « légalement » un musulman à mentir. Et on ne lui en tiendra pas rigueur.

Coran 40.28 « Et un homme croyant de la famille de Pharaon, *qui dissimulait sa foi* dit : « Tuez-vous un homme parce qu'il dit : « Mon Seigneur est Allah ? » Alors qu'il est venu à vous avec les preuves évidentes de la part de votre Seigneur. S'il est menteur, son mensonge sera à son détriment ; tandis que s'il est véridique, *alors une partie de ce dont il vous menace tombera sur vous* ». Certes, Allah ne guide pas celui qui est outrancier et imposteur ! ».

Note : Un homme est présenté comme un croyant mais qui devait "dissimuler sa foi" parmi ceux qui n'étaient pas croyants.

Coran 66.2 « *Allah vous a prescrit certes, de vous libérer de vos serments*[131]. Allah est votre Maître; et c'est Lui l'Omniscient, le Sage ».

Note : Dieu a institué pour vous un moyen de vous délier de certains de vos serments.

32.2 Dans les hadiths

Bukhari vol 4 livre 52 n°269 « Selon Jabir bin 'Abdullah : Le prophète a déclaré : "*La guerre est tromperie*" »[132].

Note : Ce verset justifie le meurtre de Usayr ibn Zarim et de trente de ses hommes désarmés par Mahomet après la promesse d'un sauf-conduit (voir informations complémentaires ci-dessous).

Bukhari livre 49 n°857 « Rapporté par Um Kulthum bint Uqba : Quelq'un a entendu l'apôtre d'Allah dire : "Celui qui fait la paix entre les peuples *en inventant de bonnes informations ou en disant de bonnes choses n'est pas un menteur.*" »[133].

Note : Mentir est permis, quand la fin justifie les moyens.

Bukhari livre 84 n°64 « 'Ali relate : Chaque fois que je vous raconte un récit de l'apôtre d'Allah, par Allah, je préfère tomber du ciel que de lui attribuer une fausse déclaration, mais si je vous dis quelque chose entre moi et vous (pas un hadith), *alors c'était vraiment un tour* [ruse] *(i.e. je peux dire des choses juste pour tromper mon ennemi)*. Nul doute que j'ai entendu l'apôtre d'Allah dire : « Au cours des derniers jours, de jeunes idiots diront les meilleures paroles, mais leur foi ne les dépassera pas (ils n'auront pas la foi) et en sortiront) leur religion comme une flèche sort du jeu. Ainsi, partout où vous les trouverez, tuez-les, car quiconque les tue sera récompensé le Jour de la Résurrection. " »[134].

Note : Alors qu'il était en position de force à la période de ce hadith, Ali confirme qu'il est possible de mentir afin de tromper l'"ennemi".

---

[131] De vous libérer (par l'expiation) de vos serments, voir Coran 5.89.
[132] Cf. https://muflihun.com/bukhari/52/269
[133] Cf. https://muflihun.com/bukhari/49/857
[134] Cf. https://muflihun.com/bukhari/84/64

Bukhari livre 52 n°271 « Jabir a raconté : Le Prophète a déclaré : "Qui est prêt à tuer Ka'b bin Ashraf (c'est-à-dire un Juif)". Muhammad bin Maslama a répondu: "Aimez-vous que je le tue ?" Le prophète a répondu par l'affirmative. Muhammad bin Maslama a déclaré: **"Alors permettez-moi de dire ce que j'ai envie** [à Ka'b pour le tromper]." Le Prophète a répondu : "Je vous le permets" »[135].

Note : Ce hadith raconte le meurtre d'un poète, Ka'b bin al-Ashraf, sur la sollicitation de Mahomet, en utilisant la fourberie pour gagner sa confiance de Ka'b et pouvoir l'assassiner : Un poète, Ka'b ibn Ashraf, avait offensé Mahomet, lequel s'était exclamé « **Qui tuera cet homme qui a blessé Allah et son prophète ?** ». Un jeune musulman nommé Muhammad ibn Maslama s'était porté volontaire, à condition que pour s'approcher de Ka'b afin de l'assassiner, **il ait la permission de lui mentir. Mahomet lui donna son accord.** Ibn Maslama alla voir Ka'b et commença à dire du mal de l'islam et de Mahomet. Il continua ainsi jusqu'à ce que ses paroles soient assez convaincantes pour que Ka'b se fie à lui. Ibn Maslama ne tarda pas alors à se présenter avec un autre musulman et à tuer Ka'b, qui ne se méfiait plus[136].

Bukhari livre 89 n°260 « 'Abdur-Rahman bin Samura relate : Le Prophète a dit : "O 'Abdur-Rahman ! Ne cherche pas à être un dirigeant, car si on te donne l'autorité à ta demande, tu en seras tenu responsable, mais si on te le donne sans que tu le demandes, alors tu seras aidé (par Allah). *Si tu fais un serment de faire quelque chose et que, plus tard, tu trouves que quelque chose de meilleur, alors tu devras renier [expier?] ton serment et faire ce qui est mieux*" »[137] [Autre formulation : « *si tu fais serment de procéder à une action et que tu te rends compte, plus tard, qu'une autre action est meilleure, alors tu devras renier ton serment et faire ce qui est mieux* »][138].

Note : un musulman a le droit de rompre un serment, si cela sert ses intérêts.

En conclusion, si l'on s'inspire de l'exemple de Mahomet et de ses enseignements, les musulmans sont autorisés à mentir aux mécréants afin de les vaincre [29] [30].

32.3 Allah est un trompeur

Allah est décrit dans le Coran comme étant le meilleur *makar*, c'est-à-dire fourbe, trompeur (par exemple : 3.54, 8.30, 10.21) _ voir ci-dessous _ :

Coran 3.54. « Les juifs complotèrent contre Jésus ; mais **Dieu déjoua leur complot**, car **les ripostes de Dieu** sont toujours infaillibles »[139] [Autre formulation : « Et ils [les autres (les juifs, les infidèles des fils d'Israël)] se mirent à stratégier. **Allah aussi stratégie. Et Allah est le meilleur de stratèges [des trompeurs]** ! »] [Autre formulation : « Et ils (les incroyants) ont planifié de tromper, et **Allah a planifié de tromper** (les mécréants), **et Allah est le meilleur des séducteurs (trompeurs)**].

Note : "Ils [les mécréants] ont usé de ruse [contre Jésus], et **Dieu aussi a rusé ; Dieu est le meilleur des stratèges**." Le mot arabe utilisé ici pour "ruse" ou "stratagème" est makara, ce qui veut dire littéralement tromperie. Si Allah lui-même use de ruse ou complot contre les mécréants, cela confirme que les musulmans sont autorisés à faire de même.

Coran 7.99 « ***Et ils sont alors à l'abri de la tromperie d'Allah ? Personne ne se sent à l'abri de la tromperie d'Allah, sauf ceux qui périront*** [Autre traduction : *Sont-ils à l'abri du stratagème d'Allah ? Seuls les gens perdus se sentent à l'abri du*

---

[135] Cf. https://muflihun.com/bukhari/52/271
[136] Sira / Ibn Ishaq, The Life of Muhammad (Karachi: Oxford University Press, 1997), pp. 367-8.
[137] Cf. https://muflihun.com/bukhari/89/260
[138] Voir aussi a) « Allah m'a commandé de parler de façon équivoque parmi les peuples, au même titre qu'il m'a commandé d'édicter des obligations [religieuses] », b) « celui qui vit dans la dissimulation meurt en martyr. Cf. Shihab ad-Din Muhammad al-Alusi al-Baghdadi, Ruh al-Ma'ani fi Tafsir al-Coran al-'Azim wa' l-Saba' al-Mithani (Beirut: Dar al-Kutub al-'Ilmiya, 2001), vol. 2, p. 118.
[139] Cf. http://www.hisnulmuslim.com/coran/index.php?num_sourate=3

*stratagème d'Allah]. [Autre traduction : Se sentaient-ils à l'abri des **ripostes divines** ? Or, seuls les perdants croient échapper à la rigueur du Seigneur »].*

Coran 8.30 « *Et (souvenez-vous) quand les mécréants ont comploté contre vous (O Muhammad), pour vous emprisonner, ou vous tuer, ou vous expulser. Ils ont comploté la tromperie, mais **Allah a également tromper la tromperie ; et Allah est le meilleur des trompeurs**. [Autre traduction : (Et rappelle-toi) le moment où les mécréants complotaient contre toi pour t'emprisonner ou t'assassiner ou te bannir. Ils complotèrent. **Mais Allah complote, et Allah est le meilleur en stratagèmes**] [Autre traduction : (Et rappelle-toi) le moment où les mécréants complotaient contre toi pour t'emprisonner ou t'assassiner ou te bannir. Ils complotèrent. Mais Allah a fait échouer leur complot, **et Allah est le meilleur en stratagèmes** [en tromperies] »].*

Coran 10.21 « *Lorsque Nous faisons goûter aux hommes Notre miséricorde après qu'un malheur les a frappés, ils ne tardent pas à user de perfidie pour dénigrer Nos signes. Dis-leur : « Dieu est plus prompt à déjouer vos intrigues, et Nos anges sont là pour enregistrer toutes vos manigances[140] ! » » [Autre formulation : « Et quand Nous faisons goûter aux gens une miséricorde après qu'un malheur les a touchés, voilà qu'ils dénigrent Nos versets. Dis: « **Allah est plus rapide en fait de stratégie** ». Car Nos anges enregistrent vos dénigrements »].*

En résumé, si Allah use de ruse ou complote contre les mécréants, alors les musulmans sont autorisés à faire de même.

32.4 Informations complémentaires sur la fourberie de Mahomet

Mahomet utilisa clairement la « fourberie » [la tromperie] lorsqu'il signa un accord de 10 ans[141] avec les habitants de la Mecque qui lui autorisait l'accès à cette ville alors que dans un même temps il préparait ses propres forces pour la prise du pouvoir. Les habitants sans méfiance furent vaincus facilement après que le prophète eut rompu le traité deux ans plus tard, et certaines personnes dans la ville qui lui avaient fait confiance furent exécutées.
Un autre exemple de tromperie est lorsque Mahomet emmena par la ruse ses ennemis personnels a baisser la garde et à s'exposer au massacre en feignant de vouloir faire la paix. Ceci fut le cas par exemple de Ka'b bin al-Ashraf (voir plus haut) et peu après de nouveau contre Usayr ibn Zarim, un des chefs survivants de la tribu des Banu Nadir, qui avaient été expulsés de leurs maisons à Médine par les musulmans.
À cette époque, Usayr ibn Zarim essayait de rassembler une armée, contre les musulmans, avec des hommes de la tribu alliée des Quraish (contre lesquels Mahomet avait déjà déclaré la guerre). Les "émissaires" de Mahomet vinrent trouver ibn Zarim et le persuadèrent de quitter ses bases, se mettant ainsi en danger, afin de rencontrer le prophète de l'islam à Médine pour des pourparlers de paix. Lorsqu'il fut vulnérable, le chef et ses trente compagnons furent massacrés facilement par les musulmans, alors qu'ils n'étaient pour la plupart pas armés, la garantie d'un sauf-conduit leur ayant été donné (Sira d'Ibn Ishaq 981).
Le sort des Jadhima en est une tragique évidence. Lorsque les "missionnaires" musulmans abordèrent leur tribu, un des membres affirma qu'ils seraient massacrés bien qu'ils se fussent déjà "convertis" à l'islam afin d'éviter la mort. Cependant, les autres membres de la tribu furent convaincus qu'ils pouvaient avoir confiance dans la promesse du chef musulman qu'il ne leur serait fait aucun mal à la condition qu'ils n'offrissent aucune résistance (Après avoir convaincu le membre de la tribu sceptique de déposer les armes, les hommes ainsi désarmés furent rapidement attachés et décapités – Ibn Ishaq 834 & 837) [29].

33 Annexe : Les erreurs scientifiques du Coran (ou de Mahomet)

Le coran est truffé d'erreur scientifiques :

---

[140] Les Anges consignent les actes de chaque personne, pour les lui présenter au Jour du Jugement Dernier.
[141] Traité de paix d'Hudaybiya ratifié en 628 par Mahomet et ses ennemis Quraysh à la Mecque, que Mahomet brisa au bout de deux ans (en prétextant une infraction des Quraysh).

Par exemple, ce que dit le coran de la création du monde _ voir ci-dessous _ :

Coran 2.29 « C'est Lui qui a créé pour vous tout ce qui est *sur la terre*. *Puis Il s'est établi vers le ciel, et Il en a arrangé sept cieux*. Et Il connaît toute chose ».

Note : Donc selon le Coran, Allah aurait créé d'abord la Terre puis le ciel et l'espace, les étoiles, etc. (Dans d'autres passages du coran, Allah arrange les 7 cieux en y mettant les étoiles), en contradiction avec les données de la cosmologie moderne (le système solaire est issu d'un nuage cosmique primitif).

Pour le coran, la Terre est plate et le soleil de couche dans une source boueuse ou bouillante :

Coran 18.86 « Et quand il eut atteint le Couchant, il trouva que le soleil se couchait dans une source boueuse [note infrapaginale : autre interprétation, "une source bouillante"], et, auprès d'elle il trouva une peuplade... ».
Coran 51.48 « Et *la terre que Nous avons déployée comme un tapis* ! Et de quelle façon habile Nous l'avons déployée ! » [Autre formulation : « *Et la terre, Nous l'avons étendue*. Et de quelle excellente façon *Nous l'avons nivelée !* »].

Pour le coran, le Soleil tourne autour de la Terre :

Coran 14.32-34 « 32. Dieu, c'est Lui qui a créé les cieux et la terre et qui, du ciel, a fait descendre l'eau ; grâce à laquelle Il a produit des fruits pour vous nourrir. Il a soumis à votre service les vaisseaux qui, par Son ordre, voguent sur la mer. Et Il a soumis à votre service les rivières. 33. Et pour vous, *Il a assujetti le soleil et la lune à une perpétuelle révolution*. Et Il vous a assujetti la nuit et le jour. 34. Il vous a accordé de tout ce que vous Lui avez demandé. Et si vous comptiez les bienfaits de Dieu, vous ne sauriez les dénombrer. L'homme est vraiment très injuste, très ingrat ».

Pour le coran, tantôt l'homme est créé de sperme, tantôt d'argile ou de terre :

De sperme : Coran 36.77-78 « 77. L'homme ne voit-il pas que *Nous l'avons créé d'une goutte de sperme* ? Et le voilà [devenu] un adversaire déclaré ! 78. Il cite pour Nous un exemple, tandis qu'il oublie sa propre création; il dit: «Qui va redonner la vie à des ossements une fois réduits en poussière ? »

De sperme : Coran 16.4. « *Il a créé l'homme d'une goutte de sperme* ; et voilà que l'homme devient un disputeur déclaré ».

De sperme : Coran 75.37-39 37. « *N'était-il [l'homme] pas une goutte de sperme éjaculé* ?
38. Et *ensuite une adhérence* Puis [Allah] l'a créée et formée harmonieusement;
39. puis en a fait alors les deux éléments de couple: le mâle et la femelle ? »

De terre et de sperme : Coran 22.5. « Ô hommes! Si vous doutez au sujet de la Résurrection, c'est *Nous qui vous avons créés de terre, puis d'une goutte de sperme, puis d'une adhérence puis d'un embryon* [normalement] formé aussi bien qu'informe pour vous montrer [Notre Omnipotence] et Nous déposerons dans les matrices ce que Nous voulons jusqu'à un terme fixé. Puis Nous vous en sortirons [à l'état] de bébé, pour qu'ensuite vous atteignez votre maturité. Il en est parmi vous qui meurent [jeunes] tandis que d'autres parviennent au plus vil de l'âge si bien qu'ils ne savent plus rien de ce qu'ils connaissaient auparavant. De même tu vois la terre déssechée : dès que Nous y faisons descendre de l'eau elle remue, se gonfle, et fait pousser toutes sortes de splendides couples de végétaux ».

De terre et de sperme : Coran 40.67 « C'est *Lui qui vous a créés de terre, puis d'une goutte sperme, puis d'une adhérence*; puis Il vous fait sortir petit enfant pour qu'ensuite vous atteignez votre maturité et qu'ensuite vous deveniez vieux, - certains parmi vous meurent plus tôt, - et pour que vous atteignez un terme fixé, afin que vous raisonniez ».

De terre et de sperme : Coran 35.11 11. « Et **Allah vous a créés de terre, puis d'une goutte de sperme,** Il vous a ensuite établis en couples. Nulle femelle ne porte ni ne met bas sans qu'Il le sache. Et aucune existence n'est prolongée ou abrégée sans que cela soit consigné dans un livre(3). Cela est vraiment facile pour Allah ».

D'argile : Coran 55.14. « Il a *créé l'homme d'argile sonnante comme la poterie* ; »

D'argile : Coran 23.12-14 « 12. Nous avons certes *créé l'homme d'un extrait d'argile.*
13. puis ***Nous en fîmes une goutte de sperme dans un reposoir solide.***
14. Ensuite, ***Nous avons fait du sperme une adhérence; et de l'adhérence Nous avons créé un embryon; puis, de cet embryon Nous avons créé des os et Nous avons revêtu les os de chair.*** Ensuite, Nous l'avons transformé en une tout autre création. Gloire à Allah le Meilleur des créateurs ! ».

Note : En fait, les *tissus conjonctif* et *fibreux* apparaissent avant les os. Le développement du tissu osseux (ossification) se fait *soit directement, au sein d'un tissu fibreux* (os de membrane, os dermique), *soit au sein d'un cartilage temporaire* (os enchondral). Tous les os, sauf ceux de la voûte de la tête et la plupart de ceux de la face, passent par trois états successifs dans le cours de leur évolution : état muqueux, cartilagineux et osseux.
1°) Au début, ils ne se sont constitués que par des *cellules-mésodermiques qui évoluent en tissu conjonctif. C'est l'état muqueux.*
2°) Ce *tissu conjonctif se transforme peu à peu en cartilage* dont la substance interstitielle amorphe est sécrétée par les cellules mêmes de ce tissu conjonctif; le futur os acquiert ainsi une plus grande dureté en même temps qu'il s'achemine vers sa forme générale, mais avec des dimensions beaucoup plus réduites.
3°) Enfin, dans la suite, le *cartilage se détruit progressivement et est remplacé au fur et à mesure par de la véritable matière osseuse, renfermant de l'osséine et des sels calcaires*[142].

Les abeilles mangent les fruits (a-t-on affaire à des abeilles ou à des guêpes ?) :
Coran 16.68-69 « 68. [Et voilà] ce que **ton Seigneur révéla aux abeilles** : « Prenez des demeures dans les montagnes, les arbres, et les treillages que [les hommes] font. 69. **Puis mangez de toute espèce de fruits**, et suivez les sentiers de votre Seigneur, rendus faciles pour vous. De leur ventre, sort une liqueur, aux couleurs variées, dans laquelle il y a une guérison pour les gens. Il y a vraiment là une preuve pour des gens qui réfléchissent ».

Sur la suite de ces erreurs scientifiques, consultez mon document (voir ci-après) :

Pseudosciences islamiques, « miracles scientifiques du Coran », terre plate etc.
http://benjamin.lisan.free.fr/jardin.secret/EcritsPolitiquesetPhilosophiques/SurIslam/pseudosciences_islamiques.htm

Voir aussi les interviews et vidéos de l'astrophysiciens Nidhal Guessoum, sur cette question _ voir ci-dessous _ :

a) *Islam: Les FAUX miracles du coran par Nidhal Guessoum astrophysicien musulman*[143],
https://www.youtube.com/watch?v=ideW5jP6dN8
b) *Dr. Nidhal Guessoum : Peut-on prouver l'existence de Dieu ?* https://www.youtube.com/watch?v=W_AsJnJ5VyQ
c) *L'Islam, l'évolution, l'homme et l'univers*, Nidhal Guessoum, 21 mai 2010, https://oumma.com/lislam-levolution-lhomme-et-lunivers/
d) *Islam et science moderne : les questions qui fâchent*, Nidhal Guessoum, 7 mai 2010, https://oumma.com/islam-et-science-moderne-les-questions-qui-fachent/
e) *Réconcilier l'Islam et la Science Moderne*, Nidhal Guessoum, Presses de la Renaissance, 2009.

---

[142] Cf. L'ossification, http://www.cosmovisions.com/ossification.htm
[143] On trouve aussi cette vidéo à cette adresse : Peut-on parler de miracles scientifiques du Coran? https://www.youtube.com/watch?v=CS13yF4lfE8

Selon Dr. Nidhal Guessoum « *La théorie de **l'i'jaaz ilmy** (des "Miracles scientifiques du Coran") affirme que l'on peut trouver de la science dans le Coran **alors que ce n'est pas l'objet du Coran**. C'est une théorie dangereuse [scientifiquement]* ».

La présence d'erreurs scientifiques dans le coran est dure à expliquer, si l'on part du principe qu'il est censé avoir été dicté par l'ange Gabriel (et être une copie du Livre Mère) ... sauf si l'on admet que le Coran n'a pas été dicté du Ciel.

Si l'on admet que « Dieu » ou l'ange Gabriel ne peuvent se tromper, alors Mahomet n'a pu recevoir ces erreurs de Dieu. On peut alors supposer qu'il a brodé ses réponses, bref qu'il a fait preuve d'une imagination illimitée.

34 Annexe : L'islam n'a jamais aboli l'esclavage

Si l'islam a interdit le porc et l'alcool, il ne l'a jamais aboli. L'esclavage est légal en islam. Une fois quelqu'un est fait prisonnier lors d'une razzia, il est considéré comme du butin pour le musulman qui l'a capturé et devient son esclave.

Pour information, dans ma version Word du Coran d'Hamidullah, le mot esclave est employé 43 fois, les mots captive et captif 4 fois.

34.1 Mahomet a possédé des esclaves

Mahomet a possédé et a vendu beaucoup d'esclaves, mâle et femelle. Il a dit qu'Allah a permis à lui et aux musulmans d'avoir des relations sexuelles avec leurs esclaves femelles. Références dans le Coran aux sourates 33.50 & 52, 23.6, 4.28 et 70.30 :

Sourate 4.28 « Il vous est défendu d'épouser des femmes mariées, *excepté celles qui seraient tombées entre vos mains comme esclaves.* [...] »[144].

Coran 33.50 « Ô Prophète! Nous t'avons rendue licites tes épouses à qui tu as donné leur mahr (dot*), ce que tu as possédé légalement parmi les captives [ou esclaves] qu'Allah t'a destinée*s [...] ».

Sourate 33.52 « Il ne t'est plus permis désormais de prendre d'autres femmes, ni de changer d'épouses, même si leur beauté te plaît ; *à l'exception des esclaves que tu possèdes*. Et Allah observe toute chose ».

Coran 23.5 « et [les croyants] *qui préservent leurs sexes* [de tout rapport], »
Coran 23.6 « *si ce n'est qu'*avec leurs épouses ou **les esclaves qu'ils possèdent**, car là vraiment, on ne peut les blâmer; »

Coran 70.30 « et n'ont de rapports qu'avec leurs épouses *ou les esclaves qu'ils possèdent car dans ce cas, ils ne sont pas blâmables,* ».

Bukhari signale également que Mahomet possédait beaucoup d'esclaves - **vol. 5, # 541 et vol. 7, # 344**. Mahomet a eu des esclaves mâles et femelles noirs, arabes et égyptiens parmi issus des populations juives, chrétiennes et païennes.

Sahih Bukhari 9:91:368 « *Umar a relaté : Je suis venu et j'ai vu, l'apôtre d'Allah (Mahomet) se tenait dans un Mashroba (une mansarde) et un **esclave noir de l'apôtre d'Allah** était en haut de l'escaliers. Je lui ai dit, de dire au prophète que voici Umar bin Al-Khattab qui demande la permission d'entrer. Alors il m'a admis.* ».

---

[144] Cf. http://lislampourlesnuls.blogspot.com/2018/02/le-coran-est-il-barbare-sauvegarde.html

Sahih Boukhari Volume 3, Livre 46, Numéro 693 « Abou Horaïra a dit : Nous avions pris Khaïbar, mais le butin ne comportait ni or, ni argent, mais uniquement des bœufs, des chameaux, du mobilier et des vergers. Ensuite, nous partîmes avec l'Envoyé de Dieu vers Ouadi l'Qora. **Le Prophète possédait un esclave noir**, que les Benou Dibab lui avaient donné. »

Hadith Muslim, livre 037, numéro 6676[145] : « Une personne était accusée de fornication avec une **jeune esclave du Messager d'Allah** (...). Alors le messager d'Allah a dit à Ali "Va lui briser le cou.". Ali y alla et le trouva en train de se rafraîchir dans un puits. Ali lui dit. "Sors.". Puis en prenant sa main et en le sortant, il vit que son sexe avait été tranché. Ali ne lui a pas brisé le cou. Il vint voir le messager d'Allah et dis : "Messager d'Allah, il n'avait même plus son sexe avec lui" ».

Sahih Muslim [230] 124 [& Muslim 32 ?] « Yahia Ibn Yahia rapporte : nous avons été informés par Jarir, d'après Moughayra, d'après Al Sha'abi qui a dit : Jarir Ibn Abdallah rapportait que le prophète (Mahomet) a dit : « **Quand l'esclave s'enfuit loin de son maître, sa prière n'est pas acceptée** [par Dieu]; **il est un infidèle** ». [Une autre narration dit : "Il est coupable de mécréance (au cas où il croirait en la légitimité de le faire)". Riyad as-Salihin, 18:1769].

Mahomet a également permis à des esclaves d'être durement battus. Quand son épouse était examinée pour savoir si elle avait commis l'adultère, Ali, le fils héritier de Mahomet a battu brutalement l'esclave d'Aisha devant Mahomet, afin de s'assurer qu'elle disait la vérité au sujet d'Aisha. Voici la citation d'**Ibn Ishaq** dans le "**Sirat Rasulallah**", traduite dans "*The Life of Muhammad*", by A. Guillaume, (page 496) :

Mishkat Ul-Masabih Volume III, Page 117 « *Abu Darda a rapporté que le prophète (Mahomet) a dit : Allah a créé Adam quand il l'a créé. Alors il a frappé son épaule droite et en a sorti la race blanche comme si c'était des graines, et **il a frappé son épaule gauche et en a sorti la race noire comme si c'étaient du charbon**. Alors il a dit à ceux qui étaient à son côté droit : Du côté du paradis et je ne m'en soucie pas. **Il a dit à ceux qui étaient sur son épaule gauche : Du coté l'enfer et je ne m'en soucie pas* ».

Mishkat ul-Masabih « Ainsi l'apôtre a appelé Burayra (l'esclave d'Aïcha) pour lui demander, et Ali est levé et l'a battu violemment, lui disant "dits à l'apôtre la vérité ».

Sahih Muslim 13 « D'après 'Abû Hurayra, le Prophète a dit : *Le musulman ne doit pas verser une aumône légale, ni pour son cheval, ni pour son esclave*" ».

Al-Marami de Ibn Hajar page 294 hadith 678 « Ali ibn abi tâlib rapporte de que : le prophète m'avait ordonné de vendre deux garçons frères, alors je les ai vendus en les séparant », puis j'en ai fait part au prophète qui me dit : rattrapes-les et ramènes-les, *ne les vends qu'ensemble* ».

Boukhari, Volume 1, Livre 8, numéro 367 « [...] Dihya est venu et a dit "O Prophète d'Allah ! Donnez-moi une fille esclave parmi les captifs". Le Prophète a dit "**Allez et prenez n'importe quelle fille esclave**". Il a pris Safiya bint Huyai. Un homme est venu au Prophète et a dit "O Apôtre d'Allah ! Vous avez donné Safiya bint Huyai à Dihya et elle est la maîtresse du chef de la tribu des Quraiza et d'An-Nadir et elle ne convient à personne, sauf à vous". Donc le Prophète a dit "dite lui de venir avec elle". Ainsi Dihya est venu avec elle et quand le Prophète l'a vue, il a dit à Dihya "**Prenez n'importe quelle fille esclave parmi les captifs sauf elle**". Anas a ajouté : le Prophète l'a affranchi de sa condition d'esclave et l'a épousée [...]" ».

La Sirat Rasulallah de Ibn Ishaq 'première biographie de Mahomet), page 466 [Peu de temps après massacre des mâles juifs de la tribu des Banu Quraiza] : « **Alors l'apôtre a divisé la propriété, des épouses, et des enfants du Banu Quraiza**

---

[145] https://abdurrahman.org/2014/09/04/sahih-muslim-book-037/
www.hadithdujour.com/coran/SAHIH-MOUSLIM.pdf
http://ddata.over-blog.com/4/22/62/75/0/Sahih-Mouslim.pdf

entre les musulmans, il a fait connaître à ce jour les parts concernant les chevaux et les hommes, et en a pris le cinquième ", [Mahomet et sa famille ont obtenu un cinquième des prises de guerre]. *Puis l'apôtre a envoyé Sa'd. . . avec certaines des femmes captives de Banu Quraiza à Najd pour qu'il les vende contre des chevaux et des armes* »[146].

34.2 L'islam, une religion aux connotations racistes ?

Le racisme est légal dans l'islam à cause de hadiths à connotations raciste et parce qu'Allah (le dieu des arabes) et son messager autorisent à son peuple de posséder des esclaves noirs.
Qui dit esclaves, dit « êtres inférieurs mis en esclavage ».

Sourate 16.71 « ***Allah a favorisé les uns par rapport aux autres en matière de richesse et de biens. Ceux qui ont été favorisés vont-ils jusqu'à partager leurs biens avec leurs esclaves de sorte qu'ils deviennent égaux*** ? Douteraient-ils des bienfaits de dieu ».

Autres formulations :
« *Dieu a favorisé certains d'entre vous, plus que d'autres, dans la répartition de ses dons.* ***Que ceux qui ont été favorisés ne reversent pas ce qui leur a été accordé à leurs esclaves, au point que ceux-ci deviennent leurs égaux*** »].
« *Allah a favorisé les uns d'entre vous par rapport aux autres dans [la répartition] de Ses dons. Ceux qui ont été favorisés ne sont nullement disposés à donner leur portion à ceux qu'ils possèdent de plein droit [esclaves] au point qu'ils y deviennent associés à part égale. Nieront-ils les bienfaits d'Allah ?* »[147].

Sourate 16.75 « *Dieu propose en parabole un* ***serviteur réduit à l'esclavage et dénué de tout pouvoir****, et un homme libre à qui Nous avons accordé d'amples ressources dont il use en secret et en public.* ***Ces deux hommes sont-ils égaux? Non, louange à Dieu !*** ».

Autre version :
« *Dieu propose en parabole un serviteur réduit à l'esclavage et dénué de tout pouvoir, et un homme libre à qui Nous avons accordé d'amples ressources dont il use en secret et en public. Ces deux hommes sont-ils égaux? Non, louange à Dieu ! Mais la plupart des hommes manquent de jugement.* »[148].

Sourate 3.106 « Au jour où certains visages s'éclaireront, et que d'autres s'assombriront. A *ceux dont les visages seront assombris (il sera dit) : "avez-vous mécru après avoir eu la foi ? Eh bien, goûtez au châtiment, pour avoir renié la foi."* ».

Sourate 39.60 « Et au Jour de la Résurrection, *tu verras les visages de ceux qui mentaient sur Allah, assombris. N'est-ce pas dans l'Enfer qu'il y aura une demeure pour les orgueilleux ?* ».

Ibn Musa Al-Yahsubi, Qadi 'Iyad, p.375 « Ahmad ibn Abi Sulayman , le compagnon de Sahnun dit: *Celui qui dit que le Prophète était noir devrait être tué* ».

Sahih Bukhari 9.87.162 « Rapporté par Abdullah bin' Umar : concernant le rêve du Prophète à Médine : Le Prophète a dit : "je l'ai vu (en rêve) une *femme noire aux cheveux hirsutes sortir de la médina et s'installer à Mahai'a. J'ai interprété (ce symbole) comme une épidémie de Médine transféré à Mahai'a*, nommé Al- Juhfa ».

Sahih Muslim 1602, Livre 10, Hadith 3901 « Jabir rapporte qu'un esclave vint prêter allégeance à l'Apôtre d'Allah en migration : il [le Prophète] ne savait pas qu'il était esclave. Puis vint son maître qui demanda à le récupérer, après quoi l'apôtre d'Allah dit : « Vends-le-moi ». *Et il l'acheta contre deux esclaves noirs.* Par la suite, il n'accepta plus l'allégeance d'une personne jusqu'à ce qu'il lui ait demandé si elle était esclave (ou un homme libre)[149] ».

---

[146] Cf. http://foicatholique.cultureforum.net/t2230-mahomet-et-le-butin
[147] Cf. http://www.islam-fr.com/coran/francais/sourate-16-an-nahl-les-abeilles.html
[148] Cf. http://www.hisnulmuslim.com/coran/index.php?num_sourate=16

Sahih Jami at-Tirmidhi Vol. 3 – hadith 1239 « Jabir a rapporté que: Un homme vient prêter serment devant Mahomet qui ne sait pas que c'est un esclave. Lorsque son propriétaire vient le récupérer le prophète des musulmans se rend compte de sa condition. Il propose donc à son propriétaire de lui racheter. Et pour ce faire, *l'échange contre deux esclaves noirs qu'il possédait* ».

---

[149] Cf. http://sunnah.com/muslim/22/152

34.3 En conclusion partielle sur l'esclavage en islam

L'esclavage n'a été aboli, dans les pays musulmans, que sous la pression de l'Occident et de la colonisation au 20° siècle[150].

35 Annexe : Pulsion de destruction extrême, y compris de la vie humaine

Il peut y avoir chez les êtres humains des côtés psychopathiques, lorsqu'ils sont entraînés dans une spirale de violences extrêmes (effet mouton de Panurge ou goût du sang ?) :

Dans les massacres, génocides et « purifications ethniques » ou avec certains tueurs en série, on observe souvent des cas « *de violence ou de cruauté extrême ou excessives* » (en anglais, on parle aussi « d'overkill », de capacité de « *sur-extermination* » ...), qui n'ont pas aucune motivation rationnelle. Les bourreaux s'acharnent sur leur victimes, en continuant à les mutiler, même après leur mort, à humilier, « salir » symboliquement les cadavres. Le but « terroriste » est, en général, de terroriser les ennemis. Mais certaines bourreaux prennent progressivement « *goût au sang* » et se déchaînent dans la surenchère de l'horreur[151]. Laurence d'Arabie décrit ce processus, lié au désir de vengeance, dans les guerres, conduisant au « *pas de quartier ! pas de prisonnier !* »[152].

Chez certains prédisposés, c'est la volonté de toute puissance qu'ils recherchent.

35.1 Bibliographie partielle pour ce chapitre

(1) *Face à l'extrême*, Tzvetan Todorov, Le Seuil, Coll. Le Point, 1991, 1994.
(2) *La pensée extrême. Comment des hommes ordinaires deviennent des fanatiques*, Gérald Bronner, Denoël, 2009, 2016.
(3) https://data.bnf.fr/fr/12571659/tueurs_en_serie/
(4) *Dans la tête du tueur* [article payant], LYGIA NÉGRIER-DORMONT, 30 novembre 1999, CERVEAU & PSYCHO N° 19, https://www.cerveauetpsycho.fr/sd/psychologie/dans-la-tete-du-tueur-3115.php
(5) *L'analyse comportementale et le phénomène des tueurs en série*, Christophe TRIOLLET, https://www.defense.gouv.fr/content/download/91282/840683/p88-97%20Triollet.pdf

---

[150] *Le trafic d'esclaves des Arabes a fait plus de victimes que celui des Européens*, 23.08.2019, https://www.dw.com/fr/le-trafic-desclaves-des-arabes-a-fait-plus-de-victimes-que-celui-des-europ%C3%A9ens/a-50135491
[151] L'exemple des massacres d'août 1955 dans le Constantinois, dits également massacres de Philippeville (Algérie) :
Ces massacres étaient perpétrés d'un côté contre les populations civiles d'origine européenne, et musulmanes loyalistes, ainsi que contre des notables musulmans modérés signataires d'un appel condamnant « toute violence d'où qu'elle vienne ». De l'autre côté, les tueries commises contre la population musulmane étaient aveugles et ne faisaient aucune distinction : des modérés furent ainsi victimes de la répression. L'indignation suscitée par ces massacres de civils a attiré l'attention de l'opinion internationale sur le combat algérien pour l'indépendance ; c'était justement l'un des buts poursuivis par le FLN, qui voulait par ailleurs semer la peur dans les rangs de l'ennemi, des colons et de leurs auxiliaires musulmans.
Même les enfants étaient tués, mutilés. Les attaquant du FLN éventraient, coupaient les pénis et les mettaient dans les bouches de leurs victimes.
[152] *Les sept piliers de la sagesse*, Thomas Edward Lawrence, 1922.

Des exemples pour « comprendre » et détecter les psychopathes

Par Benjamin LISAN, le 19/04/2017

36 Introduction

J'ai rencontré, bien plus que de raison, beaucoup de personnes que j'estime être de vrais psychopathes, y compris quelques vrais « gourous », en fait que directeurs de sectes ou de mouvement à caractère sectaire (ou à dérive sectaire).

J'ai attiré beaucoup plus de psychopathes et prédateurs, dans ma vie, en raison certainement de certains traits de caractères[153].

Ce qui m'a vraiment effrayé[154] est que j'ai constaté l'énormité de la population de personnes souffrant de troubles narcissiques sur terre.

J'avais affirmé à un admirateur de Poutine, que ce dirigeant était un « psychopathe », selon mon ressenti personnel. Or il m'a rétorqué immédiatement « *comment peux-tu l'affirmer ? tu es psychologue ?* ».
Je vais répondre à cette question grâce à ce texte. En fait, je ne fais part que de mon expérience (longue) sur ce sujet.

Dans un précédent article[155], j'ai décrit ce qui, selon moi, caractérise la psychopathie, c'est à dire la maladie mentale des psychopathes.

Je vous avais affirmé, dans mon article intitulé « *sur les psychopathes*[156] » que les psychopathes :

1) **Sont dénués de toute empathie** (ils sont dénués de tout sentiment humain, ressentent une grande froideur morale, sont insensibles à la souffrance des autres. Ils ne sont pas des sentimentaux).
2) **Sont dénués de tout remord, sont inaccessibles à la culpabilité.**
3) Peuvent mentir avec un aplomb et une décontraction incroyables.
4) **Sont totalement injustes (ce sont de « terribles salauds »).**
5) Souffrent d'une hypertrophie du moi,
6) Sont souvent assoiffés de pouvoir et de considération,
7) Sont totalement incapables de se critiquer ou de se remettre en cause, de reconnaître leur erreur ou leur faute (du fait de leur narcissisme extrême, de leur moi hypertrophié. Qu'on puisse les critiquer est un grave crime de lèse-majesté (!)). Ils ont toujours une explication, consistant à accuser autrui,
8) Sont des prédateurs, voire des pervers, en général, les deux.
9) Sont foncièrement égoïstes,
10) Voire souffrent d'une composante paranoïaque.
11) Voire peuvent souffrir de lubies, de raisonnements obsessionnels.
12) *Voire sont d'une intelligence supérieure à la moyenne (?).*

Note : personnellement, j'ai toujours constaté que les psychopathes sont **toujours des menteurs pathologiques** (voire compulsifs), des menteurs souvent jusqu'au-boutistes et souvent des personnes d'un cynisme extrême.

---

[153] En présentant, trop candidement, ma « fragilité », par exemple.
[154] Et qui auraient pu me pousser à vouloir mourir, par désespoir.
[155] Sur les psychopathes, http://benjamin.lisan.free.fr/jardin.secret/EcritsPolitiquesetPhilosophiques/politiques/sur-les-psychopathes.htm
[156] Source : http://benjamin.lisan.free.fr/jardin.secret/EcritsPolitiquesetPhilosophiques/politiques/sur-les-psychopathes.htm

Ce sont souvent ce que certains appellent « des pervers narcissiques » (mais pas nécessairement). La séparation entre ces deux caractéristiques n'est pas toujours nette, chez ces individus.

J'avais dit qu'ils sont incapables de ressentir la souffrance d'autrui, mais par contre, ils ressentent d'une façon hypertrophiée, tout bobo ou souffrance qui leur arrive et alors ils ont un besoin impérieux que tout le monde leur témoigne de la compassion ou se préoccupent de leur souffrance.

Entretemps, je suis tombé sur l'excellent article du neuroscientifique spécialiste de la psychopathie James Fallon : Les terroristes sont-ils des psychopathes ?, http://www.ulyces.co/arthur-scheuer/les-terroristes-sont-ils-des-psychopathes-james-fallon/ & http://www.ulyces.co/arthur-scheuer/les-terroristes-sont-ils-des-psychopathes-2/

Pour rappel, selon James Fallon et cet article, les psychopathes primaires :

10) *Sont des personnes dénuées d'empathie émotionnelle et d'empathie cognitive* (ou d'une empathie endogroupe uniquement tournée vers eux).
11) font preuve d'une résistance hors du commun à l'anxiété et à la souffrance. Ils ne sont jamais inquiets, ce sont des gens très détendus.
12) n'ont pas de tendance suicidaire, **ils cherchent avant toute chose à se préserver.**
13) **Peuvent nier facilement avec aplomb** (sans être, le moindre du monde, dérangés moralement) « *La plupart du temps, quand quelqu'un vous ment, il finit par s'arrêter. Pas eux. Ils mentent avec la plus grande désinvolture* ». **Ils mentent très bien car aucune émotion ne vient les perturber.**
14) **n'ont aucun sens inné de la morale.** Alors que la plupart des gens se demandent s'ils sont en train de faire du mal à leur interlocuteur. C'est le signe d'une conscience morale innée.
15) Ont un haut degré d'agressivité au sens compétitif du terme. **Ils adorent gagner.**
16) Sont des prédateurs pour les autres êtres humains.
17) sont plutôt attirés par le un contre un, ils aiment se retrouver face à face avec leur proie dans une pièce close.
18) **Sont très narcissiques.**

Selon James Fallon, les sociopathes ou psychopathes secondaires :

4) se sentent constamment attaqués et cela explique leur besoin de se comporter en prédateur vis-à-vis des autres. Et comme tous les prédateurs, ils y prennent du plaisir.
5) sont **manipulateurs** et tentent d'obtenir des choses des autres, parce que cela fait partie du jeu.
6) sont capables de dresser un mur (mental) entre leur vie normale et leurs actes violents.

Voici quelques exemples, qui ne seront pas facile à comprendre, malgré ou à cause de la précision de la description, tellement certaines histoires sont très complexes à décrire et à suivre. J'en suis désolé, par avance.

Ma conviction est que le mot "psychopathe" n'est pas vraiment un terme défini actuellement avec la rigueur scientifique suffisante. Mais malgré tout, je désigne, comme "psychopathe", celui qui n'a aucune conscience morale, qui peut être tout le temps dans le mensonge, sans que cela le gêne, qui est incapable de ressentir la moindre empathie ou compassion pour autrui. Il peut voir mourir devant lui des personnes sans que cela le touche, même légèrement. Il est froid, totalement indifférent à la souffrance d'autrui. Donc, par la suite, j'emploierai ce mot dans cette acceptation.

37 Une autorité hypertrophiée

Durant mon enfance, j'ai vécu dans une famille extrémiste, où régnait la tyrannie, l'arbitraire, l'autoritarisme, où il est totalement interdit de contredire l'autorité sous peine de punition violente (ou de mise à l'index ou de rejet).

Cette autorité, au moi hypertrophié, cynique, égoïste, que je dénommerais « l'autorité », était enfermée dans la conviction absolue de détenir la vérité. Il nous abreuvait, sans cesse, de ses lubies (dont une philosophie propagandiste justifiant un égoïsme forcené et militant) dont elle cherchait, sans cesse, animée sa une conviction absolue, à convaincre son auditoire (et toute contestation de ses idées y étaient interdites).

Elle prétendait par exemple que les peuples ont les régimes qu'ils méritent, que les gens ont le sort qu'ils méritent, qu'il y les forts (les réussis) et les ratés (les loosers) et les dégénérés[157] [158], que les homosexuels _ les déviants sodomites _ font partis de la tribu des dégénérés (qu'il y a des races dégénérées, dont les noirs font partis).
Ses autres obsessions sont la réussite sociale obtenue par l'argent, uniques buts dans la vie, le fait de toujours privilégier à l'extrême les apparences, la forme au détriment du font, avec une autre obsession, celle d'être toujours impeccablement et élégamment habillé, d'avoir une écriture[159] et expression orale parfaites.
Il s'était mis dans la tête que le métier de chercheur était un métier de paresseux et m'avait donc menacé de me couper les vivre si je lui faisais l'affront d'entreprendre des études de chercheur _ études que je désirais vraiment suivre, contre son avis[160].

Etant naturellement curieux de tout, j'ai souffert de ce refus de toute esprit critique, de toute solidarité envers les autres (solidarité que j'ai heureusement découvert dans et par le scoutisme). Ma répulsion des thèses de l'extrême-droite date de cette période. C'est pour moi, ces thèses et comportements extrémistes restent, encore, un cauchemar pour moi.

J'ai cherché son amour toute ma vie, sans aucun résultat, hormis d'être encore plus constamment rejeté. Et j'en ai énormément souffert. Ce n'est qu'à 50 ans, que j'ai compris que ma quête de son amour était vaine, et ne déboucherait jamais.
Une fois, il m'avait affirmé avec force et conviction « *je sais que tu me hais* » (sans que je sache pourquoi il me disait cela, et alors que je ne lui ai jamais témoigné de la haine[161]). Une autre fois, il m'avait déclaré « *Je sais que tu attends, de moi, que je sois ton héros, mais je ne le serais jamais* » (sans autre explication).
C'est une personne profondément hypocrite et dissimulatrice, qui ne révèle jamais le fond de sac pensée, sauf à quelques rares occasions (où, par exemple, lors d'un repas en famille, il nous avait déclaré « *au temps de la colonisation, l'on condamnait à mort les voleurs de zébus et qu'il trouvait cela très bien* », ou quand il nous avait avoué qu'il avait été toujours fasciné par le feu, au point qu'il a toujours désiré mettre le feu (i.e. un désir pyromane)).
C'est quelqu'un de très intelligent, qui a bien mené sa barque (il a réussi socialement)[162], mais en même temps peut être caractériel. Je me souviens l'avoir vu entrer dans une terrible colère, contre un de se enfant, et avoir son visage rouge cramoisie (de méchanceté). Une autre fois, j'ai le souvenir d'avoir taper son enfant, avec de grands coups, frénétiquement, jusqu'à sa main lui fasse mal (vers l'âge de 7 ans, il m'avait tapé frénétiquement, comme un fou, ma tête contre un radiateur).
« Le plus jeune », qui s'était plaint de son manque d'amour (bien que, d'un autre côté, il ait été favorisé à mon détriment et assez gâté[163]), m'avait déclaré qu'on a l'impression que « **il hait le monde entier** ». Et c'était vrai, il en veut constamment au monde entier.

---

[157] Dont je faisais partie. Un jour, il m'a déclaré « **tu es un raté et, toute ta vie, tu seras un éternellement raté** ». Il en avait tellement convaincu toute ma famille proche (concernant le fait que j'étais incapable de me débrouiller dans la vie, le bon à rien, l'empoté), qu'un jour, alors que j'avais environ 14 ans, ma mère m'avait déclaré « *tu es le petit raté de la famille, mais je t'aime quand même* ».
[158] Durant toute mon enfance, je vivais sans cesse des psychodrames, des séances d'aveux, durant lesquels j'étais accusé de tout, même de fautes que je n'avais pas commises, que je devais avouer instamment, sous peine de punitions (une bonne fessée, raclée ou des coups de martinet).
[159] Il écrit très bien, dans une belle langue, quoique ses nouvelles soient dénuées de toute émotion et de tout sentiment.
[160] Pour contourner son interdit, j'avais fait des études, en cachette, dans le domaine physique des plasma (un physique assez théorique) afin de devenir chercheur en physique, tout en poursuivant, pour donner le change, des études d'ingénieur (ce qu'il voulait pour moi). Dès qu'il n'a su, il m'a coupé les vivres (et donc, ne pouvant bénéficier d'une bourse, il m'était difficile de les poursuivre).
[161] Je l'ai souvent considéré comme fou, à cause de ses obsessions ou lubies, donc alors il m'est impossible de le haïr.
[162] Il a toujours donné l'impression de quelqu'un de fort et viril (sauf quand il est « possédé » par des colères caractérielles).
[163] Car on ne lui refusait rien, contrairement à moi.

Pendant toute leur vie ensemble, j'ai toujours vu cette « autorité », et dans une moindre mesure, ma mère critiquer sans cesse les autres[164], la société (comme s'ils étaient les seuls à n'avoir rien à se reprocher). A contrario, quasiment chaque jour, j'ai vu mes parents se disputer[165].

Comme il est très intelligent, ma mère, moi, plusieurs membres de ma famille, avions tenté de le faire revenir sur sa philosophie prônant un égoïsme forcené. Mais c'était peine perdue, nos efforts ne faisaient le convaincre d'être plus égoïstes, dissimulateur et de rejeter encore plus les proches qui avaient tenté de le raisonner. Son unique désir a toujours été d'avoir raison en tout et de ne jamais perdre la face (quand il se sent critiqué, c'est comme s'il perdait la face). Quand sa sœur et une de ses meilleures amies (amie de longue date), une personne très honnête, sont intervenus auprès de lui pour me défendre et me soutenir, il ne leur a plus jamais parlé (et a coupé définitivement contact avec eux, ne voulant plus répondre à leurs appels téléphoniques et courrier. Elles étaient devenues persona non grata, à ses yeux).

Lors du cancer, durant cette longue maladie douloureuse, « la personne jeune » m'avait affirmé « *au lieu de se préoccuper ou de s'inquiéter de la souffrance de ma mère, durant son cancer, il [« l'autorité »] lui aurait dit suppliant « ne meurt pas. Qu'est-ce que je vais devenir si tu meurs ? » »*.

Après la mort de ma mère, en 95, il était tombé dans une forte dépression (tout comme il était tombé en dépression, avec des idées noires, quand son entreprise lui avait annoncé qu'elle le mettait, d'office, en retraite anticipée, et il en voulait fortement à son entreprise). Comme il est très égoïste, personne ne voulait le soutenir. J'ai été le seul à l'avoir soutenu durant sa dépression. C'est la seule période de ma vie, où il avait été gentil avec moi et semblait se rapprocher de moi. Pour le rendre moins égoïste, un ami, René et moi, avions imaginé profiter de son état de faiblesse et de dépression, pour tenter de le convertir au christianisme (lui qui ne croyait en rien, sauf à quelques influences occultes), pensant que cette conversion le rendrait meilleur. Dès qu'il a retrouvé une nouvelle compagne, au bout de 6 mois, et qu'il a été mieux, il a alors rejeté toute sa « démarche chrétienne » (il suivait le catéchisme et il devait se faire baptiser) et m'a de nouveau rejeté (comme il n'a plus jamais contacté René)[166]. Entre 1996 et 2008, ce rejet ne s'est fait que s'intensifier constamment (tout y était prétexte, comme le fait que je ne me serais pas préoccupé de la douleur de son dos, que j'ignorais totalement, et ainsi de suite etc.), refusant à partir de 2002, de me recevoir à Noël.

Pendant 10 ou 15 ans, cette « autorité » et mon « le plus jeune » étaient totalement brouillé, suite à une dispute. Et j'ai tout fait pour maintenir le lien entre eux, alors que chacun, de son côté, critiquaient l'autres devant moi[167]. L'un comme l'autres essayaient de me monter contre l'autre, particulièrement la « personne jeune ». Durant cette longue période, elle n'arrêtait pas de me dire que « l'autorité » était un pervers narcissique[168]. Que le livre de Marie-France Hirigoyen « les pervers narcissiques » le décrivait parfaitement, et qu'il me protégerait contre « l'autorité ». Mais je m'en tenais à ma ligne de conduite, celui de tenter de les réconcilier.

Or en octobre 2008, ils se sont réconciliés sur mon dos, « l'autorité » m'envoyant alors 3 lettres très dures, coup sur coup, me déclarant qu'il me reniait définitivement[169]. Cela a été vraiment douloureux.

C'est suite à cet évènement, que sa sœur et sa vieille amie d'enfance sont intervenus en ma faveur et qu'il les a alors aussi rejetés définitivement (les mettant alors dans sa liste des personnes … mises à l'index par lui).

---

[164] Il est tout le temps dans l'affichage d'une posture morale, s'insurgeant fréquemment, au nom d'une pseudo-morale, des travers de la société et des comportements de ses contemporain. Par exemple, lors du mariage d'une de mes cousines, il a fait un scandale parce que les mariés avaient passé un des chants des cœurs de l'armée rouge, durant la cérémonie religieuse à l'église. Pour lui, un chant d'un groupe communiste n'avait rien à faire durant une cérémonie religieuse chrétienne. Il avait jeté un froid. L'affichage de cette posture pseudo-morale peut tromper le gogo (c'est ce qu'il se passe avec, par exemple, avec le discours pseudo-moral du front national). Mais que vaut cette morale quand on prône l'égoïsme et l'on rejette la solidarité ou que l'on rejette à vie son propre enfant ? Si l'on se place du point de vue des valeurs morales les plus élevées, il est évident que la solidarité est nécessaire.

[165] Cela se passaient souvent dans la cuisine, sans qu'ils s'en cachent. Durant cette enfance cauchemardesque, ces disputes continuels me rendaient malades et j'ai souvent eu envie de fuguer durant ma jeunesse. Or face à la société, à la famille, ils affichaient toujours une unité de façade, une image de perfection, étant toujours extrêmement bien habillés, toujours préoccupés de leur apparence.

[166] J'ai eu l'impression de m'être fait roulé et que cette gentillesse, durant 6 mois, n'avait été que tactique (en général, il n'est gentil que quand c'est intéressé, pour raison tactique).

[167] Par exemple, l'un affirmait que l'autres n'avait aucun goût dans la décoration de sa maison, tandis que la maison de l'épouse de l'autre était une « bonbonnière ».

[168] A posteriori, il pouvait être ironique de penser qu'un pervers narcissique peut avoir une très grande facilité à accuser une autre personne de l'être aussi (pervers narcissique).

[169] Lettres que je n'ai pas conservées.

Après 2008, j'ai encore tenté de maintenir le lien avec lui, par courrier ou l'envoie de son cadeau de Noël, auxquels il n'a jamais répondu.

« L'autorité » ayant toujours été totalement secrète sur son enfance, j'ai entrepris la démarche de réaliser une longue « enquête policière » pour tenter de comprendre pourquoi il était comme cela. Et je n'ai rien découvert, durant dans son enfance, qui explique qu'il puisse devenir ainsi (aussi épouvantable, à ce point), hormis le fait a) qu'il avait été un enfant gâté, auquel sa famille et ses domestiques ne lui refusaient rien[170] [171], b) que ma mère et lui ont eu une relation sexuelle avant le mariage, que, suite à cela, ma mère a été enceinte de moi sans le vouloir[172], que pour éviter la honte, les deux familles les auraient obligés à s'épouser et que suite à ce mariage forcé (insupportable pour ce séducteur et tombeur de femmes), il aurait conçu une grande haine à mon égard (me considérant comme la « cause » des « chaînes » l'entravant à ce mariage forcé).

A partir seulement de 2010, à l'âge de 55 ans, que j'ai enfin compris que cet « autorité » me ferait éternellement souffrir, qu'elle ne s'améliorerait jamais moralement, ne s'amenderait jamais, qu'elle continuerait à nous manipuler tous (qu'au contraire, elle ne pourrait que devenir de plus en plus méchante, jusqu'à finir dans la démence sénile et les reproches généralisées contre le monde entier). Et que pour me protéger de cette personne toxique, je n'avais pas d'autre choix que de me séparer d'elle définitivement (y compris dans ma tête, ce qui n'est pas facile).

Durant plus de 50 ans, je n'ai fait que de lui trouver sans cesse des circonstances atténuantes[173], pensant que durant son enfance, il avait été maltraité (par sa famille, ses camarades) et qu'il souffrait d'une forme de folie, le rendant inaccessible au discernement et à la raison normales (et les abolissant), qu'il avait été manipulé (monté contre moi) par « la personne plus de jeune de 6 ans que moi », dont je parlerais dans le chapitre suivant.

Maintenant, je dois admettre que son insensibilité et méchanceté sont profondes[174], inguérissables, peut-être innées[175] (?). Je reste persuadé qu'il souffre d'une psychopathie secondaire (liée à son éducation, qui aurait contribué à le rendre pervers, l'installant progressivement dans une complaisance et une complainte perpétuelle sur lui-même).

Le sachant très égoïste, même quand j'avais besoin d'aide, j'ai essayé de ne pas lui demander de l'aide, ou le moins possible. Et je ne lui ai jamais réclamé de l'argent (sachant qu'il me le ferait payer). Idem pour la personne décrite, ci-après.

Il y a chez lui un jusqu'au-boutisme pour ne jamais reconnaître ses torts.

38 Le plus jeune que moi de 6 ans

Dans ma famille, il y a une personne qui est plus jeune de 6 ans que moi.
Cette personne, que je surnommerais « la personne jeune » (ou « le plus jeune »), est le cas le plus difficile auquel j'ai été confronté, dans ma vie.

---

[170] Le seul aspect « dysfonctionnel » de son enfance était qu'il avait eu une mère, dépressive, alcoolique, semblant plutôt égoïste, qui se ne s'était pas beaucoup occupé de lui, et que son vrai père biologique m'avait (ou l'aurait) abandonné, après son divorce, préférant que son nouveau beau-père s'occupe de lui (et devienne son nouveau père). Or il semblerait que son nouveau beau-père l'a aimé et s'est occupé correctement de lui. Or comme son beau-père l'a embauché et salarié dans son entreprise, cette « autorité » n'a retenu, de sa relation avec lui, que le fait que son beau-père, malhonnêtement, aurait oublié de le cotiser à la caisse de retraite.
[171] Comme il a toujours fortement haï les homosexuels, je me suis toujours demandé, s'il ne souffrait pas d'une homosexualité cachée, profondément refoulée, rejetée, au point que ce rejet aurait créé, chez lui, un violent mécanisme de projection.
[172] Grossesse surprise.
[173] Comme l'a fait durant toute sa vie, ma mère, avec un aveuglement terrible. Je pense que le cancer de ma mère est justement lié au fait qu'elle n'a jamais été heureuse, durant toute sa vie, que pour des raisons d'apparence, de face et de fierté, elle préférait refouler son malheur (elle faisait tout pour donner l'apparence du bonheur, pour sauver la face, face à la société).
[174] Pourtant, il peut présenter des aspects contradictoires : il n'a jamais été mythomane, contrairement « au plus jeune de 6 ans ». Au décès de notre mère, il nous a versé, au « plus jeune » et moi, rubis sur l'ongle, la part d'héritage de notre mère. A la fin de nos études, il a offert respectivement, au « plus jeune » et moi, une voiture.
[175] Même si je crois qu'il puisse exister des psychopathie plus « innées » que d'autres, peut-être par mon éducation chrétienne, j'ai beaucoup de mal à admettre que certains êtres humains seraient programmés à être des tueurs ou criminels nés, et qu'alors leur libre arbitre soit aboli.

Lui et moi nous aurions pu bien nous entendre, être comme deux doigts de la main.
Mais en vérité, il est le plus grand et redoutablement menteur pathologique, que j'ai eu à rencontrer de toute ma vie.

Il y a aussi chez lui, une telle obsession à préserver son image, celle d'une personne sympathique, à préserver fanatiquement le secret de ses mensonges, à faire systématiquement barrage contre toute manifestation de la vérité, afin que ses mensonges et sa vraie personnalité ne soit jamais percée à jour, qu'il fera toujours pour détruire la personne qui osera parler (contre lui) ou révéler la vérité (c'est la personne que a la plus grande peur de la vérité que j'ai eu à rencontrer dans ma vie).
Et si nécessaire, il n'hésite pas à espionner les autres pour arriver à ses fins.
Il cloisonne systématiquement ses relations (tel un de ses amis ne sait pas qu'il est ami avec telle autre personne). Il y a chez lui, un aspect poutinien, agent secret, et aussi une très grande paranoïa, une vigilance de tout instant, très soigneusement dissimulée.

En 1990, j'avais été surpris que ma belle-sœur, avec qui pourtant je m'entendais bien, ne veuille pas me communiquer son email, sans me donner d'explication. Puis idem, avec sa nouvelle épouse, en 1998. Elle m'explique que « le plus jeune » lui a dit que j'avais du ressentiment contre lui et donc que je chercherais à le diffamer, ou dire du mal de lui. Et donc, elle préférerait ne pas recevoir mes mails, pour ne pas risquer de recevoir mes accusations. Même chose avec un de mes cousin. Je découvre, récemment, que c'était encore la même chose avec un de mes neveux.
Ces précautions, remontant à très longtemps, avant l'an 2000, étaient d'autant plus étonnant que jusqu'à l'an 2000, je n'avais strictement rien à lui reprocher.
Il m'a fallu beaucoup de temps pour prendre conscience qu'il me critiquait (me plantait des poignards) dans mon dos, durant des années, sans que je sois au courant, me faisant passer pour plus méchant que je suis.
Dès qu'une de mes connaissances rencontre « la personne jeune », j'avais observé que l'attitude de celle-ci changeait alors à mon égard (vers une distanciation de notre relation).

Il m'a reçu régulièrement à des repas chez lui, où j'étais toujours seul, avec son épouse et lui, voire ses deux enfants. Je n'y ai jamais rencontré un de ses amis[176] [177](hormis un membre de sa belle-famille, à Noël). Toujours cette manie du cloisonnement de toutes ses relations.

Dès qu'il se sent en danger, qu'il risque d'être démasqué, il sait instantanément mettre en place les contre-feux, en isolant la personne qu'il considère dangereuse, en établissant un cordon sanitaire, afin que toute personne curieuse ne cherche pas à recouper ses affirmations. Et pour cela, il a un atout : une très grande facilité pour se faire éternellement passer pour une victime innocente. Son apparence de sincérité constante est très déconcertante.

Comme entre 1999 et 2008, il ne s'entendait pas avec « » l'autorité « et qu'ils ne se voyaient plus[178], « le plus jeune » m'avait révélé qu'il avait donné comme consigne [stricte] à ses deux fils *de ne plus discuter avec lui et d'écourter le plus possible leurs contacts avec lui*[179] [180]. Une autre façon, de circonscrire un cordon sanitaire autour de « l'autorité ».

Même s'ils ont en commun une méfiance et défiance profondes pour le genre humain, … par contre, contrairement à « l'autorité hypertrophiée », que j'ai décrite au chapitre précédent, il est extrêmement fin psychologue. Il adore diviser pour régner et diviser les gens (semer la zizanie), d'une façon douce, progressive et adroite (de l'air de ne pas y toucher).

---

[176] Je n'ai connu qu'un seul ami de « la personne jeune »,, un certain David et aussi son éternel ami d'Enfance, un certain Hugues, devenu Juge d'instruction. Quant à son épouse, elle avait très peu d'amies, juste une amie chrétienne un peu exaltée et journaliste.
[177] Entre 1985 et 1995, j'étais souvent invité chez ma première belle-sœur et « le plus jeune », dans leur résidence principale de la rue Saint-Lazare puis à Jouy-le-Potier ou dans leur maison de campagne, une maison très agréable, située à Avaray, dans le Val de Loire, à proximité de ma maison de campagne de mes parents. Or bizarrement, j'étais toujours invité seul et je ne rencontrais jamais leurs vrais amis quand j'y étais invité … et cela pendant 8 ans.
[178] Même à Avaray, où tous les deux avaient une maison de campagne, ils se rencontraient sans se parler.
[179] Au prétexte qu'il était « dangereux » et qu'il ne voulait pas qu'ils se fassent influencer par « l'autorité ».
[180] Et « l'autorité » s'en était souvent plaint devant moi, me disant qu'il ne comprenait pas pourquoi quand il leur envoyait un cadeau d'anniversaire, souvent, ils ne répondaient même pas, même pas par un mot de remerciement (et cela le blessait beaucoup).

Il y a chez lui, une vraie dimension de gourou, grâce à son apparence « humaine », « bonne » et sympathique. Il sait exactement avoir le discours, que toute personne attend inconsciemment (comme Poutine, il y a un aspect caméléon, mimétique : si vous êtes écologiste, il sera alors écologiste, et adoptera rapidement votre point de vue).

Il y a, chez lui, une énorme capacité à inspirer confiance. C'est grâce à ce biais qu'il peut mettre facilement sous emprise ses proches, d'une façon constamment adroite et douce (en général, sans contrainte, ou par une contrainte librement acceptée)[181].

Un de ses forces est de discréditer, de dévaloriser, disqualifier, sans fin, la parole des autres ou la personnalité de ses adversaires ou ceux qui le critiquent, en les faisant passer pour fou ou dérangés mentaux, paranoïaque, grâce à la bonne connaissance des livres en psychologies qu'il a lus.

Plusieurs fois, il a essayé de me convaincre que j'étais « borderline[182] » (c'est-à-dire une personne ayant des colères impulsives). Parfois, ses critiques faisaient mouche quand il m'accusait d'être maladroit, de trop parler, comme Saint-Jean Chrysostome (dit bouche d'or), d'être naïf … ce qui était en parti vrai.
Il s'arrange toujours pour avancer des affirmations qu'il est impossible de vérifier, en prétendant que sa première épouse était schizophrène, que si son comptable, Daniel, venait de le quitter, mécontent et de son propre chef, après 11 ans de bons et loyaux services, c'est parce qu'il était influencé par une secte bouddhiste[183], qu'une de ses précédentes conquêtes, qui l'avait quittée, était dans la secte de la Fraternité Blanche Universelle et qu'elle était un peu folle.
Je ne l'avais vu se remettre en cause ou faire preuve d'esprit critique envers lui-même.

Il sait même en général sous son emprise, les personnes naïves, peu psychologues, faibles, comme sa première épouse (fragile psychologiquement), sa seconde épouse (naïve, manquant de confiance en elle[184]), un de mes oncles (naïf et peu psychologue), un de mes cousin (naïf). Il n'a jamais réussi à mettre sous sa coupe une de mes tantes (très fin psychologue). Toutes ses conquêtes, ayant une forte personnalité, se sont toutes révoltées et l'ont quitté.
Il y a, chez lui, une duplicité innée, calme, naturelle, qui ne se démonte jamais. S'il risque d'être percé à jour concernant un de ses mensonge, il rebondira immédiatement grâce à un nouveau mensonge (il a un sens de l'opportunité et de la survie exceptionnelle). Il a toujours réponse à tout.

Tout en paraissant éternellement bon, il peut vous planter un poignard dans le dos, comme si c'était l'acte le plus naturel au monde. Il peut passer de la plus grande bonté sincère, en vous regardant droit dans les yeux[185], à la plus extrême cruauté. Ses changements soudains à 180° de comportement, de discours sont extrêmement déstabilisants. C'est une personne que je considère comme très dangereuse. Si jamais, il se lançait dans la politique, sachant qu'il risquerait à 100% de devenir un dirigeant démagogique et populiste, je serais le premier à le combattre, même si je dois en perdre la vie. Si un jour, j'étais assassiné, il faudrait, immédiatement et d'abord, porter les soupçons sur lui.
La personnalité psychopathique, que j'estime la plus proche de lui, au niveau de la personnalité ou caractère, est Jean-Claude Romand[186], un imposteur qui a abusé (trompé) toute sa famille durant plus de 20 ans. Tel le héros du film

---

[181] Je l'ai été entre 1985 et 2010, soit durant plus de 25 ans (!).
[182] Définition du **trouble de la personnalité *borderline*[1]** (**TPB** ; **trouble de la personnalité limite**, **TPL**) : « *trouble de la personnalité désignant de nombreuses anomalies psychologiques (généralement détectées au-delà de dix-huit ans), caractérisé par une variabilité des émotions[2]. La caractéristique la plus importante de ce trouble est l'instabilité importante dans les relations interpersonnelles, dans l'image et l'identité de soi, dans les émotions et dans l'impulsivité[3]. [Le borderline a] des attitudes de mise à l'épreuve de l'entourage incessantes. Une des modalités défensives [du borderline] est le passage à l'acte comme décharge de [son] angoisse* ». Or bien au contraire, malgré des moments d'agressivité [souvent causé par « la personne jeune », et « l'autorité »], je ne suis jamais passé à l'acte, je n'ai jamais mis à l'épreuve mon entourage et je n'ai pas eu des « instabilités importantes dans mes relations interpersonnelles ». Au contraire, j'ai toujours eu des amis fidèles et des amitiés très durables depuis de très nombreuses années (contrairement à « la personne jeune »,. J'ai au moins 6 vrais amis, dont notre amitié dure depuis 1965, 1995, 2002).
[183] l'Association Terre d' Eveil-Vipassana.
[184] Et pas très intelligente.
[185] L'autorité hypertrophiée en est capable aussi.
[186] Voir https://fr.wikipedia.org/wiki/Jean-Claude_Romand

« l'ennemi intime », lui aussi abuse (trompe) ses épouses successives, ses enfants, son propre frère, ses parents, sa famille, qui lui font tous confiance, comme je lui ai fait confiance totalement et aveuglément durant 25 ans, le croyant fiable, une personne sur qui l'on peut compter (alors qu'il n'a aucun respect pour personne, hormis lui).
Ma certitude est que s'il trouvait une héritière beaucoup plus riche que son épouse actuelle[187], il divorcerait de son épouse actuelle.

Il y a toujours eu un énorme besoin de revanche, d'admiration, une obsession fanatique pour le pouvoir, l'argent, le contrôle d'autrui (traits qui ne sont pas visibles à cause de sa décontraction apparente)[188].
Normalement, lorsqu'on est très proche géographiquement et au niveau familial, il devrait alors s'établir une vraie et profonde fraternité entre ces deux membres de la même famille (tout comme un parent normal devrait aimer et protéger ses enfants au lieu de les haïr et les rejeter).

Or à cause de ma famille dysfonctionnelle, il a été tout de suite gâté, favorisé excessivement (à mon détriment)[189], d'autant que « l'autorité hypertrophiée » nous divisaient (en le montant contre moi) et surtout m'utilisait comme bouc émissaire de tout ce qui ne va pas dans ma famille. Dès l'âge de 6 ans, il a très vite vu l'avantage de profiter de cette situation. Et donc, derrière mon dos, il m'accusait de fautes imaginaires, afin que je sois sans cesse puni et qu'il puisse se faire passer pour une victime[190].
Sa tendance pathologique aux mensonges a commencé à se développer, dès ce moment, donc très tôt dans son enfance (il en tirait déjà du pouvoir et du plaisir). C'est la raison pour laquelle, je crois, à 100%, qu'il est impossible qu'il puisse arrêter de manipuler et de mentir (je pense que c'est dans son ADN).

Ses caractères obsessionnels

Bien qu'il s'en défende avec véhémence, il a toujours eu une attirance obsessionnelle pour l'argent (l'appât du gain), connue de toute notre famille. Mais il peut vous « tuer », si vous osez le critiquer dessus (nous en reparlerons plus loin).
Il a une terrible obsession pour les apparences (tout comme « l'autorité »), y compris pour le pli du pantalon mal repassé. Pour eux, il était bien plus important de paraître que d'être.
Je l'ai aussi vu sermonner vertement ses fils pour ce pli ou parce qu'il le considérait comme mal habillés.

Et progressivement, je l'ai vu de plus en plus reproduire les mêmes schémas comportementaux autoritaires [voire dictatoriaux] de « l'autorité » _ dont le refus de la discussion franche et honnête [derrière le visage apparent avenant et agréable, qu'il affiche toujours en public][191].

Comment je me suis aveuglé à son égard durant 25 ans

Je lui ai accordé une confiance aveugle, durant 25 ans, entre août 1985 et septembre 2010.

Comment cela était arrivé ?

Au cours de l'été 1985, j'ai eu des difficultés graves avec une jeune fille, nommé Virginie, qui avait jeté son dévolu sur moi et qui ne me lâchait plus (je décris cette Virginie plus loin dans ce texte).

---

[187] Elle-même l'héritière d'une famille très riche. Je le l'ai jamais vu sortir avec une femme, en vue d'un mariage, qui ne soit pas riche.
[188] Vers l'âge de 16 ans, il était extrêmement arrogant et sûr de sa réussite. Il en a énormément voulu à nos parents de l'avoir placé dans un internat en France (mes parents étant à l'étranger), ses camarades internes, d'un milieu inférieur au sien, cherchant alors à rabaisser son orgueil.
[189] Il était considéré comme le « réussi » de la famille.
[190] D'où ce rituel, ces séances d'aveux (de fautes imaginaires) auxquels je devais, sans cesse, me plier.
[191] Sauf que chez « la personne jeune », ce trait est beaucoup plus dissimulé que chez « l'autorité ». Et « la personne jeune » donne par moment l'impression d'une double personnalité.

Par son harcèlement téléphonique et moral (y compris à mon bureau), elle avait réussi, fin août 1985, à me faire perdre mon travail, alors que j'étais en période d'essai et que j'étais en train de la réussir (!), cela après de nombreuses galères.

Du fait de ses agissements irrationnels et avant cette catastrophe, je voulais rompre avec elle, … mais comme elle paraissait fragile, je ne savais pas comment me comporter avec elle (je craignais lui faire du mal). Et je ne savais pas si c'était moralement bien de le faire.

J'ai donc cherché du secours et des conseils, auprès de tous mes amis, de ma famille, et du psychologue et psychiatre, le docteur Henri K., qui me suivait à l'époque. Mais tout le monde était injoignable (car tout le monde était en vacances, c'était le mois d'août).

Bien que je n'avais pas confiance en la « personne jeune », du fait qu'il était comme « l'autorité », égoïste et ne faisant jamais rien pour rien (et du fait qu'il était très menteur), … mais comme je me trouvais dans une situation désespérée (j'avais perdu mon travail), que j'ai finalement fait appel à son aide. Et il[192] m'a tout de suite commandé fermement de couper brutalement (sans ménagement) avec cette jeune fille (Virginie, voir plus loin) … Et effectivement, le fait de couper brutalement (et non en douceur comme je tentais de le faire depuis longtemps) a résolu mon problème. Et donc, je lui en étais alors devenu reconnaissant et redevable[193].

De plus, en automne 85, il m'avoue qu'il m'avait fait du tort durant mon enfance, en mentant sans cesse contre moi, auprès de nos parents, afin que je sois continuellement puni[194].
Il m'affirme alors qu'il a conscience que ses actes _ qu'il me dit regretter _ ont causé ma fragilisation et que désormais, pour se faire pardonner et réparer sa faute, « qu'il me protégerait », « qu'il me défendrait » (qu'il m'aiderait dans la vie), *toute ma vie, jusqu'à la fin de ma vie, en particulier contre « l'autorité »* etc. C'était un peu à la vie, à la mort.

Il m'avait aussi avoué qu'à cause de problèmes causés par « l'autorité », il avait suivi 2 ans de psychanalyse et qu'il était guéri[195].

Une telle « franchise », qui avait l'air si sincère, m'avait si touché. Et donc, je lui avais accordé, de nouveau, mon amitié et ma confiance (cela après des années de méfiance).

<u>Une immense capacité pathologique à mentir et à manipuler</u> :

Suite à une transaction entre lui et moi, concernant l'échange d'un livre d'art contre deux locomotives miniatures que « la personne jeune » désirait, et suite un nouveau mensonge de sa part m'accusant de l'avoir roulé dans cette transaction _ et aussi, par le fait, que j'étais, sans cesse, accusé de malhonnêteté par mes parents (accusation conduisant à d'incessants et nouveaux psychodrames) _, j'avais été tellement malheureux d'avoir été accusé et traité de malhonnête, encore une fois, que j'ai décidé de fuir ma famille et de faire le tour du Sud de la France en mobylette.

Je n'ai jamais compris l'aveuglement de mes parents face à un de leur enfant, en particulier celle de ma mère, qui lui ont accordé aveuglément sans cesse toute leur confiance[196].

---

[192] Qui représentait, à mes yeux *celui qui était très sûr de lui et qui réussissait tout … mais pas toujours par des moyens honnêtes*. Mais bien que j'aie conscience qu'il n'était pas très honnête, *je l'admirais quand même*.
[193] Cet épisode a été un incroyable manque de chance incroyable, dans ma vie, et a des conséquences extrêmement négatives pour la suite de ma vie. Déjà par le fait, qu'il n'aurait pas fallu que cela soit « la personne qui m'aide », ce qui lui a permis ensuite d'avoir de l'emprise sur moi.
[194] Justifiant ses mensonges, aux graves conséquences, par son désir de ne pas recevoir des coups et donc de les détourner contre moi.
[195] Le fait qu'il me l'affirme [avec une grande certitude] m'étonnait beaucoup, car je me souvenais de l'atmosphère de psychodrames à répétition et de disputes journalières de mes parents, que nous avions connue tous les deux durant notre enfance. Et aussi par le fait que tous les deux nous n'avons pas reçu beaucoup d'affection. Donc, pas facile devenir une personne équilibrée, après une telle enfance.

A la même époque, il m'avait fait une promesse surprenante. En effet, il souhaitait une division équitable entre nous, au niveau de notre héritage[197], et fait en sorte que la maison de campagne de mes parents me soit attribuée[198], tandis que l'appartement dans le 16° arrondissement de Paris[199], de mes parents, lui serait alors attribué. Il ajoutait qu'il se battrait pour défendre mes droits face à « l'autorité ». Ce genre de proposition (qui semblait bien intentionnée) m'avait quand même un peu choqué, parce qu'il faisait des promesses, sur le dos de mes parents, sans même consulter, sur un bien qui ne lui appartenait pas ... en tout cas, pas encore (et alors qu'ils étaient les seuls à décider dans ce domaine).

Avant, « la personne jeune » m'a déclaré un jour, avec une apparente sincérité, qu'il ne souhaitait pas avoir plus de biens immobiliers ou une plus grande maison de campagne, sachant, selon lui, qu'il serait difficile, pour lui, de gérer une plus grande maison de campagne[200]. Et il me déclarait aussi *qu'il ne chercherait pas à être plus riche* [il me l'a d'ailleurs souvent répété dans sa vie].
Or deux ans après, il a revendu sa maison de campagne à Avaray (de 80 m2), car il venait de s'acheter beaucoup plus grand, une ferme vigneronne, dans le Val de Loire, comprenant un bâtiment de 400 m2 au sol, dont il a fait refaire toute la toiture en ardoise, et une maison de gardien séparée.
Par la suite, j'ai appris qu'il possédait plusieurs SCI (sociétés civiles immobilières) et appartement en locations[201].

<u>Une aventure professionnelle ensemble, désastreuse</u>

En 1999, je travaillais chez RENAULT (en tant qu'informaticien, depuis 3 ans), mais je n'y étais pas heureux.

En 1999 puis en 2000, « la personne jeune » m'a proposé de fonder ensemble une nouvelle **startup** spécialisée dans un logiciel de relation fournisseur-client (CRM). Il me vantait le côté exaltant de la création d'une entreprise, le fait que cette aventure allait nous rapprocher etc. Il me disait que cela allait m'apprendre des choses, que c'était une expérience enrichissante. Il voulait en plus que j'en sois le directeur informatique (D.I.). Mais je n'avais pas totalement confiance en « la personne jeune », car je savais **qu'il pouvait être dur avec ses employés**.
Mais il est revenu régulièrement à la charge, durant 2 mois, toujours plus convainquant. Par exemple, *il précisait qu'il voulait m'attribuer un salaire élevé*[202] et me présentait cela comme une faveur pour moi (alors que je ne lui avais rien demandé)[203].
Alors je lui avais alors répondu que j'étais en train de préparer un grand évènement _ une marche de 2 mois, pour la cause tibétaine à travers l'Himalaya[204] _, qui me demandait beaucoup de temps, pour le préparer. Je souhaitais donc, si j'acceptais sa proposition d'embauche, que ce nouveau travail de D.I. n'empêche pas la préparation de mon projet (je lui disais que je tenais beaucoup à ce projet). Et je précisais que je voulais aussi qu'il respecter mes trois mois de préavis avec TMA service, après ma démission, afin d'**avoir le temps de former mon remplaçant**[205]. Il semblait accepter mes conditions.

---

[196] Mais j'ai été aussi aveugle durant 25 ans, tout comme ma famille, car il a tellement de charme, et donc tout cela s'explique.
[197] Récupérer l'héritage familial (et de n'en être jamais dépossédé) a toujours été une obsession pour lui.
[198] Car selon lui, j'étais plus proche de la nature que lui.
[199] Qui finalement a été vendu par « l'autorité », à la mort de ma mère.
[200] « la personne jeune » a gardé cette agréable maison de campagne d'Avaray, jusque dans les années 2008.
[201] Je pense qu'il n'a pas se rendre si vite aussi riche, en restant honnête. Et que c'était une des causes du différent entre son fidèle comptable, Daniel (en plus du fait que cet comptable avait été exploité durant plus de 11 ans, jusqu'à une plus avoir de vie privée).
[202] Alors que je ne lui avais rien demandé. Et que ma priorité n'est pas le salaire, mais de pouvoir bénéficier d'une bonne ambiance avec mes collègues et mon chef, dans mon travail.
[203] Et j'ai vraiment cru naïvement qu'il m'attribuait ce salaire élevé par générosité et par fraternité pour moi (et pour me favoriser professionnellement). Et donc j'ai quitté Renault, en toute confiance, persuadé de vivre une bonne expérience et que **j'allais vraiment aider « la personne jeune »**.
[204] http://transhimalayenne.free.fr
[205] car le travail, que je quittais, était complexe et le transfert de compétence n'était pas simple.

« La personne jeune » a rajouté qu'il respecterait mon préavis et le fait que je prépare mon projet humanitaire … à condition qu'*il n'empiète pas trop sur mon temps de travail, dans mon nouvel emploi.*
J'ai accepté cet accord, convaincu ou de guerre lasse.
Dès mon accord, *il m'a mis une pression énorme <u>afin que je ne respecte pas mon préavis de 3 mois et que je quitte immédiatement Renault.</u>*
Alors, j'ai tenté de trouver un compromis avec lui. Nous sommes accordés sur le fait que je continuais à respecter mon préavis de 3 mois chez Renault, mais je devais venir travailler chaque soir dans sa nouvelle entreprise, jusqu'à 22 ou 23h. Or j'ai été vite épuisé par ce régime qui a duré 3 mois[206]. Mais dès la fin de ces 3 mois, il ne m'a pas accordé de repos.

La première manipulation, que j'ai découvert après mon embauche dans sa startup, elle est qu'elle existait déjà depuis 1 ou 2 ans (nous n'allions donc pas la créer ensemble). J'avais le titre de D.I., mais je n'étais qu'un factotum sous son autorité, sans aucun pouvoir réel.
Et comme j'étais fatigué, je ne me suis pas mis au travail tout de suite, avec d'ardeur … et cela a posé un problème, car ceux qui devaient me former dans mon nouveau job étaient pressés (et avaient peu de temps à me consacrer). Avec comme résultat, d'avoir des connaissances fort incomplètes pour mes nouveaux jobs et compétences. Cela a eu d'importantes conséquences sur la qualité de mon travail. J'ai commis des erreurs qui m'ont discrédité auprès de mes collègues.
Donc, il m'a engueulé en public, à plusieurs reprises, devant tous les employés, ce qui m'a fait perdre encore plus confiance en moi et discrédité encore plus devant eux (il ne cherchait pas à comprendre comme j'étais arrivé dans un tel état de fatigue).
Je croyais qu'il m'avait embauché, pour tenir sa promesse de 1985 de me favoriser, protéger, y compris dans sa boîte. Mais cela a été tout le contraire. Dès le début et dès que je commettais une *erreur informatique*[207], il n'hésitait pas à *m'engueuler devant tous les collaborateurs et il était bien plus dur avec moi qu'avec tous les autres collaborateurs*. Et de fait, progressivement (mais rapidement), il m'a isolé de tous les autres collaborateurs. Et cela m'a fortement déstabilisé. A la longue, j'ai perdu toute assurance en moi. Et donc, à partir de ce moment, j'ai encore commis plus d'erreurs professionnelles.
Sinon, pour justifier cette discrimination qu'il me faisait subir par rapport aux autres employés, il m'expliquait qu'alors « *il devait être <u>plus dur avec moi</u> qu'avec les autres employés, afin de leur prouver qu'il ne me faisait pas du favoritisme [étant donné que j'étais de sa famille]* »[208]. Et à l'époque, j'avais admis naïvement son raisonnement.

A la longue, à cause de sa pression permanente, « la personne jeune » m'avait vraiment dégoûté de travailler dans la boîte (alors qu'au départ, j'étais pourtant vraiment venu plein d'enthousiasme et motivé : je voulais vraiment l'aider)[209].

J'ai vite compris que s'il m'avait embauché, ce n'était pas pour m'aider, car 1) il avait vraiment besoin rapidement d'un ingénieur système[210] pour faire tourner la salle informatique et ses serveurs Windows et 2) en contrepartie de mon salaire élevé, *son exigence était élevé concernant ma quantité de travail et mes horaires*. Je travaillais plus de 10 h par

---

[206] Montigny-le-Bretonneux, Saint-Cloud et Montmartre (mon domicile) étaient très éloignés les uns des autres.
[207] J'en ai commis plusieurs : 1) l'impossibilité de réparer une base de données Windows Server 7 (casse dont je n'étais pas responsable), ce qui avait obligé « la personne jeune » à faire appel un expert extérieur pour la réparer, 2) ma difficulté à installer un Firewall Internet (ce qui avait obligé « la personne jeune » a encore faire appel à deux experts extérieurs), 3) le fait que j'avais perdu le carnet d'adresse d'une commerciale, Delphine T., en réinstallant son ordinateur portable à sa demande.
[208] Comme je l'ai déjà dit, « la personne jeune » avait toujours réponse à tout. Plus tard, j'ai compris que ce genre d'attitude rentrait dans le cadre de ses agissements politiques, que j'étais *instrumentalisé* par « la personne jeune » dans le cadre de ses manœuvres « politiques » au sein de sa société [voire peut-être dans un but caché, pour plus tard, celui de le disqualifier relativement à de ma propre famille, en leur démontrant que j'étais effectivement incompétent].
[209] J'avais l'impression de m'être fait vraiment « roulé » par « la personne jeune », par rapport aux promesses qu'il m'avait faites avant mon embauche dans sa société.
[210] Malgré ses compétentes informatiques dans les systèmes Windows, il n'avait aucune compétence en systèmes Unix (qui était ma spécialité et non celle Windows). Et donc, il avait une erreur en m'embauchant en tant qu'ingénieur système, car sa société avait besoin d'un ingénieur système Windows et non d'un ingénieur système Unix) (il m'aurait fallu 6 mois pour me former).

jour, parfois jusqu'à minuit, parfois le samedi (on n'y avait pas vraiment de vie privée. On devait être tout le temps disponible pour la boîte).

Donc, en résumé, le salaire élevé qu'il m'avait attribué n'était donc pas lié à des motivations généreuses de sa part.

Sa vision mégalomane, exponentielle (et optimiste) du développement de sa société lui faisait commettre des dépenses financières, inconsidérées, alors que sa société était pourtant, encore, de très petite taille et fragile[211].
Il justifiait son style de management par la peur, par le fait qu'*il ne fallait pas faire confiance dans les collaborateurs[212]*.
Quand la société a commencé à aller mal financièrement, il a déclaré devant moi (et l'autre directeur), en parlant des investisseurs institutionnels, « *ils ont investi [ou ils ont joués (?)], eh bien, ils ont perdu !* ».
Comme il cherchait à licencier le directeur de la Communication, Nicolas, et comme j'étais l'administrateur du serveur de messagerie de la société, **il m'a alors demandé d'espionner les mails de Nicolas** _ espérant y trouver ainsi les preuves d'une faute qui lui permettrait de le licencier _ au prétexte qu'il était sûr et certain que Nicolas communiquait des informations confidentielles à la concurrence (ce qui n'était pas le cas).
Pour « rentabiliser » l'hôtesse d'accueil, Arlette, il lui avait confié des tâches de secrétariat, dont elle s'acquittait mal. Et afin pouvoir la licencier rapidement, il lui avait annoncé son licenciement pour faute grave, au prétexte de son incompétence en tant que secrétaire. Arlette était alors venue en pleur, dans mon bureau, me disant qu'elle ne comprenait pas pourquoi on l'accusait de faute grave[213].
Pensant qu'il y avait encore une trace d'humanité chez « la personne jeune », j'étais alors intervenu auprès de lui en faveur d'Arlette, arguant qu'elle avait été embauchée au départ comme hôtesse d'accueil et non comme secrétaire et donc je lui demandais humblement qu'elle puisse, au moins, bénéficier de 3 mois d'indemnité de licenciement (économique).
« La personne jeune » l'avait très mal pris. Il m'a répondu que « *1) elle était bête, 2) qu'elle était incompétente, 3) que je n'en avais pas à m'en mêler !* ». Et ensuite, il m'avait « battu froid ». Enfin, **quelque jour après, il m'annonçait qu'il me licenciait**.
C'est à partir de cet expérience dans sa boîte, que j'ai commencé à douter de ses valeurs morales et de son honnêteté.

Pendant 25 ans, il n'avait cessé de me répéter qu'il passait son temps à m'aider, à me soutenir, à me défendre devant ma famille.
Or, après 1994 et durant plus de 15 ans, il m'a vu *couler psychologiquement*, à cause de mes céphalées intenses permanentes. Il a visité plusieurs fois mon appartement et il a pu constater à quel point l'état de mon appartement s'était dégradé et était devenu « le repère du clochard »[214] [215]. Or il ne m'a jamais proposé de m'aider à m'en sortir.
Une seule fois en 15 ans, il m'a aidé (peut-être en 2006 ou 2007), il m'a aidé à transférer une partie des affaires stockées dans mon appartement vers un box loué en province, … *mais uniquement parce qu'auparavant, il m'avait demandé de l'aider pour porter et installer des poutres (des bastaings), pour la création d'un étage dans sa nouvelle maison de campagne, qu'il venait d'acheter et qu'il était en train de rénover.*

---

[211] C'est cette « folie des grandeurs » qui a précipité la chute (l'échec) de sa société. Par la suite, il a toujours mis ce manque de soucis d'économie et cette folie des grandeurs sur le dos du second directeur de la société (mais en tant que directeur financier, c'était lui qui tenait les cordons de la bourse). Voici l'ensemble des dépenses inconsidérées engagées : a) **Des salaires élevés pour tous les collaborateurs (~ 60)**, b) Des emprunts importants et répétés, auprès d'investisseurs institutionnels (dont EDF …), **y compris des crédits relais / revolving**, c) **L'embauche de 20 commerciaux (c'est le pire)**, d) **La location d'une péniche bureau sur la Seine à Saint-Cloud**, en plus déjà de la location du siège originel, e) **L'achat de 65 ordinateurs**, f) L'embauche d'une hôtesse d'accueil inutile.
[212] *Il ne faisait confiance à personne et ne déléguait jamais rien*. il s'occupait de tout à tous les niveaux. Il ne responsabilisait pas.
[213] J'ai d'autant plus compati, que moi-même, de mon bureau vitré situé en face de l'entrée, je constatais qu'elle travaillait bien aux taches que « la personne jeune » lui avait confiées et *qu'elle faisait bien ses horaires*. Par ailleurs, je savais qu'elle avait été embauchée au départ comme hôtesse d'accueil et non comme secrétaire.
[214] Cf. page Internet « *photos de l'appartement d'une personne souffrant de céphalées de tension particulièrement invalidantes (le 25/2/07)* », http://benjamin.lisan.free.fr/AssoLutteContreCephalee/photos.htm
[215] Depuis l'achat d'un box (dans un parking souterrain), en avril 2010, j'ai pu transférer une partie des affaires de mon appartement dans mon box et ainsi assainir _ en partie _ l'état de mon appartement (mais il reste encore du travail).

Sa maison de gardien étant vite, je lui avais demandé si je pouvais y entreposer l'excédent de mes biens matériels. Son épouse et lui m'avait répondu d'une façon méprisante « l'on ne veut pas de ton bordel chez nous ».

En 1999, « la personne jeune » m'avait fait le forcing pour tenter de me débaucher de RENAULT.
En 2003 ou 2004, j'ai eu la surprise de découvrir que ma belle-sœur croyait que j'étais au chômage en 1999. Et que c'était par bonté d'âme que son mari m'avait finalement embauché dans sa boîte (selon les déclarations de son mari, ce qui était un gros mensonge)[216] [217].

<u>Sa grande cruauté</u>

Ma première belle-sœur avait été diagnostiquée bipolaire[218]. Mais elle était parfaitement médicamentée (elle prenait son lithium, ses psychotropes) et son jugement n'était pas aboli (hormis qu'il ressentait un amour immense pour lui). Je sais pourquoi, il voulait la faire passer pour schizophrène (au lieu de bipolaire, sa vraie maladie).
Un jour lors d'une réception chez les parents de ma belle-sœur, il avait raconté aux personnes présentes, devant son épouse, qu'elle avait eu un épisode psychotique ou schizophrénique, vers l'âge de 16 ans, durant lequel elle s'était promenée nue, en jouant de la flute, en pleine campagne. Et il nous disait trouver cela très amusant et charmant.
Or je savais que ma belle-sœur était fragile voire complexée. Et donc j'ai trouvé la révélation de sa maladie, devant tout le monde [or il y avait du monde], sinon maladroit, en tout cas pas très sympa (d'autant qu'elle était connue pour avoir des tendances suicidaires)].
Ma belle-sœur souffrait d'un manque de confiance en elle, du fait de n'avoir pas terminé ses études (à cause de ses troubles), mais elle était intelligente et avait quelques talents à développer (astronomie, flute, poésie).
Mais il ne l'a jamais soutenue ou encouragée à développer ses talents.
Dans la sphère privée, il faisait tout pour la convaincre qu'elle était schizophrène et qu'elle devait se faire soigner.
Il n'hésitait pas à intervenir auprès de son psychiatre, afin de l'influencer, voire de disqualifier, auprès de lui, la souffrance psychique de sa femme (une forme de gaslighting[219]).

NB. Beaucoup plus tard, je me rendais régulièrement chez une psychologue psychosomaticienne, exerçant rue Mozart dans le 16°, pour qu'elle m'aide à résoudre mes céphalées de tension chroniques et autres maladies psychosomatiques. Et avec celle, il fit la même chose. Connaissant son pouvoir de nuisance, sa capacité d'influencer à distance les autres, j'avais tout fait pour qu'il ne puisse jamais la connaître. Mais parfois, j'envoyais à « l'homme jeune » des mails que j'avais envoyés à la psychosomaticienne sur notre relation dure entre lui et moi (en y effaçant l'adresse mail de celle-ci). Mais un jour, j'ai oublié de l'effacer. Et du jour au lendemain, ma psychosomaticienne, avec qui je m'entendais bien m'était devenue hostile. Cela été très dommageable et j'ai été obligé de cesse de la voir. Le « l'homme jeune » a alors reconnu qu'il l'avait contacté pour lui donner son propre avis sur moi.
Comme tous les grands pervers narcissiques, il adore réaliser un cordon sanitaire autour de sa proie, afin de l'isoler, de l'affaiblir. Tout sa tactique durant toute sa vie a été de m'isoler, afin que je sois à sa merci.

Chaque fois qu'il la dévalorisait trop et/ou qu'il la menaçait de divorcer, elle menaçait de se suicider. Ensuite, elle a fait 4 tentatives de suicide. A chaque fois, il l'accusait de faire du chantage au suicide. Et il avait imposé à notre famille que

---

[216] J'avais reçu, d'elle, une lettre sincère mais *pleine de colère*, disant que j'étais un ingrat, alors que d'après, son mari, il voulait m'aider sincèrement en m'embauchant chez lui, alors que j'étais au chômage de longue durée
[217] 1) En fait, j'étais nullement au chômage, quand il m'a embauché dans sa boîte, au printemps 1999, puisqu'il est venu me débaucher, alors que je travaillais depuis 3 ans chez RENAULT Montigny-le-Bretonneux (et qu'il était même revenu plusieurs fois « à la charge », pour arriver à me convaincre de partir et ainsi parvenir me débaucher).
2) son but principal n'était pas de venir à mon aide en m'embauchant chez ISO (voir les raisons plus haut dans ce texte).
[218] En particulier, elle souffrait potentiellement et régulièrement de crise de dépression.
[219] Le gaslighting, ou gas-lighting est une forme d'abus mental dans lequel l'information est déformée ou spinée, omise sélectivement pour favoriser l'abuseur, ou faussée dans le but de faire douter la victime de sa mémoire, de sa perception et de sa santé mentale.
Source : https://fr.wikipedia.org/wiki/Gaslighting

c'était liée à sa folie, à sa schizophrénie, et que ce n'était que des chantage (jusqu'à la dernière fois, où elle s'est suicide définitivement).

Lors d'une promenade en forêt (1 mois avant le divorce et le suicide), « la personne jeune » semblant me prendre pour témoin, déclarait devant son épouse « *ma décision [de divorcer] est définitive (irrévocable). Ne t'inquiète pas je te verserais une pension alimentaire de 4000 Fr (610 €) par mois* », ce à quoi elle répondrait « *si tu divorces, je me suis suicide* ».

Pendant longtemps, il n'était très difficile de rencontrer ma belle-sœur. Je ne pouvais la rencontrer qu'en sa présence. Or plus leur couple s'acheminait vers le divorce, plus il me laissait libre de me promener avec ma belle-sœur, sans plus du tout imposer sa présence[220].

Au même moment [ou plus tard à une autre occasion (?)], il me déclara que _ sachant que son épouse et moi nous entendions bien _ *il ne serait donc pas opposé à ce que j'épouse ma belle-sœur après leur divorce*. Et même *qu'il en serait même très heureux*, ne désirant que mon bonheur.

Je supposais que sa proposition était bien intentionnée, mais elle me paraissait maladroite et mal à propos[221] pour moi en tout cas[222], à ce moment précis (sachant que, si elle l'avait su, ma belle-sœur, qui était fière, ne l'aurait pas accepté). *Ma mère, connaissant sa fragilité et vivant dans crainte du risque de son suicide avait tenté de le* **dissuader de divorcer. Il lui avait promis de ne pas divorcer.** *Or « la personne jeune » n'a ni tenu compte de l'avis de ma mère et ni tenu sa promesse.*

Comme ma mère aimait beaucoup ma belle-sœur, *son suicide l'a beaucoup affecté*[223]. Et son cancer fulgurant s'est développé juste après.

En 2003 ou 2004, concernant le suicide de son épouse, mais je le lui ai rappelé qu'on s'était promis de tout se dire. Je lui ai alors dit que le trouvais dur avec les autres et je me demandais si en étant trop dur avec elle, un jour, il n'avait pas involontairement provoqué son suicide[224]. Car en général, quand j'osais aborder cette question, il refusait toujours de me répondre, en me demandant de « *respecter sa douleur* » [or elle était morte en 1995)][225].

En 2003 ou 2004, comme il refusait constamment d'un discuter (et que j'en souffrais), un jour sans le vouloir, *j'ai exposé ce que j'avais sur le cœur à* sa seconde épouse, en lui déclarant que je le trouvais dur avec ses employés (et en lui exposant aussi le problème moral que m'avait posé l'espionnage des mails de Nicolas).
« Le plus jeune » a immédiatement reconnu, devant elle, avoir espionné mails de Nicolas, mais a soutenu qu'il n'avait pas eu le choix, *Nicolas B. étant un homme dangereux* (sans en apporter une quelconque preuve).
Et suite à cette intervention intempestive [qu'il n'a pas accepté], il a commencé de nouveau à me « battre froid ».
Pire j'ai constaté ensuite que « la personne jeune » était en train de faire le vide autour de moi, au niveau de ma famille, en me faisant passer, à leurs yeux :
1) pour un *ingrat* _ par rapport à l'indemnité de licenciement (11000 €)[226] et l'outplacement qu'il m'avait offerts _,

---

[220] Vers 1994, « le plus jeune » me laissait de plus en plus seul avec elle. Il m'avait même laissé faire une randonnée seul avec elle, en forêt d'Ermenonville, *ce qui n'était pas habituel de sa part* (car auparavant, je ne pouvais jamais rencontrer ou sortir seul avec elle, sans sa présence). Durant cette randonnée, elle a été assez secrète et elle m'a juste déclaré à la fin de cette randonnée, sous la forme d'une phrase énigmatique « *il est dommage qu'il n'y ait pas d'anges [gardiens dans le ciel] qui montrent [désignent] aux êtres humains, qui sont les personnes bonnes et qui sont les mauvaises* » (je ne sais pas si elle parlait de son époux).
[221] En tout cas, cette proposition m'avait, quand même, choqué moralement. D'autant que si j'avais agi comme le suggérait « la personne jeune », j'aurais pu donner l'impression à ma belle-sœur (voire aussi à son entourage), de profiter de sa situation de détresse morale.
[222] *Mais à l'époque, je n'ai jamais pensé que cela puisse être une « provocation » de la part de « la personne jeune », à mon encontre.*
[223] Elle a subi aussi un autre choc, un accident automobile, à la même époque.
[224] Pour moi, il est clair que son épouse était parfaitement « médicamentée », qu'elle était bien suivie par un psychiatre compétent, le Docteur Horacius (du CHU d'Aix-en-Provence), et que s'il avait plutôt épousé son beau-frère, Jean H. [ou bien si elle m'avait épousé], elle se serait jamais suicidé. Perrine, l'épouse de Jean H. et sœur de son épouse, qui avait le même profil psychologique qu'elle. Elle prend à vie les mêmes médicaments que son épouse, ne s'est jamais suicidée.
[225] Un jour, ce refus absolu et constant de toute discussion m'avait tellement énervé, que je lui avais dit « *tu es incapable de se remettre en cause* ».
[226] La directrice du personnel, Gwenaëlle, en qui j'avais confiance, m'avait convaincu d'accepter cette somme, m'affirmait que « la

2) en se posant comme une *victime, de moi*, en m'accusant alors, *auprès de ma famille*, de l'avoir accusé **d'avoir assassiné sa première épouse** (pour cela, il avait présenté vous les mails que nous avions échangés, et qui étaient des secrets entre lui et moi[227]),
b) de lui casser du sucre sur son dos (sa phrase exacte était que je lui avais « *donné le coup de pieds à l'âne* »).

Or plus tard, [lui qui pourtant me demandait de respecter sa douleur], il m'a répondu, sur un ton méprisant, parlant de sa précédente épouse, « *Tu l'as déjà vue jouer flute traversière ? Non ! Tu l'as déjà vue utiliser son télescope ?! Non ! Quant à ses capacités en mathématiques, peuff ! ...* »[228], lorsque j'ai voulu aborder avec lui de ses compétences de poétesse, de flutistes et d'astronome amateur.

Ce refus fanatique de discuter honnêtement, entre lui et moi _ alors qu'on aurait dû être très proche _, sur des sujets pourtant importants entre nous, m'a vraiment attristé (ce n'était plus celui que j'avais connu).

Malheureusement, il n'en est pas resté là. Il a commencé à espionner tous mes publications, sur Internet[229].

L'accusation d'avoir diffamé « l'autorité hypertrophiée » sur Internet (octobre 2008) :

Fin décembre 2004, j'avais critiqué dans un courrier postal envoyé au siège de Wikipedia, le manque de vérification scientifique des informations mises en ligne, dans l'encyclopédie libre et gratuite **Wikipedia** (en leur fournissant des exemple).
Or un administrateur de Wikipedia avait très mal pris ma critique et avait posté un message, très critique contre moi, contenant la phrase ci-dessous, *citant mon nom et prénom*, sur le forum de discussion de **Wikipedia** :

> Non seulement ce *Benjamin Lisan se croît supérieur au commun des mortels* et place ses relations dans un cadre normatif de type parent-enfant ou professeur-élève ...[230]

J'en avais été attristé par leur réaction, mais je n'avais pas demandé, à l'époque, aux administrateurs de Wikipedia, de retirer[231] la mention de mon nom en clair, dans ce message « hostile » (sur leur forum). Puis, j'ai oublié ce problème.

En novembre 2006, en recherchant, avec le moteur de recherche Internet **Google**, toutes les pages Internet où se trouvait mon nom « **Benjamin LISAN** », « la personne jeune » avait trouvé 1) une annonce contenant mon nom, en clair, sur un site d'annonces sexuelles[232] et me l'avait signalé [afin que je supprime cette annonce[233]].

---

personne jeune » m'offrait cette somme pour s'excuser de m'avoir mis en situation difficile. Par la suite, j'ai compris qu'il m'avait offert cette somme, pour acheter mon silence, et pour se faire passer pour généreux auprès de ma famille.
[227] J'ai compris que pour me discréditer, auprès de ma famille, il était capable d'aller jusqu'à me trahir.
[228] On peut rien de tirer de cet épisode, mais c'est l'ensemble de tout l'ensemble de ces épisodes, qui mis bout à bout m'ont fait progressivement douer de la version de H. sur ce qu'il s'est passé entre eux.
[229] C'est son côté paranoïaque qui reprenait le dessus.
[230] Le pseudo de cet administrateur de Wikipedia était « Semnoz ». Source :
http://fr.wikipedia.org/wiki/Wikip%C3%A9dia:R%C3%A9ponses_aux_objections_habituelles/Benjamin_Lisan
[231] En supposant que cela soit possible. Par la suite, j'ai su que tout le monde pouvait modifier _ très facilement _ les articles et messages des autres contributeurs à Wikipedia (y compris les messages postés sur le forum Wikipedia), sans aucun contrôle.
[232] Ce qui m'avait étonné est 1) Or il avait fallu que « la personne jeune » fasse défiler beaucoup de pages des résultats ramenés par Internet pour découvrir cette annonce (car elle était en 6ème page des résultats des recherches de Google), ce qui veut dire que, pour ce faire, il avait été obligé de consulter (et fait défiler) plus de 60 résultats de recherches Google, avant de pouvoir découvrir cette annonce (d'ailleurs, elle était courte et peu visible).
[233] J'ai demandé la suppression du message auprès du Webmaster de ce site et la suppression a été faite.

Puis il avait trouvé aussi ce message « hostile » (sur le forum de Wikipedia), mais dans lequel n'était plus indiqué mon nom mais celui de « l'autorité »[234] [235] [236].

Salut Benj,
En vérifiant qui des Lisan étaient présents sur Google, voici sur quoi je tombe :
Wikipédia:Réponses aux objections habituelles/Benjamin Lisan ...
Non seulement ce **xxx Lisan** se croît supérieur au commun des mortels et place ses relations dans un cadre normatif de type parent-enfant ou professeur-élève ...
fr.wikipedia.org/wiki/Wikipédia:Réponses_aux_objections_habituelles/Benjamin_Lisan - 117k
Tu devrais arrêter de diffuser tout ce que tu écris... internet va te tuer...
Bien à toi.
YYYY

En octobre 2008, revenant de Madagascar, j'apprends par « l'autorité », qui m'appelle très en colère, que mon oncle (ou « la personne jeune »), en faisant des recherches sur le nom « **xxx Lisan** » _ le nom de « l'autorité » _, était tombé sur le message sur le forum de Wikipedia qui semblait mettre en cause « l'autorité ». Et il en a conclu, un peu vite, que cela ne pouvait qu'être de mon fait. Que selon lui et mon oncle, c'est moi qui aurait posté ce message, dans une volonté diffamatoire contre « l'autorité ».
Pourtant, bien que la « personne jeune » savait depuis 2007, que je n'avais pas posté ce message (je lui avais pourtant expliqué à l'époque les tenants et aboutissants du problème), maintenant elle m'accusait fermement devant tout ma famille d'avoir commis cette grave faute. J'avais beau déclarer que je n'avais pas commis les faits, que j'ai jamais ni mis en cause, ni diffamé « l'autorité » sur Internet, « l'autorité » ne voulait pas m'écouter et me croire. Puis, par trois lettres très dures, « l'autorité » m'annonçait qu'il coupait définitivement avec moi et qu'il me reniait.

J'ai toujours pensé que la transformation de mon nom, dans ce post de Wikipédia, par le nom de « l'autorité » avait été du fait de la « personne jeune », parce a) qu'il est facile de modifier tous les posts de Wikipedia, y compris dans le fouim (j'en avais fait la démonstration à « l'autorité »), b) la « personne jeune » est très douée en informatique, c) que cette dernière a énormément de relations geeks (des petits génies de l'informatiques qui pullulaient dans sa boîte), dans le monde informatique (il y a travaillé dans ce monde, pendant plus de 20 ans).
Or c'est à ce moment-là _ alors que toute ma famille était « liguée » contre moi, à cause de cet épisode _, que « la personne jeune » a décidé de renouer avec « l'autorité », après 15 ans de refus de sa part[237] [238].
A la fin cet épisode, j'ai senti encore plus la trahison de la « personne jeune », et le rôle de cette manipulation, ressemblant aux manipulations de « la personne jeune » commise durant mon enfance, destinée à se faire bien voir de « l'autorité ».
J'ai commencé à être vraiment en danger.

L'accusation d'agression sexuelle portée par « la personne jeune », contre moi (22 juillet 2010) :

Vers le 20 ou 22 juillet 2010, pour la première fois de sa vie [alors qu'il l'avait toujours méchamment critiqué], « la personne jeune », m'avait félicité pour la réussite de la marche Transhimalayenne, de 2 mois, que j'avais organisée en juin et juillet 2002[239] [240].

---

[234] Note : Cette découverte de « la personne jeune », sur Internet, m'avait étonné, car en décembre 2004, j'avais bien lu le message qui me critiquait sur ce forum et c'était bien mon nom et prénom qui avait été cité [en 2004]. Or en 2006, c'était maintenant le nom de « l'autorité » qui était cité à la place de mon nom. Je ne comprenais pas bien. Mais comme j'avais beaucoup de soucis professionnels à l'époque, j'ai vite oublié ce problème.
[235] Mais il est vrai que tout le monde pouvait modifier, sans aucun contrôle, tout ce qui était écrit dans l'encyclopédie gratuite, libre, en ligne, Wikipedia [et qu'avant 2005 ou 2006, ces modifications n'étaient pas tracées par Wikipedia].
[236] En plus, à l'époque, je ne pensais pas pouvoir modifier un message sur le forum Wikipedia.
[237] Et ça cela m'a paru bizarre « qu'il profite du fait que j'étais à terre, pour se mettre en valeur et en avant ».
[238] Et cette réconciliation, décidée par « la personne jeune », a fait énormément plaisir « l'autorité », qui l'attendait depuis 15 ans. Alors qu'il y a quinze ans, c'est lui qui avait décidé de rompre toute relation avec « l'autorité ».
[239] Or c'était la première fois, en dix ans, qu'il le faisait (alors que durant tout mon séjour chez ISO, il s'y était farouchement opposé).

Mais le lendemain, d'une façon surprenante, dans un mail envoyé le 22 juillet[241], « la personne jeune » m'a porté l'accusation suivante contre moi :

> **De :** YYYY LISAN
> **Envoyé :** jeudi 22 juillet 2010 12:56
> **À :** LISAN, Benjamin (ext.)
> **Objet :** RE: Réparation de [. . .] …
>
> Benjamin,
>
> [. . .]
>
> tu as été licencié d'ISO car non seulement tu ne faisais pas correctement le travail pour lequel tu étais payé (ton successeur s'étant acquitté sans problème de ces tâches alors qu'il était d'un moins bon niveau que toi), mais surtout, tu as pris par la taille Delphine T... et a embrassé dans le cou Pascal M ???, ce qui m'a valu des menaces de plaintes au pénal pour harcèlement sexuel de ta part
>
> je t'ai rappelé ces faits (qui sont avérés et consignés) [...].
>
> [. . .]
>
> YYYY

Je savais pertinemment que je n'avais pas commis les faits[242] _ surlignés en jaune, dans ce mail _, simplement parce que j'ai abandonné toute relation sexuelle, depuis 87[243], et je n'envisage pas d'en reprendre une. Et ça, c'était une certitude absolue.
J'ai donc cru que ces femmes avaient réellement porté des accusations contre moi (à l'époque _ mais alors pourquoi « la personne jeune » ne m'en avait jamais parlé ? _ ou bien 10 ans après).
Je cherchais donc à comprendre pourquoi ces personnes, que j'avais connu, avait porté une telle accusation aussi grave, contre moi. **Et pourquoi, je n'avais jamais été au courant, ni par « la personne jeune », ni par Gwenaëlle, la directrice du personnel de la boîte, de ces mystérieuses accusations.**

Et sa gentillesse m'avait étonné.
[240] « « *La personne jeune* » serait-il devenu enfin juste avec moi ? » ais-je pensé.
[241] Dans ce même mail du 22 juillet, il rajoutait : « *j'ai systématiquement pris ta défense contre Papa* et tout ce que j'ai récolté régulièrement de ta part, **tant ta jalousie à mon égard était énorme**, c'est effectivement ce que j'ai appelé "les coups de pieds de l'âne" » [J'ai surligné en **bleu gras** ces derniers passages].
[242] D'abord, 1) une agression sexuelle est totalement contraire à ma morale la plus profonde. 2) je suis profondément complexé du fait d'avoir le visage défiguré depuis 1973, 3) je suis aussi très complexé par mon problème d'identité sexuelle flou (que je cache aux femmes) (je le considère comme un de mes plus gros problèmes avec les céphalées chroniques depuis 31 ans). 3) En général, ce sont les femmes qui vont vers moi, et non le contraire (sauf dans le cas où il n'est arrivé de publier des petites annonces). En 1997, durant un voyage sur les volcans de Sicile, j'avais rencontré Françoise H., assez jolie, plutôt masculine et aventurière (qui avait voyagé dans le monde entier), et dont j'étais tombé immédiatement amoureux. Or plus tard, cette Françoise n'avait invité dans son lit (alors que je n'avais rien demandé, alors que j'étais un amoureux transis), pour me rejeter. Et pour m'expliquer « *qu'elle avait rejeté durant cette nuit, pour me faire comprendre que je n'avais pas plus d'importance à ses yeux que du papier-Q* ». Et ce mauvais tour m'avait vraiment détruit [et elle était d'ailleurs psychopathe] et j'ai mis 5 ans à m'en remettre. Depuis cet échec amoureux, je n'avais d'attirance pour les femmes (je suis rentré chez ISO en 99). 4) J'avais tellement de soucis chez ISO, je travaillais tellement (j'étais tellement isolé) que je n'avais pas le temps de « compter fleurette » chez ISO. Et en plus il y avait la préparation de la Transhimalayenne. Donc, j'avais d'autres chats à fouetter. 5) En 1973, dans les tentes du camp de Taizé, où régnait une atmosphère baba-cool hippie (avec amour libre), je dormais à côté d'une jeune italienne et j'ai cru qu'elle se collait contre moi et donc je me suis collé amoureusement à elle. Et elle a allumé sa lampe sur moi et en m'enguirlandant. Et j'ai eu la honte de ma vie. Et donc si j'ai eu un tel genre comportement envers ceux femmes et que j'avais été convoqué pour le motif de mon licenciement lié à cela, j'aurais, de nouveau, eu la honte de ma vie et donc je m'en souviendrais.
[243] Date d'un gros échec amoureux.

Enfin, je ne comprenais pas pourquoi, alors que je ne m'en souvenais strictement pas (alors que pourtant j'ai une bonne mémoire), alors qu'il m'affirmait pourtant de la réalité de cette accusation, affichant une conviction absolue. Je ne comprenais pas pourquoi « la personne jeune » ressortait une telle mystérieuse histoire, 10 ans après.

Note : Le fait aussi que « la personne jeune » passe son temps à souffler le chaud et le froid (tantôt gentil, un jour, tantôt, méchant le suivant) ou à avoir des discours paradoxaux, à double sens, a toujours été très déstabilisant.

Sur le moment, j'ai cru que « la personne jeune » était sincère dans son accusation [et que ce n'était pas lui qui était fautif de cette accusation]. J'ai donc cru que cette Delphine T. et cette Pascale M. s'étaient liguées contre moi, pour une raison inconnue. J'essayais naïvement de comprendre.

Puis, je me suis souvenu, par exemple, qu'en 2000, j'avais perdu le carnet d'adresse de Delphine T., une commerciale assez jolie et élégante, en réinstallant son ordinateur. Dans ce cas-là, je trouvais « irresponsable » (ou pervers) qu'elle ait pu se venger de cet incident, avec/par l'emploi d'un motif aussi grave (mais alors pourquoi « la personne jeune » et Gwen m'auraient caché tout cela ?).

Quand à Pascale P., je me souvenais d'une femme aux cheveux teints au henné et qui fumait beaucoup. Et avec laquelle, je n'ai jamais eu aucun rapport (et de plus on ne travaillait pas sur les mêmes sites)[244].
En plus, il n'y avait aucun rapport entre Pascale M. et Delphine T., qui travaillaient sur 2 sites séparés.
Il n'y avait donc rien de cohérent dans cette histoire.
Et de plus, quand je demandais des précisions sur le déroulement des faits (à quelle date, quel jour, à quel endroit), plus « la personne jeune » devenait flou.
De plus, comme il m'avait affirmé, avec force, que « *ces faits sont avérés et consignés* », je lui avais alors demandé de me fournir justement les documents qui attestaient de la réalité de ces faits [main courante etc.].
Mais pendant 6 à 8 mois, il a toujours refusé de m'en fournir une copie. Ou de me fournir des précisions sur les évènements. A chaque fois, sa position était que je devais le croire et qu'il n'y avait rien à discuter de ces faits.
A la longue, j'ai trouvé cela très bizarre puis, j'ai compris que « la personne jeune » m'avait menti et qu'il avait cherché vraiment à me nuire. Qu'il essayait de me rendre fou, comme il a avait rendu fou, ma précédent belle-sœur (sorte de gaslighting).

Note : chaque fois, qu'il maintenant envers et contre tous ses accusations nuisibles, **j'étais pris de céphalées de tension terrifiantes.** Mais par contre, à chaque fois, que je croyais être sur le point de le « coincer » concernant son énorme mensonge (ou lorsque je l'avais coincé momentanément), mes céphalées disparaissaient immédiatement[245].

Malheureusement, « la personne jeune » a maintenu jusqu'au bout de sa « logique », **jusqu'à la folie**[246] (sans jamais vouloir reconnaître qu'il avait menti[247]). Il a préféré régulièrement réitérer et porter son accusation, contre moi, *durant 8 mois* (au téléphone etc …). Y compris dans ce dernier mail :

De : YYYY LISAN

---

[244] An plus, elle travaillait au site de « la péniche », tandis que je travaillais aux « bureaux de la colline » (un autre site). Donc il y avait peu de chance qu'on se rencontre.
[245] Pour moi, il est clair que la culpabilisation permanente qu'on m'a fait subir, durant toute mon enfance et l'âge adulte, a une forte influence sur la genèse de mes céphalées actuelle. Et d'ailleurs, actuellement des crises de céphalées terribles se déclenchent toujours quand on me culpabilise (et que cette culpabilisation contient une volonté de me nuire) ou qu'on m'accuse d'un fait que je n'ai pas commis (c'est comme un signal d'alerte d'un danger).
[246] Et je pense que s'il a été si sûr de son mensonge et de son affaire est qu'il l'avait certainement bien préparé et verrouillé. Pour percer « cet abcès purulent », j'ai tenté de retrouver Delphine T. et Pascale M., mais je ne les ai jamais retrouvés. Par contre, j'ai retrouvé Gwenaëlle, qui était mariée. Et cette dernière a prudemment (?) tenté de me faire croire qu'elle n'était pas présente lors de mon entretien de licenciement (m'affirmant qu'elle avait déjà quitté ISO, durant l'été 2000, donc avant décembre 2000). Mais la lettre de licenciement, dont la copie est annexée à ce texte, prouve le contraire.
[247] Est-ce par vanité, orgueil, folie (?) … je ne sais pas.

> **Envoyé :** mercredi 10 novembre 2010 09:16
> **À :** benjamin.lisan
> **Objet :** RE: Rétablir la vérité sur tous les points, sans aucune exception
> Benjamin,
> - Est-ce que tu veux que je te transfère tous les mails où les salariés d'ISO se plaignaient de ton travail, ou ceux prouvant tes maladresses avec nos partenaires ?
> - Je ne retirerai rien de mon accusation sur tes gestes déplacées à l'égard de certaines de tes collègues, assimilables en matière de droit du travail à du harcèlement sexuel.
>
> [...]
> Je viens de relire les emails que nous avons échangés depuis 6 mois :
> - tu as pété un plomb contre moi le 23/02 à 11h41[248].
> - depuis lors, tu m'insultes quasiment tous les jours.
> - tu me fais sans cesse des reproches où tu me décris comme quelqu'un que je ne suis pas, ou alors tu me reproches d'être ce que je suis sur certains points, sauf que l'amour c'est de commencer à aimer l'autre tel qu'il est, pas tel qu'on le voudrait et moi je t'accepte tel que tu es, malgré ta maladresse récurrente dans les rapports humains.
>
> Ta psy me dit que tout ce que tu demandes[249], c'est de t'assurer de mon affection pour toi. J'ai demandé à rencontrer ta psy, car j'aimerais comprendre ce qui se passe dans notre relation, car je n'y comprends plus rien.
> YYYY

« La personne jeune » semblait devenir de plus en plus fou.
De plus entre juillet 2010 et mars 2011, soi durant 8 mois, « la personne jeune » ne cessait d'être hostile, désagréable, désobligeant avec moi, constamment sans raison (par exemple, me rappelant sans cesse, que *j'étais énormément maladroit avec les autres*).

De plus, [alors que pendant les « périodes heureuses », il a semblé communier avec mes idées, y compris soutenir mes idées écologiques] il se mettait, à son tour, réemployer, contre moi, tous les arguments que j'avais employés, contre lui, dans le passé (c'est assez pervers).
Maintenant, par exemple, un jour, *il m'accusait, à son tour, « de ne pas savoir me remettre en cause »* etc.
Le fait qu'il me retourne sans cesse tous mes arguments [comme un perroquet] était très déstabilisant contre moi.
De plus, il **contestait désormais tout ce qu'il m'avait avoué dans le passé**. Par exemple, il affirmait maintenant :

1) *ne jamais m'avoir jamais avoué avoir menti contre moi, auprès de mes parents, durant mon enfance* (ou bien encore à une autre occasion, il m'en donnait encore une autre version : « *Oui ! il me l'avait peut-être avoué, mais que ses mensonges n'étaient pas si graves et depuis le temps, tu aurais du t'en remettre* » et « *que de toute façon, j'avais aussi une certaine part de responsabilité dans les malheurs de ton enfance* ») (sic !)).
2) De « *n'avoir **jamais** souhaité ou incité à épouser ma femme, après son divorce* » (et sur ce point-là, il contestait le fait, avec une violence incroyable, mettant en doute systématiquement concernant mes souvenirs liés à ma belle-sœur et au sujet de ses paroles ... Selon lui, que je les aurais mal interprétées[250] etc. **Il contestait vraiment systématiquement tout, très méchamment.**

---

[248] Parce que j'avais écrit, à « la personne jeune », dans un mail du mardi 23 février 2010 à 11h46: "*Tu me déçois profondément. Je crois que tu es dur de cœur. Et ça je l'avais toujours remarqué, chez ISO et ailleurs. Tu es dur de cœur et plein d'incompréhension*" [et je ne pense pas avoir pété les plombs en écrivant cela]. En réponse à son mail de la veille [du lundi 22 février 2010 20:20] où il écrivait « [...] *tu passes juste pour Jean Lefebvre en pleurnichard. [...] Ton f... qui t'aime (mais ne peut rien à tes souffrances)* ». Or cela faisait des mois que « la personne jeune » ne cessait de me critiquer, sans cesse. Et donc cette phrase ultime était particulièrement destructrice.
[249] Connaissant l'action délétère de « la personne jeune » dans mon entourage, j'avais tout fait pour qu'il ne rencontre pas ma psy. Mais suite à une erreur de ma part, je lui ai communiqué son email. Et après cette communication, ma psy m'est devenue elle aussi hostile.
[250] Il me prenait vraiment un « crétin » ou une personne qui délire.

Maintenant, il revenait sur tout ce qu'il m'avait dit ou avoué. Avec lui, la vérité a toujours été constamment à géométrie variable (!) [variant sans cesse d'une version à l'autre et d'un jour à l'autre], mais là encore plus.

Un jour, « la personne jeune » s'était plaint que « *ma mère avait peu affectueuse avec lui* ».
A ce moment-là, un peu imprudemment, je lui alors relaté l'épisode où ma mère m'avait dit, vers l'âge de 14 ans « *tu es le petit raté de la famille, mais je t'aime quand même* »[251] [252]. Pr brutalement et violemment, il m'a rétorqué, avec assurance : « **Mam n'a certainement jamais dit cela !** »[253] [254] [255].

Et je sentais, de plus en plus chez lui, et de mettre en doute systématiquement ma parole et ma crédibilité (au point que j'ai suis venu à croire qu'il y avait en lui une réelle volonté de me nuire[256]. En tout cas, je l'ai ressenti comme tel).

Puis ensuite, « la personne jeune » m'expliquait, en clair, *comme si nous étions de nouveau en bon terme*, dans un dernier mail, du 20 octobre 2010 : « *Je n'ai pas renoué avec Papa par intérêt (j'en ai strictement rien à foutre de son argent – tout au plus, je ferais mon possible pour que les biens de maman ne finissent pas dans la famille de Joëlle).* ». Là, je ne l'ai pas cru.

Lors du tout dernier échange que l'on a eu entre nous (en 2011), lors d'un appel téléphonique très court de « la personne jeune », elle m'a dit, lors d'une déclaration assez énigmatique : « *tu devrais plus cloisonner tes relations* »[257] (sans autre précision et sans aucune explication sur la raison de son « conseil »[258]).

« La personne jeune » avait prêté 2000 euros, il y a longtemps, à ma tante Dan, qui est dans une situation financière de surendettement catastrophique. Comme il n'avait pas conscience de l'énormité du surendettement de Dan, il lui a réclamé, en 2011, ensuite le remboursement intégral de cette somme. Comme elle ne pouvait pas le rembourser, lui proposant alors de faire cadeau du train miniature Märklin, de son défunt mari, il a évalué ce train et a estimé « *qu'il n'y avait pas le compte* »[259]. Puis il lui a mis une pression morale énorme. D'après lui, ma tante lui aurait rétorqué : « *tu es très riche, tu n'as pas besoin de cet argent, tu pourrais m'en faire cadeau* »[260]. Enfin, très mécontent, il n'a pas cessé de répéter, ensuite, auprès de ma famille et de moi que « **Dan était une voleuse. D'autant qu'elle voulait qu'il lui fasse cadeau de ces 2000 euros** »[261].

---

[251] je croyais d'ailleurs qu'il s'en souvenait, puisque ma mère avait dit cela devant « la personne jeune » dans le salon de l'appartement familial à Montesson (région de Paris).
[252] Ce qui m'avait choqué, dans mon souvenir.
[253] Et pourtant c'était vrai.
[254] Et là, j'ai de suite compris qu'il n'avait fait de la « provocation » en mpe parlant du « manque d'affection de maman », afin *de me faire parler et ainsi pouvoir prendre le contre-pied par rapport à tout ce que j'affirmais.*
[255] Durant cette période, je n'ai pas le souvenir le nombre de fois qu'il m'a contredit, mais c'était souvent et systématique.
[256] Cette période de 8 mois a été si douloureuse pour moi, que j'ai vraiment failli me suicider. Et c'est enfin là que j'ai compris comme « la personne jeune » avait réussi à pousser au suicide ma belle-sœur.
[257] Ce genre de conseil est contraire à mon esprit, car je suis strictement honnête, je n'ai rien à cacher dans ma vie. Je suis transparent. Je suppose que par cette phrase énigmatique, il voulait me signifier qu'il savait quelque chose de ma vie, dont il n'aurait pas du être au courant. En fait, je ne sais car souvent, « la personne jeune » peut être très énigmatique _ souvent par l'emploi de phrases à sens multiples _ et j'ai alors du mal à le suivre. Et d'ailleurs, sa façon de « *cloisonner ses relations avec tout le monde* » les a artificialisé et, en tout cas, elle pourrit mes relations avec ma belle-sœur et mes neveux.
[258] Cela pouvait être une menace (?).
[259] **Il me l'a aussi répété**. Dan m'a confirmé que ce train coûtait cher et qu'il valait certainement cette somme.
[260] Et cette relation des faits, par « la personne jeune », est possible parce que je sais que Dan a de la personnalité et ne se laisse pas faire. Il est possible que la déclaration de ma tante soit due à une sorte de provocation de sa part, probablement à cause de la pression de « la personne jeune ». Et je reste persuadé que la présentation des faits relatés par « la personne jeune » ne correspond pas à la vérité.
[261] Ce qui m'a surtout choqué est que « la personne jeune » l'accuse auprès de toute notre famille, *sans même que Dan le sache* (pour un prêt de 2000 euros (!), qu'elle ne peut pas, pour l'instant, lui rembourser. « La personne jeune » aurait dû faire mauvaise fortune bon cœur. D'autant, que je connais le niveau de revenu mensuel de « la personne jeune » et son train de vie). Selon Dan, c'et son mari [maintenant décédé d'un cancer] qui aurait contracté ce prêt de son vivant auprès de « la personne jeune », il y a longtemps. Et dans son souvenir, cette somme s'élevait à 1500 euros et non à 2000 euros. Donc, le montant avancé par « la personne jeune » l'a étonné.

Or de mon côté, je n'en suis pas resté là, j'ai discuté avec Dan. ... Et j'ai appris, par exemple, qu'elle remboursait, depuis longtemps, une dette, contracté par sa famille[262] [263] (je suppose qu'elle n'en avait parlé à personne).

Je me suis dit que « la personne jeune » *était devenu* fou, car je connais bien Dan, je sais que, *si elle est sûrement inconséquence au niveau financier*, elle n'est certainement pas malhonnête ou une *voleuse*. C'est moche.
Et surtout cet épisode m'a fait comprendre que « la personne jeune » n'était pas du tout détaché de l'argent [contrairement à ce qu'il affirme régulièrement auprès de toute la famille][264].

Plus tard, « la personne jeune » et son épouse sont allés à la rencontre de la très vieille amie commune de la famille, Geneviève, dans sa maison en Normandie. Et encore une fois, « la personne jeune » déclaré devant Geneviève qu'il était devenu désintéressé relativement à l'argent (!). Or ce double langage, constamment réitéré au sujet de sa relation à l'argent, me choque.

Depuis 2011, je n'ai plus jamais recontacté « la personne jeune ». J'ai compris enfin qu'il m'avait manipulé durant 25 ans. Cela a été long pour comprendre (et uniquement avec le gaslighting de 2010-2011).

Il y a chez lui un jusqu'au-boutisme pour ne jamais reconnaître ses torts et un jusqu'au-boutisme terrifiant dans le mensonge.

<u>Les succès dans la tromperie éternelle « du plus jeune que moi de 6 ans » :</u>

Le pense que les clés de sa réussite, dans la tromperie des autres et dans la duplicité, sont les suivantes :

1. Le fait de verrouiller toutes ses relations, afin qu'elles ne puissent pas recouper sur les informations mensongères, manipulatrices, qu'il donne avec parcimonie à ses « amis » et « proches » sur les autres,
2. Le fait qu'il n'a aucun vrai ami, uniquement des relations utiles, qu'il peut instrumentaliser, y compris ses enfants. Donc, il n'a besoin de s'attacher à personne, ce qui le libère de toute obligation morale.
3. La stratégie du mimétisme (tactique de la PNL) _ adopter en apparence les convictions et l'attitude des personnes avec qu'il est en relation _, pour mieux les abuser et obtenir leur confiance.
4. Divisez pour régner, semer avec adresse, la division, la zizanie, afin que ses relations ne pensent jamais contacter les personnes diffamées (qu'on alors croit mauvaises), afin qu'on ne pense jamais à vérifier et recouper ses informations, ses déclarations sur eux ou sur soi (et pour vérifier s'il ment ou non sur eux ou sur soi). Il a souvent avancé, avec adresses, des allégations de problèmes psychiatriques contre eux (tels qu'état border line, dépression, schizophrénie, fragilité psychologique, être sous la coupe d'une secte, être pervers narcissique ...) pour discréditer, après de ses relations, les personnes qui lui apparaissent comme une menace contre lui. Pendant plus de 10 ans, il m'a cessé de vouloir me « monter » contre « l'autorité hypertrophiée » [pour que je la haïsse], afin de casser notre relation, en l'accusant d'être un pervers narcissique. Et je suis certain qu'il faisait de même en me discréditant auprès « l'autorité hypertrophiée », en prétendant que j'étais paranoïaque (dans mes accusations de maltraitance psychologique contre Delphine, que j'avais porté contre lui), que j'étais, en fait, jaloux de lui (de sa réussite matérielle, alors que j'étais pauvre, de mon côté), que donc je cherchais à me venger de lui (sans raison), que j'étais un **ingrat** envers lui et envers « l'autorité hypertrophiée », malgré tout ce qu'ils avaient fait pour moi (ce genre de parole, douce et agréable, à son oreille, que justement voulait entendre « l'autorité hypertrophiée » _ car elle-même ainsi que « le plus jeune que moi de 6 ans » adorent se faire passer éternellement pour une victime, ce qui les valorisent respectivement mutuellement à

---

[262] Le fait de savoir comment elle et son mari sont parvenus à avoir une dette de 77.000 euros, n'est pas mon propos ici.
[263] Or connaissant son niveau de revenu actuel _ alimenté par la « *pension de reversion* » de son défunt mari _, je sais qu'elle sera probablement endettée jusqu'à la fin de sa vie, même en étant très économe (ce qu'elle est actuellement).
[264] S'il est si détaché des biens matériels, qu'il le dit, alors qu'il crée une fondation, par exemple, 1) pour aider à l'insertion professionnelle des jeunes de banlieue (qui vendent de la drogue), à ceux qui sont en échec scolaire, 2) ou pour aider au développement (durable) de l'Afrique etc. Ou mieux qu'il donne la majorité de ses biens, à son décès, à la Fondation de France.

leurs yeux et aux yeux de leurs proches. Je suis même sûr qu'il a convaincu « l'autorité hypertrophiée » que je le haïssais et a dû aussi en convaincre les proches de notre famille).

Et comme je l'ai déjà dit, c'est une des rares personnes que je connaisse capable de faire du *gaslighting*, une sorte de manipulation de très haut niveau (voir dans la biographie ci-dessous).

39 Micheline

En 1979, je suis tombé sur Micheline, une technicienne de laboratoire, au physique impressionnant et masculin de Walkyrie, lorsque je débutais une thèse de 3ème cycle dans le laboratoire CNRS de « physique des décharges ». L'ambiance humaine, dans ce laboratoire, s'est vite révélé délétère (mauvaise). A l'époque, j'étais très naïf, car je croyais que les laboratoires du CNRS étaient des temples de la Science, où les chercheurs, qui y travaillaient, étaient animés par des idéaux humains et scientifiques élevés (je les avais imaginés tels des saints de la Science).
Mon directeur de thèse et directeur du Laboratoire, m'avait attaché cette technicienne, pour ma seconder dans mes travaux.
Or je me suis vite aperçu qu'elle ne travaillait jamais, étant juste présente, pour effectuer ses heures de présence règlementaires, préférant tricoter tout le long de la journée. Elle était tellement méprisante, humiliante, envers tout le monde, cinglante, « méchante », qu'aucun chercheur n'osait lui demander un service ou travailler avec elle. Elle n'hésitait pas à critiquer et à médire, sur tout le monde.
Tout le monde en avait peur, y compris le directeur du Laboratoire, qui s'aplatissait platement et systématiquement devant elle. Elle refusait de travailler pour moi (et pendant plus d'un an, je n'ai jamais réussi à la faire travailler pour mes expériences, malgré la consigne donnée par le directeur, à mon arrivée). Or je n'étais défendu pas par ce directeur lâche, qui prenait toujours parti pour elle.
Pire, Micheline n'hésitait pas à saboter mes expériences. Par exemple, j'utilisais un certain appareil qui fournissait une certaine pression d'éthylène à un laser. Elle m'avait indiqué que la pression était de 5 bars. Or en fait, en lisant le mode d'emploi de cet appareil, j'ai appris que la pression ne devait pas dépasser 1,5 bars (la pression de 5 bars aurait pu faire exploser l'appareil).
Une de mes expériences étaient de générer des décharges couronne. A mon arrivé, je lui ai demandé quelle intensité de courant, devais-je choisir. Elle m'a indiqué 10 µA. C'est longtemps après que j'ai su qu'il fallait que j'applique plus de 100 µA. Donc, mes expériences étaient ratées. J'avais réussi à découvrir un phénomène, mais hors des conditions expérimentales souscrites.
A bout d'un an de ce régime, je souffre tellement, que je me mets en colère (contre ses sabotages).
Mais elle prend les devants, se plaint auprès de mon directeur, et je suis licencié (ce directeur par lâcheté avait préféré prendre parti pour elle).

40 Françoise

Lors d'un voyage organisé sur les volcans de Sicile, j'ai connu une jeune femme dans le groupe, Françoise, qui avait l'air assez jolie, avec une jolie chevelure bouclée, comme celle d'un mouton ou de Meg Royan, qui avait l'air assez dynamique, avec un talent et un sens inné de l'organisation, qui avait l'air plutôt amusante et qui faisait l'unanimité du groupe. Tout le monde l'appréciait.
Au retour de notre voyage, Françoise, Fernand, Martine, les compagnons rencontrés durant ce voyage, et moi formions une bonne bande d'amis.
Françoise avait organisé un repas chez elle, pour nous tous. Tout le monde avait apporté quelle chose. C'est elle qui avait préparé une salade un énorme saladier et du guacamole. Son appartement rempli de ses nombreux et jolis souvenirs de voyages.
Puis petit à petit, lors de rencontres successives, elle a réussi à me séduire et avoir de l'emprise sur moi, me laissant entendre qu'elle s'intéressait plus à moi qu'aux autres.

Et finalement, j'ai commencé à devenir amoureux d'elle, peut-être parce qu'elle avait de l'ascendant sur moi, qu'elle était très intelligente (°). Etant amoureux, n'importe quel détail d'elle avait grâce à mes yeux.
Par exemple, elle clignait constamment des yeux, ce qui lui donnait un côté charmant, pour moi.

Mais son apparence amusante et décontractée, au départ, a fait place, petit à petit, à une personnalité plus sombre. Elle m'a raconté qu'elle avait vu sans cesse, durant sa jeunesse, « son propre père » maltraiter et battre sa mère. Que cela l'avait traumatisée. Petit à petit, elle m'instillait la conviction que tous les hommes sont maltraitants. Elle me racontait qu'elle avait dû se séparer de 11 hommes, parce que tous maltraitants. Selon elle, le derniers un garde forestier néozélandais avait failli la tuer d'un coup de couteau.
J'aurais dû me méfier. Mais elle avait l'air tellement innocente et sincère.

Toutes ses révélations avaient été adroitement amenées, progressivement, comme si cela avait été naturel, sur plusieurs jours … Tous ses propos paraissaient logiques, cohérents, crédibles et la faisait passer pour une victime perpétuelle (C'est la personne qui, semble-t-il, n'avait pas de chance).

Puis, elle me révéla alors qu'elle était, sans cesse, assaillie, jour et nuit, par des hallucinations et visions horribles de vers grouillants devant ses yeux (comme les boites de vers de farine utilisés par les pêcheurs). Elle me disait que ses visions la harcelaient, jour et nuit, et qu'elle en avait peur et provoquaient chez elle des insomnies totales. Elle ne dormait jamais.

A partir de ce moment, j'aurais se méfier de ses propos, mais elle avait l'air si sincère.

Voyant que c'était une personne intelligente, ayant un bagage en psychologie, je ne comprenais pas donc d'où venait sa maladie (mentale).
Puis comme si elle me demandait une faveur à un vrai ami, en qui elle avait confiance, elle m'a demandé de trouver la cause de ses horribles visions (afin de résoudre définitivement son problème, qui la harcelait depuis l'âge de 8 ans).

Et comme un idiot, j'acceptais naïvement. Mais rappelons que j'étais très amoureux d'elle (à l'époque, j'étais aussi assailli, de mon côté, par un horrible désir de coucher avec elle, que je ne lui ai jamais avoué). Mon amour m'empêchait de raisonner et atténuait mon inquiétude causée par cette révélation[265]. Je ne voulais pas qu'elle soit déçue et donc j'acceptais.

Un soir, elle m'avait demandé d'apporter deux bouteilles de vin. Alors que j'avais très peu bu, je me suis aperçu qu'elle avait réussi à boire les deux bouteilles, dans la soirée, « naturellement » sans que cela semble lui faire quelque chose (comme si elle tenait bien l'alcool). Comme elle n'avait aucun ravage de l'alcool sur son visage, je me suis rassuré en disant que c'était exceptionnel. Je précise qu'elle n'a jamais été agitée ou prise de convulsion et qu'elle avait toujours une parfaite maîtrise d'elle-même, y compris face à ses hallucinations (n'en laissant jamais rien paraître[266]).

En puis, en cherchant dans la littérature médicale, je suis tombé sur cette définition :
« *Zoopsie : Type d'hallucinations lors desquelles le malade est emporté dans son délire imaginaire, parfois associées à de convulsions. Ces hallucinations visuelles surviennent essentiellement chez les toxicomanes, et consistent à voir des animaux (araignées, serpents, vers …) et des images terrifiantes là où il n'y en a pas. La plus typique des zoopsies est celle du delirium tremens, survenant après un sevrage brutal chez une personne souffrant d'alcoolisme chronique.*
Les mécanismes du delirium tremens ne sont pas parfaitement connus. Ils associent des tremblements des membres et de la langue, avec des sueurs abondantes, une accélération du cœur, de la fièvre, une agitation, une déshydratation et une confusion mentale. Généralement, après 1 jour ou 2 d'abstinence alcoolique, il s'installe un pré-délire, c'est-à-dire des tremblements et une agitation sans délire. Les jours suivants, le délire proprement dit s'installe et met le patient en

---

[265] Je me demandais juste comment avec un problème aussi horrible et grave, elle pouvait encore continuer son travail de secrétaire de direction chez Rhône-Poulenc, comme si de rien était.
[266] Une seule fois, je l'ai vu essayer d'attraper ou chasser ses hallucinations.

danger (risques de mort par défenestration). ». Source : http://www.vulgaris-medical.com/encyclopedie-medicale/zoopsie
« *Hallucination visuelle dans laquelle le sujet voit des animaux, en particulier dans le delirium tremens* », Larousse.
« *Hallucinations visuelles en général terrifiantes d'animaux répugnants ou dangereux (rats, serpents, crapauds, araignées, etc.). Le patient vit avec une grande anxiété, surtout nocturne, cette imagerie onirique souvent kaléidoscopique, habituellement mêlée à d'autres éprouvés hallucinatoires (p. ex. professionnels). Dans son agitation parfois extrême, il peut essayer de lutter contre ces bêtes, de les chasser ou de les attraper malgré leur envahissement possible, ou de les fuir. Ces troubles s'observent essentiellement dans les états confuso-oniriques, surtout dans le delirium tremens et les psychoses alcooliques subaigües; ces dernières bien plus fréquentes* ».
Source : http://www.psychologies.com/Dico-Psycho/Zoopsie
« *Psychopath. Hallucination visuelle qui consiste en vision d'animaux (généralement féroces ou terrifiants)* ». Source : http://encyclopedie_universelle.fracademic.com/76184/zoopsie

Après les avoir lui, je lui ai présenté cette hypothèse. Je la rassurais en lui disant qu'elle ne devait la prendre que juste comme une hypothèse scientifique, qu'elle doit prendre avec du recul, que des visions étaient peut-être liées une consommation d'alcool à réduire, et que c'était peut-être des zoopsies liées à une consommation trop élevée d'alcool. Sur le moment, elle n'a rien dit.

Mais le jour suivant, le soir, après une forte consommation de vin, elle m'invite soudainement à coucher dans son lit avec elle (or c'était mon désir le plus cher, depuis longtemps).
Nous nous retrouvons tous les deux nus dans le lit, côte à côte (elle avait un très beau corps, d'autant qu'elle était assez sportive). Amoureux transis, je ne faisais qu'à peine effleurer son corps, de mes doigts, sans jamais toucher à ses parties sexuelles.
Puis soudainement, elle s'est agitée brutalement, passe son temps à remuer et à me donner des coups de coude, comme si elle me repoussait. J'ai alors passé une mauvaise nuit.

Je lui ai demandé ce qu'il se passait. Sur le moment, elle ne me dit rien. Puis elle me remet une petite bande de papier long, où il était tapé à la machine « *j'ai voulu te faire comprendre que tu ne me fais pas plus effet, pour moi, que du papier Q* [du papier toilette] » (ce qui était très méchant).

Puis elle m'expulse de chez elle, me disait qu'elle ne veut plus jamais me revoir.

Puis elle prévient Fernand, Martine etc. que je l'accuse d'être une alcoolique, alors que, dit-elle, elle n'a jamais bu de vin, raison pour laquelle elle m'a expulsé de chez elle. C'était sa seconde méchanceté.

Martine est venue, ensuite, me remettre, sans rien dire, chez moi, dans le 18°, les cadeaux que je lui avais offerts.

Je n'avais jamais imaginé que cette jolie jeune fille sportive, dynamique pouvait être aussi méchante. C'était d'une méchanceté incroyable, car je n'avais été méchant avec elle (et rien ne pouvait justifier un tel comportement aussi destructeur).
J'ai mis presqu'un à m'en remettre.

Comme je l'ai déjà dit, elle avait un réel talent pour se faire passer constamment pour une victime. C'est souvent l'apanage des grands paranoïaques. Je suppose qu'elle l'était aussi.

Et je pense que Françoise était suffisamment forte (et fière) pour n'avoir jamais été internée (raison pour laquelle sa pathologie, qu'elle cachait fort bien, était indétectable aux yeux de ses amis et collègues).
Pourquoi elle m'avait choisie pour révéler son secret ? Les grands pervers sont plutôt attirés par le un contre un, ils aiment se retrouver face à face avec leur proie dans une pièce close. Je pense que j'ai été sa proie.

J'avais aussi constaté que Françoise vivait une relation fusionnelle anormale avec sa mère. Cette vieille femme, en apparence dévote, était enfermée dans un groupe de prière (peut-être sectaire). Le domicile de sa mère était sinistre, le plus laid, que j'ai rencontré durant de ma vie (pire que la maison d'épouvante du film psychose d'Hitchcock). Or, a contrario, l'appartement de Françoise était joliment décoré. Il y avait quelque chose de malsain chez sa mère (je me demandais si ce n'était pas elle, qui, par la dévalorisation et la fragilisation de son mari, l'avait poussé à la battre, parce que justement, il était faible). La seule fois où j'avais rencontré sa mère, j'ai eu immédiatement envie de la fuir.

Je pense que Françoise était très orgueilleuse et qu'elle ne pouvait supporter que je lui ai parlé de son addiction. Son cas reste très complexe[267].

41 Virginie

Dans le cas des profils psychopathologiques, j'ai connu aussi Virginie, trouvée par des petites annonces dans un journal de petites annonces au printemps 1985.
Elle était la fille d'une famille très riche, dont le père avait été juge d'instruction, maintenant la retraite (dans sa famille, tout le monde votait Front national). En apparence, une famille très respectable.
Elle était secrétaire à mi-temps à Science-Po (rue Guillaume).
Elle avait un visage poupin d'ange (bien qu'avec un corps fort obèse), une très jolie voix douce, chevrotante, de petite enfant fragile. Elle avait une très belle écriture … Elle était en relation avec des religieuses, dont la mère supérieure Pia, d'un couvent dans les Pyrénées. Elle était riche, elle possédait un bel appartement, soigné, très bien rangé, sympathique, d'un style jeune, dans le 15° arrondissement de Paris.
Je l'avais rencontré par un journal de petite annonce (suite à ma petite annonce). Elle m'avait vite rapidement accaparée (alors qu'elle je ne l'ai et je ne l'avais jamais aimé et que j'essayais sans cesse de prendre la distance).

En début de semaine, elle me faisait des cadeaux de grand prix, semblaient extrêmement généreux, puis soudaine, au cours ou en fin de la semaine, sans raison ou à la moindre contrariété, elle avait une crise de larme avec de vraies pleurs et larmes, comme si elle était une petite enfant (capricieuse), me réclamant soudainement la restitution de tous ses cadeaux. C'était désagréable, et cela me poussait à vouloir sans cesse la quitter.
A la longue, je me suis rendu compte qu'elle était plus extraordinaire actrice que je connaisse, elle était capable de vous faire fondre, de vous désarçonner en affichant le sourire lumineux de la plus extrême bonté, sur son visage _ celui de la sainte qui vivrait dans le ravissement intérieur et les béatitudes _, ou bien de pleurer sur commande, avec de vraies larmes, dans les yeux (tout cela sur commande !) …

Rapidement, j'ai découvert qu'elle était « gravement » nymphomane, avec une sexualité horrible, mécanique, sans aucun romantisme. Il y avait quelque chose de profondément déséquilibré, chez elle, en particulier sur le plan sexuel. Le matin, elle travaillait à Science-Po. Mais l'après-midi, elle passait, son temps, sur son lit, à rien faire ou à vouloir faire constamment l'amour (avec moi). Elle semblait très paresseuse (elle n'apportait rien de positif à un homme, hormis ses nombreux cadeau). Elle faisait toujours en sorte, d'accaparer constamment mon attention, pour que je me consacre sans cesse à elle (je ne pouvais pas avoir ma vie privée, qu'elle ne respectait pas, me téléphonant très régulièrement).

Ce n'est qu'à la longue, qu'j'ai compris qu'elle m'avait mis le « grappin dessus » _ en tant que « bon pigeon » naïf _, uniquement parce qu'elle avait peur d'être enceinte (car elle avait eu un retard de règle), or être enceinte, avant le mariage, était exclus dans sa famille traditionaliste.
Elle croyait être enceinte, suite à une relation avec un certain Pascal, majordome avec qui elle couchait régulièrement. Mais il n'était pas de sa classe sociale, dont il ne convenait pas. A contrario, j'étais de la bonne classe.

---

[267] J'ai du mal à croire qu'elle souffre de vision liée à une psychose depuis l'âge de 8 ans et qu'elle arrive malgré tout à maîtriser totalement sa vie.

En fait, elle ne savait pas si elle était enceinte à cause de Pascal ou à cause de ses milliers de relations sexuelles[268]. Car dans sa famille, on n'avorte pas, l'on ne divorce pas (elle m'avait le grappin dessus par elle me trouvait différent plus honnête que ses nombreux partenaires sexuels).

J'ai découvert ensuite qu'elle pouvait me mentir avec un aplomb incroyable[269], tout en me soutenant du regard, un regard pétillant et malicieux, dans un visage reflétant la bonté la plus absolue, comme si elle connaissait la béatitude chrétienne.
Elle prenait au moins 8 psychotropes par jours _ dont un neuroleptique _ (et du Lithium), qu'elle prenait comme si c'était des bonbons et qui, à la longue, n'avaient plus aucun effet sur elle et n'entamait aucunement sa vivacité intellectuelle, qu'elle avait très grande.
Plus la relation avec elle me pesait (j'avais l'impression d'être une souris pris au piège par un chat), puis je cherchais par tous les moyens à m'échapper de son emprise (mais elle était extraordinairement intelligente, d'une intelligence diabolique).
A moment donné, pour échapper à son emprise, j'ai fait la grève du sexe …
Immédiatement, elle a commencé à se moquer de moi d'une manière perverse : par exemple, elle me demandait, avec son air de petite enfant innocente, de prier tous les deux à genoux, pour demander à Dieu qu'on n'ait plus de désirs sexuels.
Ou bien, elle m'emmenait de force à l'hôpital, pour sa soi-disant grossesse (pour que j'assiste à ses examens, qu'elle ne passait pas, en fait).
Ou bien soudainement, elle me disait qu'elle avait des hallucinations d'abeilles, et qu'elle voulait se suicider, en se jetant par la fenêtre de son appartement, situé au 15° étage (!). Ce qui m'obligeait à accourir chez elle.

Finalement, elle m'a fait un tel harcèlement moral sur mon téléphone professionnel, durant le mois d'août … alors que toutes les personnes qui auraient pu m'aider à me sortir de cette situation sans issue, étaient en vacances et inaccessibles (Or en 1985, je ne connaissais par le fait de pouvoir se mettre sur liste rouge), que j'ai perdu mon emploi.
Tous les soucis, qu'elle m'avait causés, avaient été à l'origine d'une terrible crise de céphalées très invalidante, qui a duré plus d'un mois, qui m'a empêché de travailler, malgré des efforts surhumains pour continuer à travailler.
Mais même, après mon licenciement, elle continuait à me harceler, par coup de fil, ou par un télégramme (affirmant qu'elle allait me protéger).

Apprenant mon renvoi de ma société, mon long chômage_ elle avait ruiné ma carrière du moment alors que j'étais en période d'essai dans l'entreprise, dans laquelle je désirais entrer _, Mère supérieure Pia, qui m'avait incité à épouser Virginie m'a juste affirmé ensuite qu'elle était déséquilibrée (mais j'avais l'impression qu'elle était plus que déséquilibrée, … aussi perverse et totalement amorale, très surement).

J'avais aussi découvert, durant cet épisode de ma vie avec elle, qu'elle avait fait mettre un de ses amants en prison, suite à une dénonciation calomnieuse de sa part _ en affirmant qu'il l'avait violé avec un bougie … _, cela juste pour avoir un retour d'affection de sa famille (pour pouvoir, encore une fois, se faire passer pour une victime).
Et comme celui qu'elle avait fait mettre en prison réclamait, constamment, sa sortie de prison, Virginie s'était mise à fumer cigarettes sur cigarettes (à chaque demande de libération, elle se mettait à fumer), alors qu'elle m'avait affirmé (et promis) qu'elle avait arrêté le tabac.
Un jour, Virginie m'avait déclaré « *je suis toujours senti plus forte que Dieu* » (phrase révélant sa mégalomanie).

Le fait d'avoir découvert une personne aussi perverse comme elle, sur terre, a été très violent pour moi.

Certaines personnes ont objecté que Virginie aurait pu être bipolaire. Je leur réponds qu'elle était, au contraire, très bien médicamentée (8 psychotropes, du lithium, qu'elle prenait tous les jours. Je l'ai vérifié). Donc, si bipolarité ou pas,

---

[268] Elle m'avait avoué, un jour, que, par le journal de petites annonces, elle recevait, au moins, un homme, chez elle, par semaine, pour faire l'amour avec elle, donc au moins 52 hommes, par an. Elle vivait donc dangereusement.
[269] Elle mentait comme elle respirait. C'était comme un jeu.

celle-ci n'expliquait pas le comportement terriblement manipulateur de Virginie (je repense, par exemple, à son amant emprisonné sur une dénonciation calomnieuse de sa part).

42 Joël

Joël a été un des candidats de la marche transhimalayenne, que j'ai organisée en 2002, candidat que j'ai choisi pour ses capacités sportives.
Joël était un homme grand (1m90), assez costaux, ayant la carrure de Fidel Castro (et en ayant l'apparence). Il a participé aux trois WE d'entrainement dans les Alpes et le Juras. Durant tout la marche, qui a duré 2 mois, en Inde du Nord, il a été un compagnon, assez secret, réservé, mais en apparence quelqu'un de plutôt timide, qui ne semblait pas poser problème. En fait, j'ai su plus tard, des années après, qu'il avait emprunté de l'argent à un des marcheurs et qu'il n'avait jamais voulu le lui restituer.

Joël et sa femme Jacky me tenaient régulièrement par mail, du projet de Joël de faire le tour d'Europe en vélo, puis de son autre projet de faire le tour du monde en vélo.
Au départ de son tour d'Europe, en 2004, Joël s'était fait renverser, faucher par un chauffard ivre, qui l'avait laissé pour mort. Il était ressorti, de ce grave accident, vivant, mais avec de graves séquelles, dont un grave trauma crânien (au lobe frontal, visible à l'IRM), avec une perte totale et durable du sens de l'équilibre. Désormais, il ne peut plus faire du vélo qu'avec un vélo tricycle, couché, ou marcher en s'aidant d'une canne (ou bien il doit longer les murs et s'y tenir dès qu'il sent une perte d'équilibre).

Depuis son trauma crânien, sa femme Jacky me dit que Joël a complètement changé de personnalité, que son humeur est devenue plus instable, acariâtre, qui a souvent des crises de colère ou de caprices. Il me demande de l'aider, en l'aidant à faire le tour d'Europe, en vélo tricycle, et en l'accompagnant.

Joël ayant une volonté de fer, à force de rééducation durant 12 mois, avait retrouvé la mobilité de ses jambes. Il s'entraînait de nouveau avec son vélo tricycle, en commençant par le tour d'Auvergne, puis par un tour de France. Bien que je travaille (et que cela va me poser des problèmes professionnels), Joël et Jacky insistent pour que je l'accompagne durant son tour d'Europe, qui devrait durer 8 mois.
Joël n'arrête pas de se réclamer de mon amitié. Je lui dis que cela ne m'arrange pas parce que je travaille à la SNECMA (et mon contrat s'y termine dans 1 mois). A nom de notre « amitiés », comme il est très riche, il me promet une indemnité, en chèque emploi service de 900 € / mois, durant ces 8 mois (ce qui me décide à accepter).
Jacky, sa femme, me confirme ce salaire, en échange du service de mon accompagnement en vélo.

Finalement, j'accepte. Joël m'achète alors un vélo à 1000 €. Puis Joël entame sa traversée de l'Europe.
Avec ce vélo, un mois après (à la fin de ma mission CDD), je dois le rejoindre dans un port du nord du Danemark. Ce que je fais.
Mais dès que je commence à l'accompagner, il commence à me traiter comme si j'étais un serviteur et lui un noble privilégié, ayant serviteur ou manant à son service (il n'a plus de respect). Il n'est plus question d'amitié. Je suis déçu.

Durant ce tour, je suis toujours en contact téléphonique avec Jacky. Je lui fais part du problème, elle met ce problème juste sur le compte du trauma crânien de Joël et m'exhorte à continuer pour la sécurité de Joël. Car effectivement, il est dans la toute-puissance et est assez casse-cou (ou trompe la mort). Joël semble se ficher des lois du code de la route, en vigueurs en Norvège, par exemple, n'hésitant pas à emprunter la chaussée d'une autoroute très fréquentée.

Joël est très inquiétant. Il traite les employés des magasins, où nous nous ravitaillons, comme quantité négligeable (avec un certain mépris, il m'affirme qu'on doit s'adresser à eux, qu'avec trois mots maximum).
Il aime bien disqualifier les gens. J'ai une amie adorable, très correcte. Il me dit « *elle est gentille. Dommage qu'elle manque de personnalité* », n'ayant pas conscience que cette amie est aussi courageuse.

Il n'arrête pas de me manipuler, de me mentir, de me maintenir sous ma coupe. La vie avec lui n'est pas drôle (il n'a aucun humour …).

Pour échapper de cette atmosphère étouffante, je ne cesse d'avoir des contacts avec les Norvégiens, car je suis plutôt social, j'aime le contact humain (alors que Joël est terriblement misanthrope et ne se lie avec personne, il est excessivement méfiant). Mais à chaque fois que je me fais un nouvel ami, il chercher sans cesse à m'isoler, à me couper de tout contact avec les autres et donc avec ce nouvel ami.

Il me fait, régulièrement de crises de colère, par exemple, pour une somme de deux couronnes norvégiennes et six sous. Joël est quelqu'un qui peut être très avare ou radin (sauf pour les logements coûteux, type bungalow que nous louons régulièrement, parce qu'il fait froid en Norvège. Il n'hésite pas à entrer dans des hôtels sur la route, pour en voler les carrés de beurre, les sachets de sucre, les pots de confiture. J'ai honte, parce qu'il riche).

Mais pour le grand public, pour les journalistes norvégiens qui suivent notre périple (à cause du handicap de Joël et parce que Joël a dédié se tour à la cause d'Ingrid Betancourt et du bouddhisme), il apparaît toujours comme le bon bougre, sympa, « brave », « innocent », tel qu'il nous était apparu durant la marche transhimalayenne.

Joël possède beaucoup de comptes bancaires, dont des comptes cachées (étant excessivement méfiant y compris envers son épouse Jacky). Il a toujours refusé qu'elle puisse s'occuper des comptes de la famille.
Un jour, le banquier de Joël prévient Jacky que 22.000 € a disparu de ses comptes. Joël refuse de dire à Jacky ce qu'il a fait de 22.000 €, qu'il a prélevé sur un de ses comptes (il joue alors la comédie, il donne l'impression qu'il perd la mémoire, alors que je constatais pourtant durant notre voyage en Norvège qu'il est toujours aussi intelligent, brillant, et qu'il a bien toute sa mémoire).
Joël jouait aussi à un autre drôle de jeu, durant notre voyage, me disait que il va m'offrir le vélo à 1000 €, qu'il m'avait acheté, si je l'accompagne jusqu'au bout. Mais je lui réponds que je ne suis pas venu l'accompagner, juste pour obtenir le vélo.
Régulièrement, il me dit me faire cadeau du vélo, puis il fait une crise de colère opportune et me dit qu'il me reprend le vélo (ce petit jeu puéril est assez pénible).
Je m'aperçois aussi qu'il passe son temps à me mentir et à mentir à Jacky, ce qui m'oblige à le reprendre moralement régulièrement (personnellement, je ne supporte pas le mensonge et la manipulation).

Arrivé à l'auberge de jeunesse de Tromso, il m'informe qu'il me fait réellement cadeau du vélo (et que là, il faut le croire), en adoptant le visage d'une personne rempli de bonté, un visage doux, rayonnant qui semble refléter la béatitude divine _ son apparence de bonté sans faille a toujours été très déstabilisante, pour moi. Dès qu'il prend son visage d'une infinie bonté, ce visage a toujours le don de me faire fondre et me pousser à lui faire confiance.
Je lui fais répéter sa promesse, j'insiste, et il me la répète deux fois et il me donne l'apparence de la plus extrême sincérité, apparence de sincérité qui est très déstabilisante (car quand il continue à mentir à ce point, avec ce talent, montrant alors un tel air de sincérité sur son visage, cela me met alors mal à l'aise).

Or un jour, après, sur la route du Cap Nord, alors que l'on est à 70 km de Tromso, nous nous rendons à l'interview d'un journaliste. Durant cet échange, Joël lui avait parlé Franglais (au point que le journaliste ne comprenait pas du tout les propos de Joël. J'avais été alors obligé de les traduire en Anglais).
A la sortie de l'interview, Joël me fait soudainement une crise de colère, au point que ses cris s'entendent à travers tout le village, me reprochant de vouloir récolter, à sa place, la gloire de ce voyage, devant ce journaliste, alors que le héros de cette aventure c'est lui, que c'est lui qui est à l'origine de l'évènement médiatique et qu'à cause de cela, pour me punie, il me reprend le vélo. Je lui ai dit qu'il me l'a donné et que je lui ai fait répéter par 3 fois.

En ayant tellement marre de ce petit jeu sur le cadeau ou non du vélo (donné, repris, donné, repris), et ayant aussi découvert qu'il continuait à manipuler sa famille, en se faisant passer pour la victime, face au méchant Benjamin, qui l'accompagnait (au point que son fils Christophe, qui est totalement sous la coupe de son père, est très en colère contre moi), je décide de quitter, cette fois, définitivement Joël, malgré les exhortations de Jacky. Je lui dis que je lui rendrais le vélo à son retour en France.

En effet, déjà durant les 2 mois, qu'avait duré la traversée de la Norvège, j'avais plusieurs fois menacé de quitter Joël (et ce beau tour) et à chaque fois, Jacky avait réussi à me convaincre de revenir sur ma décision, au nom du trauma crânien de Joël et de notre amitié.

Je pense, après coup, que Jacky était totalement manipulée, et sous la coupe de Joël, bien avant le trauma crânien. Par exemple, c'est Joël qui l'avait convaincu de renoncer à exercer son métier de médecin et de psychothérapeute, alors qu'elle avait pourtant ces deux diplômes, gâchant ainsi, pour toujours, ses compétences. Il l'avait tellement isolée, que quand Joël partait en expédition, il lui laissait à peine d'argent pour survivre.

Joël étant tellement sûr de lui de continuer de m'avoir sous sa coupe, alors que j'effectue les 70 km du retour vers Tromso, ne croyant pas que je le quitte définitivement, qu'il continuait à me téléphoner pour savoir si je vais bien.
De Tromso, je rentre en avion sur Paris, avec le vélo dans la soute.
Dès qu'il comprend que je ne reviendrais sur ma décision, il m'en voudra à mort.
A la fin de sa tournée solitaire de l'Europe (qui s'est bien passé), il me réclame le vélo que je lui restitue. Mais au dernier moment, il veut me le vendre 900 €, ce que refuse. Ce qui le met en colère. Il cherche à se venger, en disant du mal de moi. Comme c'est moi qui tenait le blog du voyage, il me demande de le détruire. Ce que je refuse, d'autant que ce blog ne montrait que les bons côtés de Joël et de notre voyage.
Plus tard, Joël a été tué, renversé par une voiture en Nouvelle-Calédonie. Mais malgré cela, j'ai du mal à avoir de la compassion pour lui.

43 Dany

J'ai rencontré Dany, en septembre 2017, lorsque je commençais une formation « d'ouvrier du paysage, à l'FRAPA. J'avais vraiment décidé de réussir cette formation et comme je suis habituellement assez moteur / locomotive, je voulais être une force de propositions positives, au sein de mes camarades, souvent des personnes à la dérive, que pôle-emploi avaient placé là pour qu'ils retrouvent un emploi. Parmi, il y avait 4 fumeurs réguliers de cannabis.
Dany, une fille plutôt masculine, était celle qui fumait le plus le cannabis, sans presque se cacher, alors qu'elle risquait une mise à pied d'une semaine (puis l'exclusion), selon le règlement intérieur de l'FRAPA. Elle n'hésitait pas à faire la promotion de la consommation du cannabis, avec les autres, affirmant que « c'est cool ».

Ce qui m'avait frappé, en me montrant son CV, est qu'à seulement 26 ans, elle avait passé à changer d'emplois. C'était bizarre, cette instabilité professionnelle chez cette personne qui en apparence semblait solide.

Elle n'était pas très sentimentale, mais elle était aussi assez motrice, ayant une capacité d'organisation. Je ne sais pas comment mais elle avait un certain ascendant sur les membre du groupe.

Elle affirmait être passionné de permaculture. Sabrina, l'examinatrice qui avait retenu ma candidature pour cette formation, m'avait affirmé que Dany aimait comme moi la permaculture et que nous nous entendrions bien ensemble. Donc, j'étais plutôt bien disposé au départ envers Dany, d'autant qu'une personne qui fume le cannabis et aime la permaculture ne pouvait être à mes yeux, qu'une personne décontractée, et a priori sympathique.
Mais à la longue, j'avais observé qu'elle était très orgueilleuse et que plus le temps avançait, plus il y avait un conflit de leadership entre elle et moi, au niveau du groupe, sans que je le désire.

Pendant un mois, Dany semblait être aux « petites soins avec moi », en faisant des cadeaux _ tel, par exemple, un gros cadenas pour mon casier, un pot de baume du Tigre qu'elle avait préparé elle-même (ou comme le fait de porter mes outils). **Je croyais réellement qu'on s'entendait très bien.**

Cinq jours, environ, avant le 25 octobre, je croyais toujours être très bien considéré, par les stagiaires de mon groupe. D'autant que j'avais accompli beaucoup de choses pour eux (je faisais le maximum).

Par ailleurs, j'étais un peu le chouchou des formateurs de ma formation, dont Jean-Paul Lacoste, Nicolas et Olivier (j'étais le premier de la classe (au niveau de mes notes, en reconnaissance de plantes). Ce qui était peut-être plus embêtant relativement au groupe (qui pouvait concevoir de la jalousie pour moi).

Comparativement Dany était en queue de peloton au niveau des notes de reconnaissance des plantes. La dernière fois, elle avait bien révisé et elle était sûre de réussir (elle me le dit). Mais elle n'obtint que 8/20, alors que j'avais 16/20. Je l'avais vu concevoir un immense dépit.

Mais tout le monde voyait que j'étais très travailleur (que je n'étais pas le dernier à donner un coup de collier) et donc je croyais qu'on me respectait.
Même quelques stagiaires m'avaient témoigné avoir été impressionnés par ma capacité de travail, alors que j'avais pourtant 60 ans (et ils avaient bien insisté sur le fait que j'avais 60 ans).

Vers le 20 octobre, j'ai vu Dany prendre à part, successivement, chaque stagiaire de mon groupe (je l'ai vu faire, par exemple, avec M. Daniel, avec Jérôme etc.). Mais bizarrement, elle ne m'a jamais pris à part et je ne s'est jamais adressé à moi.
Or juste après, sans raisons apparentes, tous mes camarades stagiaires m'ont soudainement évité, ne me disaient plus bonjour, étaient assez méprisant à mon égard … et je ne savais pas pourquoi. Je m'en suis aperçu tout de suite, et cela m'a tout de suite inquiété.

Intuitivement, sans que je sache pourquoi, j'ai senti que Dany était à l'origine du changement d'attitude des stagiaires à mon égard. En effet, Dany est une personne très dominante, ayant beaucoup d'autorité et d'ascendant sur les autres (un peu comme un gourou envers ses disciples).

Le mardi 25 au soir, dans l'entrée qui conduit en même temps à la salle de cours et au vestiaire des femmes, j'ai voulu avoir une explication avec elle, afin de comprendre ce qu'il se passait de conflictuel, entre elle et moi et entre le groupe et moi.

Or ce soir-là durant notre discussion, elle a soudainement révélé un visage très méprisant (voire haineux) à mon égard, un visage que je ne lui avais jamais connu auparavant.

Par exemple, elle m'annonçait qu'elle m'accusait :

1) De lui envoyer des **messages Facebook à caractère pornographique** … concernant de gens dévoyés, « à la sexualité malsaine de soumis » (dixit ses paroles)[270] (ce que je n'avais jamais fait).
2) Qu'elle avait enquêté, sur moi, sur Facebook, et qu'elle avait découvert que je faisais partie de groupes de soumis où j'y exposais ma sexualité de soumis[271] (que j'étais un débauché, pervers).
3) **Qu'elle avait déjà prévenu tous les stagiaires de mon groupe de ma sexualité malsaine**, afin qu'ils me mettent en quarantaine, raison pour laquelle j'étais justement mis en quarantaine par le groupe. « Fait que je devais avoir déjà constaté, depuis plusieurs jours » commentait-elle.
4) Qu'à **cause de ma sexualité malsaine, <u>elle ferait tout pour me virer du groupe</u>**. Et là, son annonce était très grave pour moi.
5) Puis elle m'accusait d'avoir sans cesse **une attitude d'attouchement sexuel avec** elle (ce qui a jamais été le cas).
6) Que je m'imposais à elle, que **j'étais un poids et une charge pour elle et tout le groupe** (ou que mon attitude de gentillesse tout azimut n'avait pour but que de me faire accepter par le groupe[272]).

---

[270] Alors que c'était elle-même qui m'avait demandé d'être mon ami Facebook. Tout cela était à son initiative.
[271] Note : Je ne souviens plus des termes exacts de ses accusations sur ma sexualité, mais ses accusations étaient graves.
[272] Je ne sais plus les phrases exactes qu'elle a prononcées à cet instant.

7) Que je n'écoutais personne, que je coupais la conversation à tout le monde, que j'imposais mes idées à tout le monde[273].
8) Que Je faisais trop de publications dans le groupe Facebook « **ODP Lardon 2006** »[274], que mes publications étaient déplacées et que donc elle allait me virer, ce soir même, du groupe « ODP Lardon 2006 ».

J'essayais de comprendre pourquoi elle m'accusait aussi violemment, sans m'avoir envoyé de signes avant-coureurs (concernant de possibles reproches à mon égard), les jours précédents ... alors que je n'avais rien à me reprocher et que je m'étais toujours bien comporté avec elle.

Je me demandais si je n'avais pas affaire à une femme homophobe et transphobe virulente, du fait de mes nombreux messages en faveur de ces minorités, sur Facebook (et qui aurait dissimulé son aversion irrationnelle pour moi, sans jamais ne m'en rien montrer). Je me disais juste n'avoir pas de chance d'être tombé sur une homophobe fanatique.
Le déroulement de cette succession d'accusation n'avait ni queue, ni tête. Et je n'en comprenais pas la logique. C'est pour cela que j'insistais auprès d'elle pour en savoir plus, pourquoi elle m'accusait comme cela, soudainement (sans raison logique, normale).
A la fin, j'insistais lourdement auprès d'elle (j'ai même crié) que si elle continuait à porter cette succession d'accusations graves, elle allait me faire exclure définitivement de l'FRAPA et qu'elle allait briser ma carrière.
Mais plus j'insistais, plus elle devenait violente, jusqu'à me déclarer qu'elle allait m'accuser de viol, en joignant le geste à la parole, en criant alors ***« Lisan, il veut me violer »***, tout en me repoussant violemment avec son pied (c'était son acte de mépris ultime à mon égard).

Comme elle refusait toute discussion, ou de me montrer les messages pornographiques incriminés, tandis qu'elle continuait à entrer dans le vestiaire des femmes, et que je continuais toujours à tenir la porte, elle m'a annoncé que si je continuais à tenir la porte, elle crierait « au viol ». **Or immédiatement, avant même que je retire ma main de la poignée de porte, elle criait effectivement « LISAN, il veut me violer ! », « LISAN, il veut me violer ! », faisant accourir les stagiaires de mon groupes présents à proximité. Elle me déclara alors qu'elle avait des témoins des faits que j'avais voulu la violer et qu'elle allait porter plainte tout de suite auprès du directeur et qu'elle allait s'y rendre immédiatement.**
Elle s'était conduit ce soir-là d'une manière implacable, alors que je la **suppliais pourtant de ne pas faire cela, de ne pas porter des fausses accusations d'attouchement, contre moi**, car sinon elle briserait ma carrière.

Le fait qu'elle m'accuse de viol, j'en étais complètement bouleversé, malade.

Note : Dany avait créé un groupe Facebook « **ODP Lardon 2016** », pour y relater la vie du groupe au jour le jour.
Or ce **soir-là, très inquiet de toutes ses accusations, j'y écrivais un message indiquant *« que si l'on m'avait accusé d'avoir une soi-disant sexualité malsaine auprès de tous les membres du groupe, que cette personne n'avait pas à exposer ma sexualité devant tout le monde, que ma sexualité, quelle qu'elle soit, ne regardait que moi. Et je rajoutais j'ai toujours été le défenseur de nombreuses causes, dont la cause tibétaine, la cause des femmes, la causes des minorités sexuelles (homosexuels, transsexuels), que je n'en avais pas avoir honte et qu'il ne fallait rien de déduire de ma sexualité, à partir des causes que je défends »***.
Dans mon esprit, je n'avais rien à me reprocher et y compris en ayant envoyé ce message, destiné à faire une mise au point. Et je voulais que ces choses (cette vérité) soient bien précisées dans ce groupe Facebook.
J'ai aussi le souvenir que dans le message Facebook que j'ai envoyé dans le groupe « **ODP Lardon 2016** », le soir du 25 octobre, que j'avais aussi ajouté cette phrase ***« Méfiez-vous des personnes qui font [ou commettent] de puissants mécanismes de projections »***. Bien que je n'étais pas du tout certain que les stagiaires, de mon groupe, comprendraient le message et savent ce qu'est un « mécanisme de projection » en psychologie[275].

---

[273] Note : c'était la première fois qu'on me portait une telle accusation, au cours de ma vie.
[274] Groupe qu'elle avait créé pour relater la vie de notre groupe de stagiaires « ouvrier du paysage ».
[275] A l'époque, j'étais absolument persuadé qu'elle avait commis un terrible mécanisme de projection psychologique (de ses haines dissimulées, de ses phobies psychopathologiques, contre les homos, les transsexuels ...) contre moi.

Dès qu'elle a vu mon message Facebook, elle l'a effacé [276], puis elle m'a retiré immédiatement mon accès au groupe Facebook « **ODP Lardon 2006** », sans m'en informer. Puis, dans la foulée, ce même soir, elle a supprimé ou renommé ce groupe (donc je pouvais plus avoir accès à ce groupe) et supprimé notre lien d'amitié Facebook [277].

Le lendemain, j'étais convoqué par le directeur du centre FRAPA de Lardon, M. Ballard, secondé par le directeur de la formation, M. Violette. Ils m'ont demandé de m'expliquer, sans m'exposer le pourquoi de l'entretien, me disant juste « *vous savez certainement pourquoi je vous ai convoqué, je n'ai pas à vous l'expliquer* ». Et je lui avais répondu « *je suppose que c'est suite au différent que j'ai eu avec M. Dany AVINEE, hier soir* ».

Face aux autorités du centre l'FRAPA (le directeur du centre, M. Ballard et le directeur de la formation, M. Violette), j'ai alors compris que cette Dany a maintenu ses accusations de harcèlement (sexuel ou moral) de ma part contre elle (auprès des responsables du centre FRAPA de Lardon).

A **cause de la gravité des accusations portées par Dany**, le soir précédent, j'ai essayé de me défendre maladroitement, comme je le pouvais de ses accusations, en décrivant exactement tous les mots, qu'elle m'avait dits ou qui avaient été échangés entre nous, devant la porte de ce vestiaire [ce qui donnait peut-être l'impression que je la chargeais], face à ces deux directeurs.

Et donc, j'expliquais aux directeurs de l'FRAPA que les accusations de Dany étaient sans queue ni tête et que Dany, ce soir-là, m'avait témoigné une haine et un mépris incroyables, que je ne lui avais jamais vu et que je ne comprenais pas d'où venait sa haine (alors qu'elle avait, auparavant, tout le temps, été gentille ou semblant correcte avec moi et que j'avais été toujours été correct avec elle et qu'il n'y avait rien entre elle et moi).
Je leur expliquais à quel point cette histoire était déstabilisante pour moi, alors que j'ai la certitude absolue d'avoir toujours été correct et gentil avec elle.

Il est vrai que pendant cet exposé, j'étais, en même temps, très en colère contre Dany [parce qu'elle avait jusqu'au bout de sa démarche de désinformation et de mensonge], parce qu'au lieu de calmer le jeu, en portant plainte auprès du directeur (en maintenant sa plainte), elle avait tout fait pour envenimer les choses.

En plus j'avais l'impression qu'elle m'avait trahi, porté une terrible coup de poignard dans mon cœur, asséné par surprise, alors que j'avais totalement confiance en elle.
Le pire est que personne du groupe n'a voulu me défendre et n'a voulu me croire. C'était comme un second coup de poignard dans le cœur (très douloureux).

Et j'ai montré, durant cet exposé, que j'étais en colère contre elle et ses accusations, que j'étais sur le point d'exploser, de ne pas contrôler mes émotions.
J'étais tellement en colère que j'ai dit, exigé « *j'exige une confrontation immédiate avec elle* ». Je veux qu'elle répète devant moi tout ce qu'elle vous a dit. Mais ma colère contenue n'a pas impressionné ces deux directeurs.

M. Ballard m'a alors accusé violemment d'avoir accaparé toute la conversation, durant ces 10 mn, sans jamais avoir cherché à l'écouter (pourtant c'était eux qui m'avaient pourtant incité, au départ, à parler et qui m'écoutaient, sans m'interrompre). Il m'affirmait que je l'avais empêché de s'exprimer, ce qui était faux.

Que mon attitude, démontrant une absence d'écoute de ma part, ne faisait que leur confirmer que ce que le groupe (et les témoins) disait sur mon compte, que **j'étais une personne qui accapare la conversation, que je n'écoute pas les autres, que je m'imposais aux autres, que j'étais en accusation et que donc je n'avais rien à exiger à l'FRAPA. Que d'exiger était la preuve que j'étais dictatorial**.

---

[276] Donc, je ne peux plus le reconstituer que de mémoire. Je crois me souvenir aussi qu'il était plus long, et que j'y donnais les preuves de ma bonne moralité, dont la liste de mes toutes mes aides dans le monde.
[277] Tout cela a été très rapide et brutal.

Que mon ton, mes exigences étaient la preuve que j'étais une personne psychorigide, totalement incapable de se remettre en cause[278]. Que je n'avais qu'une seule chose à me faire, ici devant eux et devant la gravité des faits, était **de me taire**. Par la suite, il m'a répété plusieurs fois, « ***taisez-vous !*** », d'un ton sec (qui n'appelle pas la contestation), chaque fois que j'essayais de protester. Et cela a débouché sur un vrai conflit avec lui. Car je n'acceptais pas son ton cassant à mon égard.

M. Ballard m'a alors informé que jamais Dany, ne m'avait accusé de viol devant lui, que je chargeais inutilement cette dame, **qui avait été gentille avec moi, devant lui**[279].

M. Ballard m'a aussi reproché d'avoir envoyé ce message, dont leur a parlé Dany, pour régler mes problèmes personnels, sur groupe Facebook « **ODP Lardon 2006** », groupe qui est destiné uniquement à décrire la vie de paysagiste des stagiaires. Et que c'était une faute grave de ma part.

Je lui ai répondu que si l'on me refuse de me révéler ce dont Dany m'accuse, l'on me refuse alors le droit à pouvoir me défendre, ce qui n'est pas normal. Et je leur disais que si l'on accuse de faits aussi graves, il faut alors fournir des faits précis, datées, dans lieu précis, avec une description précise des faits … demande rejetée par M. Ballard et M. Violette.

M. Ballard ajoutait que comme je n'avais, à aucun moment, durant l'entretien, manifesté une attitude d'excuse [ou d'humilité] envers Mlle Dany, donc ils me déclaraient qu'eux les directeurs avaient pris la décision de me mettre à pieds avec interdiction de rester présent sur le site de l'FRAPA (sous peine d'exclusion définitive), y compris dans ma chambre au FRAPA et que j'avais interdiction d'approcher les stagiaires.

M. Ballard m'indiquait qu'il y avait deux autres témoins des faits, qui corroboraient les dires de Dany, et donc qu'il **croyait plus ces 2 témoins que moi**. Il refusait de me dire les noms de ces deux autres accusateurs.

Donc, à la fin de cet entretien, j'ai compris que tout cet entretien était systématiquement à charge contre moi.

Et j'ai compris que jamais, ils n'ont cru que Dany (ou / et ses témoins) auraient pu mentir aussi gravement et pu faire un coup monté contre moi [à l'aide ou non de ses deux complices Stephane et Jérôme].

Puis M. Violette m'a présenté une feuille (un courrier) déjà toute prête, parlant de mon « ***comportement de harcèlement vis-à-vis d'une stagiaire de votre groupe*** », **indiquant ma mise à pieds**, qu'il voulait m'obliger à signer.

Par contre ni M. Violette, **ni M Ballard, ne m'ont expliqué ce qu'était** *un recours interne auprès du Siège de l'FRAPA*. **Ils ne m'ont pas expliqué les règles jeux concernant ce recours.**

Or comment faire un recours, si l'on ne m'explicite / précise pas les faits graves et précis dont l'on m'accuse.

Nulle part, ils m'ont indiqué la règle du jeu ayant cours à l'FRAPA, lors de cette procédure disciplinaire, hormis le fait que lors du prochain entretien, je pourrais me faire aider, me faire assister par une personne de mon choix, à condition que celle-ci fasse partie de l'établissement en qualité de stagiaire ou de membre du personnel.

Juste après cet entretien, je me suis rappelé de la gravité d'accusation de viol porté par Dany, la veuille, et donc j'ai donc tenté de téléphoner à M. Ballard, entre 12h et 12h30, pour lui dire que l'accusation de viol était quand même grave et que c'était la raison de ma colère (car j'avais l'impression de m'être fait piégé par elle). Je suis tombé sur un homme qui m'a promis de transmettre ce message à M. Ballard.

Juste après cet entretien, des collègues stagiaires m'ont dit **que j'aurais mieux fait de m'excuser auprès Dany, ainsi je n'aurais pas été mis à pied** (et ainsi les choses se seraient calmées).

Des collègues m'ont aussi affirmé que la règle du jeu au FRAPA, était que le directeur mettait toujours à pieds, pour faire peur, pour obtenir la soumission du stagiaire, mais **après qu'il le réintégrait toujours, afin que le stagiaire comprenne la leçon.**

---

[278] Je ne me souviens plus des propos de M. Ballard, mais en substance, l'esprit de ses propos correspond bien à ce que je viens de décrire ici.

[279] Et là encore, je ne comprenais plus. « Qu'est-ce que c'est cette nouvelle surprise » me suis-je dit.

Je leur ai répondu que « **je ne vais pas m'excuser d'un fait que je n'ai pas commis** » [c'est mon principe éthique].

Donc, durant 10 jours, j'attendu cette lettre recommandée qui n'arrivait pas.
J'ai enfin reçu cette lettre recommandée, le 2 novembre (alors qu'elle était datée du 26/10), pour une convocation pour le 4 novembre, contenant :

« *Objet : Convocation à l'entretien préalable*
Monsieur,
Je vous invite à vous présenter le 04 novembre 2016 à 11h00 au bureau du Manageur.
Vous serez entendu par Monsieur Thierry VIOLETTE sur les faits qui se sont déroulés le 25/10/2016.
Description des faits :
Harcèlements vis-à-vis d'une stagiaire de votre groupe.
Vous pouvez, si vous le souhaitez, vous faire assister d'une personne de votre choix, à la condition que celle-ci fasse partie de l'établissement en qualité de stagiaire ou de membre du personnel ».

Il n'était pas indiqué ce que signifiait « *Convocation à l'entretien préalable* » dans cette lettre (c'était une appellation vague).

J'ai téléphoné M. Violette, la veille de cette convocation, pour savoir si je pouvais rencontrer les stagiaires sur le site du centre (parce que je ne les connais que sur le centre), possibilité qui m'a été refusé.

Par la réception tardive de ce courrier (le 2 novembre) _ m'offrant un délais trop court, pour organiser ma défense _ et par ce refus, **M. Ballard et M. Violette me refusaient de nouveau le droit à me défendre.**

Ce qui m'a choqué était que pendant que j'étais mis à pieds, Dany, elle, avait pu venir continuer sa formation et être présente sur le site (ce qui prouvait qu'on la croyait elle et pas moi).

Or pendant, tout ce temps où je n'avais pas le droit à une défense, elle pouvait continuer à influencer (charmer) les stagiaires, dans le sens de ses intérêts (ce qui n'est pas normal).

10 mn avant l'entretien, j'ai rencontré M. Jérôme de SAINT-JUST, le délégué de classe, qui m'avait assuré qu'il allait m'aider et que je pouvais me confier à lui en toute confiance, et M. Daniel BARATIN, que j'avais aidé et qui me disait être prêt à m'aider.

Or durant l'entretien, ces deux personnes m'ont chargé, prétendant que **j'étais une personne qui m'imposait toujours aux autres et qui n'écoutait pas les autres**, une accusation que pourtant jamais personne n'a porté contre moi, durant toute ma vie et durant cette formation[280].

Durant ou au début de l'entretien, M. Violette m'a annoncé que durant ma mise à pieds, M. Ballard et M. Violette **avaient déjà pris la décision de m'exclure définitivement**, en me présentant un courrier déjà prêt :

« *Lettre remise en main propre contre décharge*
Objet : **Notification de sanction**
Monsieur,
Pour faire suite aux faits exposés concernant **votre comportement inqualifiable envers la stagiaire de votre groupe***, j'ai pris à votre encontre la décision suivante :*
[X] Exclusion définitive de votre formation
Cette sanction est effective à compter de la date de réception de la présente lettre.

---

[280] Au contraire, par le fait que je tiens la hotline téléphonique de l'association « Papillons en cage » depuis 10 ans, je suis obligé, au contraire, d'être à l'écoute, sans cesse, des malades.

Vous avez la possibilité d'exercer, dans les plus brefs délais, un recours interne auprès du Siège de l'FRAPA : Département Qualité / Médiation, 13 place du Général de Gaulle 93108 Montreuil sous Bois. Ce recours n'a pas d'effet suspensif sur la sanction ».

Et que cette décision était irrévocable [que je ne pouvais pas la contester], et que cet **entretien n'était pas un entretien de discussion, mais un entretien de notification de mon exclusion définitive de la formation** (juste et uniquement une formalité).

Que même si cette décision peut me sembler arbitraire, les **décisions des responsables de l'FRAPA sont souveraines, qu'elles ne nécessitent aucune justification auprès du stagiaire sanctionné.**

Il expliquait aussi que pour assurer la cohérence du groupe, que c'était la meilleure décision, du point de vue du FRAPA.

Il me précisait que je peux toujours faire un recours auprès du Médiateur de l'FRAPA, **mais qu'il y a peu de chance qu'elle aboutisse.**

Je lui répété qu'il refuse de nouveau mon droit à avoir une défense. Je lui dis que quand une personne vous accuse de viol et crie au viol, c'est normal qu'on soit énervé contre cette personne.

Il me dit que les deux autres témoins n'ont pas relaté entendu Dany crier au viol.

Je lui rappelle que juste après notre dernier entretien, j'ai tout de suite appelé le secrétariat de l'FRAPA, pour relater à M. Ballard, cette accusation de viol proféré par Dany, que je suis tombé sur un homme, entre midi et 12h30, qui m'a dit qu'il allait transmettre le message M. Ballard.

M. Violette m'a alors répondu que **cette accusation de viol était effectivement grave, mais que j'avais dû alors en parler au :** *Département Qualité / Médiation,* **que j'avais tout le temps pendant ces dix jours (pendant ma mise à pieds).**

Que de toute façon, aucun homme n'a transmis ce message à M. Ballard. Que de toute façon, il était trop tard et que leur décision était déjà prise, à la date de cet entretien.

Je lui ai encore précisé que nous nouveau il **me refuse tout droit à la défense, alors que je tiens énorme à cette formation [que je me suis beaucoup impliqué dans celle-ci, qu'elle est très importante pour moi et mon avenir], alors pourtant l'accusation est grave et que je veux en savoir plus sur le contenu précis de cette accusation, qu'il a le devoir de vérifier les faits.**

<u>**M. Violette a alors prétendu que Dany est une gentille fille, honnête et qu'il avait plus tendance à la croire** [que moi]</u>, d'autant, d'après lui, qu'elle a dit des choses sur mon moi, qu'il s'interdit de me révéler et qu'il lui a promis, à sa demande, de ne pas me révéler.

Que Dany avait juste affirmé, aux responsables du centre, que je la harcelais, **que je pénétrais trop dans sa zone d'intimité**, <u>que j'avais des gestes équivoques</u> et que **donc, à la longue, j'en étais devenu inquiétant**[281] (selon M. Violette). <u>**Et que les faits sont corroborés par les deux autres témoins.**</u>

Je lui ai répondu que si l'on refusait de me révéler ce dont Dany m'accuse (parce que soi-disant il doit respecter sa promesse), **alors l'on me refuse le droit à me défendre, ce qui n'est pas normal.**

Il n'a pas voulu continuer la discussion, disant que je peux toujours m'adresser au médiateur de l'FRAPA.

Je rajoute aussi lors du 2ⁿᵈ « entretien » avec M. Violette, j'avais aussi apporté, pour ma défense :

---

[281] Ou que j'étais un homme inquiétant.

1) Un dossier (déjà épais) déjà remplis de témoignages de moralité d'amis et témoignages des aides que j'avais apportés à des malades (dans le cadre de mon association « Papillons en cage » de soutien aux malades souffrant de céphalées de tension chroniques) et d'Africains que j'avais conseillés pour leur projets agricoles.

M. Violette a alors refusé de prendre ce dossier, de le lire et l'a repoussé sur son bureau (toujours … indiquant qu'il était trop tard).

2) Mon **habilitation confidentiel défense** (ou habilitation CD), ci-jointe, celle qui m'a permis de travailler dans une entreprise militaire T..

J'ai bien insisté, en lui remettant mon **habilitation confidentiel défense**, que :

a) pour obtenir l'**habilitation confidentiel défense**, une enquête de mœurs est réalisée par l'armée sur vous, *que vous ne pouvez pas l'obtenir, si votre casier judiciaire n'est pas vierge.*
b) Que c'est un document plus fort qu'un « extrait de casier judiciaire vierge ». Donc, si j'avais eu la moindre histoire de mœurs, je n'aurais pu l'obtenir.

Je lui ai laissé l'**habilitation confidentiel défense**, sur son bureau. Cela l'a un peu déstabilisé (dans ses convictions), mais je ne pense pas qu'il ait mesuré l'importance de ce document et le fait qu'il est dur d'obtenir l'**habilitation confidentiel défense**. Or malgré de document, il n'a pas voulu recommencer le 2nd entretien, sur de meilleures bases et a maintenu qu'il était trop tard, mais que je pouvais toujours m'adresser au médiateur de l'FRAPA.

Etant donné que
a) le Médiateur de l'FRAPA a écrit « *Il est inutile de me communiquer des attestations d'honorabilité qui ont vocation à être produites devant les juridictions répressives en cas de poursuites pénales* », entendant par là qu'il ne prenait pas en compte, dans l'évaluation de ma moralité et honnêteté, les nombreux témoignages de bonne moralité, sur mon compte, qui m'avait été adressés,
b) qu'au bout de 3 semaines d'examen de mon dossier par le médiateur, alors que ce dossier et que j'ai constaté aucune volonté de la part de l'FRAPA d'enquêter sérieusement auprès de tous les témoins, des élèves (pris séparément), des formateurs, d'avoir la volonté sincère et honnête de rechercher la manifestation de la vérité, quelle qu'elle soit, en allant au-delà des apparences, en sortant de la paresse intellectuelle consistant à s'arrêter aux premières « évidences », en se gardant du danger de « l'enlisement (l'acharnement) dans l'erreur », et de la « théorie de l'engagement » (de la difficulté à revenir en arrière sur sa conviction, quand celle-ci est bien ancrée), je constatais que je n'étais pas réhabilité et lavé de tout soupçon, donc je n'avais plus d'autre choix que recourir aux services d'un avocat, pour obtenir cette réhabilitation.

Si l'FRAPA me réintègre, c'est uniquement parce qu'il y a un vice de procédure, parce qu'ils ne m'ont pas garanti le droit à une défense juste et impartiale, pourtant garantie par le règlement intérieur de l'FRAPA. Non pas parce que l'FRAPA me croit innocent[282].

Dans cette affaire, j'ai beaucoup perdu. Plus personne de mon ancien groupe de veut me croire et croire que tout le monde s'est fait manipuler gravement par Dany. Et c'est ce qui est le plus dur pour moi.
J'ai perdu deux occasions de stages exceptionnels (que j'avais décroché), l'un au jardin des serres d'Auteuil, dans le service des jardins de la Mairie de Paris, l'autre au Conservatoire botanique de Cornouaille, occasion que je n'ai jamais retrouvée.

J'ai repris presque à zéro, le formation « ouvrier du paysage » dans un autre centre FRAPA, à Bernes-sur-Oise, mais le nouveau centre est moins beau. De plus, j'ai pu reprendre cette formation uniquement parce qu'elle a été rajoutée au

---

[282] Il leur faudra beaucoup de temps, avant de reconnaître leur erreur et leur culpabilité (j'ai senti M. Ballard très fier …. Il n'était pas le genre de personne à reconnaître sa grave erreur).

dernier moment, alors que les formateurs n'étaient pas encore choisis par l'FRAPA (et donc tout n'a été improvisation durant cette nouvelle formation, au grand dam des stagiaires).
Je n'ai jamais retrouvé l'entrain, le dynamisme que j'avais montré à l'FRAPA de Lardy.
Je n'ai plus été moteur durant cette nouvelle formation (j'étais plutôt en retrait par rapport au groupe). Je crois que je ne m'en suis pas remis et que le grave accident que j'ai eu après est lié à cette histoire (d'autant que je n'ai strictement rien vu venir).
La seule chose positive est que mes nouveaux camarades stagiaires se sont révélés plus sympathiques que mes anciens camarades.

Je me suis fait vraiment abusé par Dany, qui me semblait correcte, et chez laquelle je n'ai vu jamais aucun signe avant-coureur, qui aurait pu m'avertir de sa perversité.

J'ai raconté en détail cette histoire, via ce texte :
http://benjamin.lisan.free.fr/jardin.secret/EcritsLitteraires/Nouvelles/une-histoire-effrayante.htm

44 Marie-Claire

Ma voisine du dessous a toujours été une *personne sans affect, sans pitié, sans aucun respect pour les autres, sans concession, sans reconnaissance, égocentrique _ tout tourne autour d'elle _, mégalomane (alors qu'elle n'est pourtant qu'une simple puéricultrice à la retraite).*

C'est une personne qui aime faire le mal[283], d'une façon totalement décomplexée, qui parle fort, qui diffame sans complexe, qui a un culot incroyable. Tantôt, elle me dit une chose, **puis quelques jours après, elle affirme mordicus qu'elle ne me l'a jamais dit** (!). Elle passe son temps à mentir, d'une façon jusqu'au-boutiste. Elle me manipule sans cesse.

Elle m'a fait, à plusieurs reprises, des menaces, qui sont sont toujours à prendre au sérieux, cette personne étant vraiment jusqu'au-boutiste, **quérulente[284], persuadée d'une façon paranoïaque je cherche sciemment, constamment à lui faire du tort.**

J'ai eu plusieurs dégâts des eaux, que j'ai causé chez elle (un peu trop). Mais j'ai toujours tout fait pour qu'il n'y ait plus de dégâts des eaux chez elle … or, à chaque fois, un nouveau dégât des eaux réapparaît, à 6 reprises de suite, à cause de mon unique erreur, en toute bonne foi, **d'avoir fait appel à des plombiers d'urgence. Or c'est pourtant ma voisine qui voulait ces interventions d'urgence, dans l'heure ou dans la journée, en me mettant, à chaque fois, une pression énorme sur mes épaules.**

C'est pourtant une personne que j'ai aidée, pour des petits travaux[285]. Et nous avons même eu une aventure amoureuse, ensembles, qui n'a pas duré longtemps.
Voici toutes les menaces disproportionnées (toujours disproportionnées) qu'elle m'a fait subir durant 20 ans à cause de ces dégâts des eaux :

1. Menace récurrente de la convocation d'un expert de son assurance chez moi.
2. Harcèlement durant une semaine pour que je casse la dalle en béton de ma salle de bain.
3. Harcèlement, durant 15 jours, pour que je remplace toute la plomberie de mon appartement.

---

[283] Une fois, elle m'avait avoué être une personne négative.
[284] La quérulence est, en psychiatrie, un délire de revendication qui amène à multiplier les actions en justice pour redresser un dommage réel ou fictif. Le malade, souvent paranoïaque, amplifie démesurément son préjudice et poursuit indéfiniment celui à qui il en impute la cause.
[285] Mais qui ensuite, a affirmé mordicus que ce n'était pas vrai (!).

4. Une autre fois, elle m'a fait revenir d'un WE en province, me menaçant de faire défoncer la porte par les pompiers. Or, pendant ce temps, elle avait convoqué tous les voisins de paliers, soit environ 10 personnes, pour m'accuser en hurlant et en le répétant en insistant, sans cesse, devant tout le monde, **que j'étais un grand pervers et un menteur** (elle affirmait tout cela, avec force, une assurance et un culot incroyable).
5. Diffamation et critique devant mes voisins, pendant que je descends l'escalier et quand que je passe devant elle.
6. Menace de faire intervenir les services sanitaires de Paris afin de faire vider mon appartement (c'était au mois d'août 2016).
7. Elle a fait intervenir deux voisins de paliers _ William et Françoise, celle ayant responsable de l'escalier _ qui me menacent alors de me faire procès.
8. C'est fois-ci elle fait intervenir l'expert de son assurance chez moi le 30 septembre.

Je passe sur d'autres épisodes incroyables. J'en cite quand même un : Un soir, elle me suivait silencieusement, de très près, dans mon dos, alors que je montais l'escalier pour rentrer chez moi. Arrivée à son pallier où se situe son appartement, elle m'annonce que « *si elle me tuait, elle pourrait alors récupérer mon appartement* ».

45 Daniel

Daniel est un béninois directeur d'une ONG africaine « opération Benediction », que j'ai voulu aider, par la mise en place de jardins scolaires ou pédagogiques au Bénin, et qui s'est révélé être un gourou et un dirigeant religieux d'une secte, avec des adeptes. Fait que j'ai constaté quand je me suis rendu sur place pour le voir, au Bénin, en mars 2014.
Ce n'est qu'au bout de 4 ans, que j'ai dû me rendre compte que c'était un escroc africain dangereux, menaçant et « fou ». Mais aussi une personne très tenace, séductrice, très sûre d'elle.
Daniel, se prétendant acteur humanitaire, a réussi à me tromper. Cette « tromperie » était liée à des projets humanitaires au Bénin _ l'un de ferme-école et l'autre de salle informatique.

Mes échanges par mails, avec Daniel, ont commencé à partir du mardi 6 décembre 2011, par un 1er mail assez étrange[286], de Daniel. C'est par ce long échange que s'est monté le processus complexe de mise en place de la tromperie, qui a duré 3 ans et qui m'ont fait perdre environ 4000 €.
Pendant 3 ans, il m'a envoyé des photos des jardins solaires qu'il avait mis en place, photos sur lesquelles l'on voyait des jeunes au travail dans ce jardins. Pour obtenir mes financements, il m'envoyait des dossiers très bien fait sur ses futurs projets ou ceux de son associations (il n'y a avait raison que je doute de la réalité des scènes photographies sur ces photos).
En plus, je suis impressionné par ses connaissances en agronomies.

Arrivé sur place au Bénin, avec tous les ordinateurs, que Daniel m'avait commandé pour la future salle informatique de son association, il me réclame l'achat d'autres ordinateurs sur place.
Je me rends compte qu'il est incapable de me présenter les jardins scolaires des photos. Tout juste, me présente-t-il un minuscule terrain retourné rempli de déchets.
A la longue, je comprends qu'il est un « brouteur internet »[287], un escroc qui passe son temps devant un ordinateur, jour et nuit, pour escroquer les pigeons blancs de pays riches, en faisant appel à leurs bons sentiments et compassion.

---

[286] « *Je vous remercie du fin fond de mon cœur pour tous les efforts et dépense financière, pour nous faire parvenir le courrier.* **Je prie DIEU de combler tous les domaines de votre vie.**
Mon souhait est que notre relation demeure longtemps.
Je serai ravi de recevoir d'autres moyens, pouvant nous aider à réaliser les projets de vie afin de pouvoir réduire la pauvreté en Afrique. J'ai envie de rester coller à vous, car vous êtes un homme de bonne vision. ».
[287] Désormais, je l'ai vu juste comme un brouteur, qui passe son temps, jour et nuit, sur Internet.

De plus, je me rends compte qu'il est comme un gourou (au discours chrétien) dirigeant une trentaine de jeunes béninois, qui le suivent aveuglément, et qui l'aident dans ses mises en scènes photographiques destinées à escroquer les gogos, les naïfs occidentaux, pour leur soutirer de l'argent pour des pseudo-projets humanitaires imaginaires.
Etant installé, dans un quartier périphérique d'Abomey-Calavi, loin de tout, d'autant qu'il fait tout pour m'isoler de tout béninois, qui pourraient m'apporter un point de vue critique et surtout des autres ONG béninoises (Songhaï, CREDI ONG), je me rends compte que je suis en danger (de mort). Je décide donc de jouer au con naïf.

J'avais de plus en plus de très gros doute sur la loyauté de Daniel à mon égard (car je me rends compte qu'il me manipule tout le temps[288]). J'ai contacté Charles une personne qui le connaissait en lui posant la question suivante : « En décembre, il m'a affirmé que vous l'auriez incité à se méfier de moi (c'est ce qu'il m'a affirmé, en tout cas). Le problème n'est pas que vous lui auriez dit « de se méfier de moi », mais si cet épisode est vrai ou totalement inventé ». Je pense qu'il l'a su et c'est à ce moment qu'il a commencé à me harceler pour finir par des menaces de mort.

---

[288] Dans un mail, il m'avait écrit ces propos assez manipulatoires : « *il paraît que tout ce que vous avez vécu comme expériences (négatives) ne vous est pas servi de leçon.*
Pour ces détails que vous avez déjà fourni a d'énorme conséquences fâcheuses sur notre projet et sur ma vie personnelle. Je préfère garder ces secrets pour le moment.
Demander service a quelqu'un n'est pas synonyme de lui donner détails. Je pense même que vous doutez sur ma personne mais détrompez-vous si c'est le cas.
*NB: A partir de cet instant que je vous écris, commencez par réduire votre degré de confiance à Mr **Charles** ».*

Exemples des mails que Daniel m'a envoyés :

De : Daniel
Envoyé : jeudi 3 avril 2014 17:17
À : Benjamin
Cc : association GHA
Objet : Re: PS. Je ne raisonne pas comme vous
Benjamin !
Si tu ne tire aucune leçon de ta visite au BÉNIN, surtout les conseils qu'on s'est donnée, *il serait très difficile pour toi pour la suite* ...
1- Cesses de voir le mal partout.
2- Arrêtes toi et te poser des questions ? Pourquoi temps de problème avec mes collaborateurs ?
3- Laisses Florence tranquille. Je ne sais pas pourquoi tu t'attaques à elle. **Laisse-la avec ses comportements.** C'est sa vie et elle l'a vit comme elle peut. Rien ne te concerne. Prends distance comme elle te l'a demandé.
NB: je ne te comprends pas. *Tu veux une chose et son contraire.* Je suis désolé pour toi. Si tu peux prendre quelques semaines pour aller à l'école de la vie, tu sauras de quoi je parle. *Je suis très sincère avec toi.*
NB: *Je ne suis pas en train d'écrire ceci pour avoir quelques choses de la part de Florence. Non. Loin de là. Je ne fonctionne que sur raison.*
De plus il faut que tu saches que je suis un jeune gamin, Tout me trouble. Pardon, pardon etc. ...

Note : J'ai indiqué en **gras** et *italique*, les phases manipulatrices. Daniel n'est pas du tout un « *un jeune gamin* ».
Il a bien les pieds sur terre. Il se moque de nous (ou de moi) dans ce mail [à un niveau extrême].
C'est le grand jeu de la manipulation, à un très haut niveau.
Qu'a voulu dire Daniel en écrivant « *il serait très difficile pour toi pour la suite* » [est-ce un conseil, une menace ?].

De : Daniel
Envoyé : mardi 25 février 2014 08:54
À : Benjamin; association GHA
Cc : Daniel
Objet : Re: PS2. PS. Voyage exploratoire au Bénin, pour l'étude de l'implantation a) d'un projet de ferme-école, b) couplée avec une salle informatique de formation
Je sais une chose, cher Benjamin. *La valeur de ma très chère Florence dépasse mille fois cette tablette numérique.* Donc n'en reparle plus. Ne polémiquons plus autour de ce sujet. Si ce problème persiste jusqu'à ce jour, c'est parce que chacun ne veut pas situer sa responsabilité. Oui ! *Florence est entrain de prendre distance, ce que je n'ai jamais souhaité, mais elle n'a autre solution que d'agir ainsi. Je l'a remercie de tout mon cœur car elle a apporté sa pierre à l'édification de ma vie personnelle et de mon Association. Il est vrai qu'elle continuera à me soutenir. Wait and see. Je n'en doute pas.*
Benjamin ! *Je veux être sincère avec toi comme je l'avais été toujours.* J'ai beaucoup de leçon à te donner, car *je veux que tes projets et ta générosité (que tu ne sais pas gérer) parlent de toi-même, après ta mort.* Car j'ai pu observer tes projets physiquement et spirituellement, et permets moi de dire que *ces projets et visions sont logés sur une pente pour ne pas dire sur une braise.* Mais *je suis là pour relever ce grand défit avec toi et amener tes rêves à se concrétiser.* Oui, je suis la seule qui peut le faire actuellement, car je comprends mieux tes visions que toi même. *Je suis sincère avec toi.* Je vais te parler Homme à Homme a ton arrivée au Bénin .Si tu as l'esprit saint, tu me comprendras, mais dans le cas contraire, tu risques de m'ajouter à *ta liste d'histoire négative.* Mais j'ai aussi la possibilité de me racheter, si on ne veut pas me comprendre.
Merci et a toute suite
Daniel

Note : J'ai mis volontairement en **gras** et *italique* (voire en rouge) les phrases manipulatrices (en noir) ou témoignant d'un esprit mégalomane (elles en rouge). En tout cas, c'est ce que je l'ai compris. Pour moi, dans ce mail, il y avait volontairement une volonté, de Daniel, de prendre une emprise ou un contrôle psychiques sur mon esprit et ma volonté.
Dans ce mail, Daniel, qui ne perd jamais le Nord, brosse constamment, dans le sens du poil, Florence (Florence étant celle qui a l'argent et donne les sous). Ce mail est un modèle du genre en manipulation. Daniel est un maître ès manipulation.
La phrase « *ta générosité (que tu ne sais pas gérer)* » est, pour moi maintenant, représentatif de sa mentalité, comme je le découvrirais au Bénin. Mais à l'époque, j'avais confiance en Daniel et je croyais à sa sincérité et comme la venue de Florence dans notre projet commun m'avait perturbé, j'étais vraiment persuadé que Daniel était manipulé par Florence et donc sous son emprise ou influence. Et donc, j'étais persuadé qu'il fallait que je fasse tout mon possible

> **De :** Daniel
> **Envoyé :** mercredi 26 février 2014 11:40
> **À :** Benjamin
> **Objet :** Re: Correctif : Quelles sont mes motivations et ma démarche ?
> Ok. Tu as parfaitement raison de me dire que je ne suis pas reconnaissant, mais moi, je sais que je t'ai n fois témoigné de ma reconnaissance. ***Nous ne sommes qu'au début de notre projet pour faire le bilan des dons. La seule chose que je sais, tes œuvres témoigneront de toi. Même après ma mort tes œuvres vont continuer à témoigner de toi. Je le dis par cette onction que Dieu a mise en moi.***
> 2- Tu ne vois aucun inconvénient des docs en ligne .ok
> 3- Je te présente alors mes excuses.
> NB: ça me fait mal que tu oublies vite ce que tu écris et ce qu'on te dit. De plus ***ma reconnaissance ne te servira en rien, mais DIEU est le seul maitre qui te sera reconnaissant car l'Homme propose et Dieu dispose.***
> Daniel
> On arrêt le débat.
>
> Note : J'avais pensé que quand Daniel avait écrit :
> « *2- Tu ne vois aucun inconvénient des docs en ligne .ok*
> *3- Je te présente alors mes excuses.* »
> On était revenu dans monde normal, sans paranoïa.
> Quand Daniel écrit « *Je le dis par cette onction que Dieu a mise en moi* », on a vraiment l'impression que Daniel est convaincu d'être missionné par Dieu [ou qu'il est un prophète de Dieu].
> Je trouve que sa conception de la reconnaissance est très particulière. Si l'on l'interprète ses déclarations, en les lignes, il semble dire qu'on n'a pas besoin de témoigner de la reconnaissance à son bienfaiteur, puisque Dieu y pourvoira (!) (via probablement la providence (?)). C'est un peu facile.

> **De :** Daniel Oke
> **Envoyé :** dimanche 13 avril 2014 08:37
> **À :** Benjamin
> **Objet :** Réf.: RE:
> *Un homme averti un en vaut deux.* Si tu avais respecté ce qu'on s'est dis avant ton départ, que tu dois m'envoyer le rapport, avant qu'on ne mette en copie qui que ce soit. De deux : *je déteste trop le fait que tu as commencé par critiquer dans ton rapport le centre Songhaï, en mettant mon nom dans ton rapport critique. Or ce centre est un centre de référence en Afrique.* Troisième point est dans le même message : tu vas jusqu'à y parler des chefs d'Etat en Afrique (pire dans le sens négatif). Ben, mesures-tu la conséquence fâcheuse que cela peut avoir sur moi? *Ça peut m'écourter la vie* et [causer] l'annulation de mon association. [...]
> Écoutes ceci : fais attention pour ne pas perdre mon amitié, *car tu vas regretter à jamais*. De plus *tu dois comprendre que je ne suis pas dépendant de la France ou de vos aides*. Je suis désolé pour tes propos dans ce sens. Si je l'étais, j'aurais déjà vendu mon association à un autre depuis et en serait le directeur. Mais rien de tout cela. Je ne suis pas en train de te manipuler, pour être ami avec Flo. Non, le jour où elle-même va vouloir m'embêter...... pour cette discussion, *je ne te laisserai aucune grâce* pour te dire ma part de vérité. J'ai vu combien de fois tu as rendu madame Lambert comme un Dieu pour te sauver dans tes projets. *Fais attention.* Prends pause et reviens à zéro dans ta psychologique. Oublies tout tes projets et penses à ta stabilité. Recherches cette paix du cœur, que tu as perdu depuis un bon moment et si tu peux aussi faire cette prière (Dieu, père mon créateur : je viens vers toi, ôte de ma vie l'amertume et communiques-moi la joie. Transforme ma vie et je serai libre. Amen). Dieu brises en moi tout ce qui m'amène à perdre vite les relations avec tout le monde. Amen. Viens mon dieu et prends possession de ma vie entière. Daniel.
>
> Notes : C'est moi, qui ais aussi souligné en rouge, en gras et italique, les parties menaçantes ou les manipulations [ou qui en donne l'impression] dans son mail. Or ces menaces n'étaient pas légitimes (le dernier échange de mails étant dans le secret des alcôves entre lui et moi).
> De plus, quand Daniel se présente comme le défenseur de la réputation de Songhaï, je sens immédiatement la manipulation (de plus, de la part d'une personne qui a passé son temps à semer le doute dans mon esprit sur la bonne gestion de Songhaï). Et là cette **nouvelle manipulation, de sa part, me met littéralement en colère**.

Je lui fais la réponse suivante, pour répondre à son accusation qui affirme que je suis négatif avec l'ONG Béninoise Songhaï (ce qui est très manipulatoire) :

De : Benjamin
Envoyé : dimanche 13 avril 2014 15:09
À : Daniel
Cc : Blandine [de Songhaï]; Léonce [de Songhaï]; Jean [de Songhaï]; Martial [de CREDI-ONG] ; Damien [de CREDI-ONG] ; Joseph [de CREDI-ONG]
Objet : A propos des accusations concernant Songhaï et moi-même
Importance : Haute

Daniel,

Je fais un correctif, ici, concernant mon mail, de ce matin, où te je laissais entendre que je n'avais plus envie de répondre à tes accusations sur Songhaï et moi-même (°).

Donc, je vais quand même répondre à tes accusations. Et pour cela, je mets en copie tous les acteurs (Songhaï (+), Credi-ONG (*) etc…) concerné par ces accusations.

D'abord, Songhaï m'a envoyé ce courrier, ci-joint, le 4 avril, donnant leurs réactions à mon rapport de visite [du centre Songhaï de Porto-Novo].

J'ai trouvé dans ce courrier, plutôt un bon état d'esprit et une démarche de transparence. Et donc j'aurais tendance à plutôt le croire (++).

Et j'ai tout de suite corrigé mon rapport de visite, en conséquence, en fonctions des informations fournies par Songhaï et j'ai mis cette nouvelle version corrigée, en ligne, le 7 avril (voir le mail ci-joint du 7 avril).

Si tu peux lire et télécharger cette nouvelle version, tu verras qu'elle présente très positivement Songhaï et que j'y témoigne toute mon admiration.

Tu sais très bien que si j'ai fait cette « petite enquête » sur place … c'est justement à cause de rumeurs « négatives » sur Songhaï, entendues au Bénin.

Par exemple, il y a une personne que tu connais intimement et très bien, très proche de toi, qui m'a justement affirmé que :

1)   Les formations dispensées par Songhaï étaient très chères [sous-entendu inabordables pour les personnes pauvres]. Et cette personne a ajoutée qu'il ne pouvait se payer ses formations.
2)   Que les produits vendus par Songhaï sont chers [sous-entendu plus chers que les produits équivalents vendus ailleurs au Bénin] …
3)   Que si je restais à Songhaï, ce centre me le ferait payer [sous-entendant que Songhaï ne serait qu'une société mercantile].
4)   Que les apprenants ne seraient pas « opérationnels », à la fin de leur longue formation chez Songhaï, et que beaucoup seraient incapables de créer une entreprise (!).
[…]
Note : cette personne que je cite et qui accuse Songhaï de ne pas être rentable était en fait Daniel lui-même, qui avait tout fait pour me dissuader de visiter Songhaï

Ma réponse avec copie à tout le monde a le don de faire péter les plombs de Daniel :

SMS de Daniel du 13/04/2014 à 16h03 :
« Ne penses pas que tu vas couler mon association. Tu viens de te plonger totalement, car mon Dieu que j'adore du fond de mon cœur te prendra en charge. Je vais répondre, à tous en copie. Si tu ne rebrousses pas chemin Ben, tu vas le regretter a jamais. Je te le jure car j'ai un Dieu qui prend ma défense ».

Note : En rouge, les phrases de menaces, en violet, les phrases mégalomanes.
Là Daniel commence à « craquer ».

De : Daniel
Envoyé : lundi 14 avril 2014 08:57
À : Benjamin
Objet : Réf.: C'est toi-même qui m'a donné la clé de résolution du problème

Benjamin, je n'ai peur de rien, mais j'ai un Dieu qui combattra pour moi. Ce n'est moi qui vit, mais le Christ qui vit en moi. Beaucoup se lèveront contre moi, mais au nom du Christ, je les taillerai en pièce. Je te le jure. Continue. Si mon Dieu que j'adore veut agir, c'est comme cela qu'il endurcie le cœur de mes ennemis. Je suis mille fois content. Si je ne prends pas le déçu, je vais cesser d'adorer mon Jésus ressuscité. C'est de ta chute. Tu veux maintenant payer tout ce que tu as fait pour les autres. Oui c'est l'heure, je vais te réduire à zéro. Tu peux signer tous les contrats diabolique de ce monde, je vais prendre le déçu. Je te le jure. Daniel

Note : Le terme le « déçu » me désigne. *Les phrases en rouge vif sont de vraies menaces contre ma vie.*
Les phrases en violet témoignent de sa mégalomanie. Il est clair que c'est une personne dangereuse qui ne veut pas changer. Le masque de bon Chrétien qu'affichait Daniel, depuis des années, tombe enfin. Or on constate, via ses menaces de mort, que Daniel n'est pas du tout chrétien. Il n'en a que l'apparence. Il est à la limite d'une folie, mais d'une folie très dangereuse, qui n'a aucun garde-fou (et qui peut s'exprimer à tout instant).

De : Daniel
Envoyé : lundi 14 avril 2014 11:36
À : Benjamin
Objet : Réf.: RE: Tant que tu mentiras, je te combattrais

Tu me fais rire. Mais cet homme diabolique t'a hébergé chez lui et t'a préparé a mangé pendant 3 semaine sans intoxiquer ton repas. De plus cet homme diabolique t'a pris sur sa moto sans accident durant ton séjour. Cet homme a demandé tout sur toi et sur ta vie privé et sur ta famille et tu lui as fait confiance en lui relatant tout. Cet homme, avec l'aide de son Dieu, a assurée ta sécurité durant ton séjour. Cet homme te donnait de l'eau a boire sans penser a intoxiquer ce liquide précieux. Cet homme te préparait le lit tous les soirs sans te rendre malade. Cet homme diabolique te faisait la lessive, sans intoxiquer tes vêtements. Cet homme diabolique n'a pas pensé à inviter les brigands durant ton séjour. Merci.
Tu peux dire et écrire tout ce qui se passe dans ta tête sur ma personne et mon association.
Mais je viens pour toi, tout doucement. Tu es très loin de ce que tu penses dans ta tête. Attends, je viens pour toi. Cette bataille d'intoxication que tu viens d'entamer ne te conduira pas loin. Je te le jure. Je le dis avec certitude. Je jure, que tu ne peux pas.
Car si j'étais un homme diabolique, tu ne seras pas accueilli par tous dans le quartier. Je t'ais fourni tous les papiers de mon association et tout sur ma vie (carte d'identité, etc....).Ok. Attendons pour voir la suite.

Note : Sa démonstration n'est pas convaincante, à cause justement des menaces voilées contenues dans son mail.
En plus, que cela soit les repas, la lessives, c'était une voisine qui l'assurait (et qui était rémunérée avec l'argent que je fournissais régulièrement à Daniel. Et j'ai toujours payé l'essence de Daniel. Mon séjour, au contraire, lui a rapporté de l'argent, beaucoup).

De : Daniel
Envoyé : mardi 15 avril 2014 08:03
À : Benjamin
Objet : Réf.: RE: Réf.: C'est toi-même qui m'a donné la clé de résolution du problème

Ok. Tu peux écrire tout ce qui t'arrive à la tête. Tu n'auras pas gain de cause. Je te vois actuellement sur une grande pente. Tu vas totalement chuter. Naturellement, tu vas chuter devant tout le monde. Je te le jure.

Note : Encore de nouvelles menaces sur ma vie, qui ne le crédibilisent pas[289].

Ensuite à cause de ses menaces de mort réitérées quatre fois, j'ai passé mon temps à prévenir ceux qui risquent d'en être une victime de Daniel, de sa dangerosité (voir mails et messages Facebook ci-dessous).

De : Daniel Oke [mailto:danigos60@yahoo.fr]
Envoyé : jeudi 3 avril 2014 16:11
À : LISAN Benjamin FREE; 'Daniel OKE'; 'Dominique Lambert'
Cc : 'association gazelle harambee'
Objet : Re: Compte-rendu de ma visite à Songhaï

Je suis désolé Mr Benjamin,
[...]
De plus j'ai remarqué dans le message, comme si nous sommes allés à Songhaï pour faire une enquête sur ce centre. Non et Non. Nous sommes allés juste pour visiter le centre comme tout le monde le fait. Pour ces raisons, je vous demande de ne plus mentionner mon nom et celui de mon Association dans les messages du genre enquêtes. Permettez-moi de faire ma petite vie car la vie on la vit. Et pour finir, je vous prie de laisser tranquille le guide qui nous a expliqué les choses et nous a donné quelques explications sur le centre songhaï. Pardon ! permettez à ce jeune de continuer à gagner son pain quotidien car de pareille message peut lui coûter la perte de son emploi.

---

[289] Ce n'est vraiment qu'à ce moment-là que j'ai compris qu'Il y a, chez eux, un mélange de duplicité, de cruauté, de paranoïa, de dogmatisme et de volonté de puissance « mortelle ».

Daniel

Le Jeudi 3 avril 2014 15h39, LISAN Benjamin FREE <benjamin.lisan@free.fr> a écrit :
Bonjour,
J'ai rédigé ce compte-rendu, ci-joint, de la visite de Daniel et moi-même au centre Songhaï de Porto-Novo, au Bénin, fin mars 2014. En espérant que ce compte-rendu vous intéressera.
Cordialement,
Benjamin

De : Daniel

Envoyé : dimanche 13 avril 2014 08:37

À : benjamin.lisan@free.fr **Objet : Réf.: RE:**

Un homme averti un en vaut deux. Si tu avais respecté ce qu'on s'est dit avant ton départ, que tu dois m'envoyer le rapport, avant qu'on ne mette en copie qui que ce soit. De deux : je déteste trop le fait que tu as commencé par critiquer dans ton rapport le centre Songhaï, en mettant mon nom dans ton rapport critique. Or ce centre est un centre de référence en Afrique. Troisième point est dans le même message : tu vas jusqu'à y parler des chefs d'Etat en Afrique (pire dans le sens négatif). Ben, mesures-tu la conséquence fâcheuse que cela peut avoir sur moi? Ça peut m'écourter la vie et [causer] l'annulation de mon association. [...]

Écoutes ceci : fais attention pour ne pas perdre mon amitié, car tu vas regretter a jamais. De plus tu dois comprendre que je ne suis pas dépendant de la France ou de vos aides. Je suis désolé pour tes propos dans ce sens. Si je l'étais, j'aurais déjà vendu mon association à un autre depuis et en serait le directeur. Mais rien de tout cela. Je ne suis pas en train de te manipuler, pour être ami avec Flo. Non, le jour où elle-même va vouloir m'embêter...... pour cette discussion, je ne te laisserai aucune grâce pour te dire ma part de vérité. J'ai vu combien de fois tu as rendu madame Lambert comme un Dieu pour te sauver dans tes projets. Fais attention. Prends pause et reviens à zéro dans ta psychologique. Oublies tout tes projets et penses à ta stabilité. Recherches cette paix du cœur, que tu as perdu depuis un bon moment et si tu peux aussi faire cette prière (Dieu, père mon créateur : je viens vers toi, ôte de ma vie l'amertume et communiques-moi la joie. Transforme ma vie et je serai libre. Amen). Dieu brises en moi tout ce qui m'amène à perdre vite les relations avec tout le monde. Amen. Viens mon dieu et prends possession de ma vie entière. Daniel.

Note : C'est moi, qui ais aussi souligné en rouge, les parties menaçantes [ou qui en donne l'impression] dans ton mail. [Or déjà à la date d'aujourd'hui, le 17/04, j'ai déjà reçu 3 mails menaçants et un SMS menaçant. Comment réagir face à des menaces ? Donne-moi, la solution ?].

Dans un mail envoyé à des amis, je décris comment je me suis fait escroqué :

De : Benjamin
Envoyé : samedi 19 avril 2014 08:38
Cc : ….
Objet : Comprendre comment je me suis fait "escroqué" au Bénin et comment éviter que cela arrive à d'autres personnes
Bonjour,
J'espère que vous allez bien.

Au récit que j'ai fait sur mon expérience béninoise, à certains d'entre vous, on pensera probablement que je me suis « fait avoir » facilement. En fait, cette histoire « d'amour » avec Daniel (fondateur de l'ONG béninoise AJEDD _ Association des jeunes environnementalistes pour un développement durable _) a, quand même, duré 4 ans (!).

Au départ, pendant 2 ans, j'ai été plutôt très méfiant, car souvent Daniel ne disait jamais ce qu'il cherchait auprès de moi (tout en se réclamant de mon amitié et/ ou en m'affirmant avoir une grande estime pour moi, à cause tous les documents, que j'avais mis sur mes deux sites Web, pour aider au développement l'Afrique).

Mais malgré tout, je dois bien le reconnaître, je ne suis fait avoir, à la fin. Et c'est un processus très complexe, qui n'est pas facile à analyser.

Et donc voici l'analyse de la façon probable dont je me suis fait « abuser ». En espérant que cette analyse sera peut-être être utile à d'autres bonnes âmes (ou humanitaires) pour éviter de se faire abuser ou escroquer.

Daniel m'a trompé de plusieurs façons :

Il donne l'impression d'aider les étudiants de sa ville universitaire d'Abomey-Calavi, surtout si ces derniers veulent se lancer dans l'agriculture ou l'élevage. Il les aident réellement à mettre le pied à l'étrier et à créer leur micro-entreprise (mais en fait, sur place, j'ai découvert il n'est pas si généreux que cela. Il fait tout payer _ formations, cours … _ même s'il n'est vraiment pas cher, au niveau de ses formations, comparativement aux écoles en agriculture et élevage. Il fait même payer les cours, conférences données aux membres de son association).

Il a **de vrais connaissances en agriculture, élevage, agronomie** (je ne sais pas si son CV _ qu'il m'a envoyé _ est « bidonné », Maitrise en Science Naturelle à la Faculté des sciences d'Abomey-Calavi et il a une 2ème année de la Chimie Biologie Géologie (CBG II). Et de fait, il maîtrise l'agronomie, la pédologie et l'analyse des sols …

Ceux, qui ne l'ont jamais rencontrés, ne se doutent pas à quel point il est extrêmement intelligent. Il a tout le temps des idées (il fuse d'idées). Il a une grande capacité d'analyse. Il comprends l'informatique très vite. Je lui ai passé des tablettes numériques. Il les ai toutes testées et compris leur fonctionnement (immédiatement). Un jour, il a eu l'idée « lumineuse » de créer un vrai site Web pour son association. Et il en a défini tout de suite son cahier des charges (*). Il est le représentant au Bénin d'une association internationale d'agro-écologie « **WOOFF International** » _ http://wwoofinternational.org/). Bref, il comprends tout très vite. Et surtout, il a une grande intelligence politique, en même temps qu'il a de très grandes ambitions (en voulant créer sa propre ferme et centre de formation en agro-écologie. Et il ne m'a pas caché qu'il veut s'inspirer des centres de formation et de production agro-écologiques Songhaï. Et il voulait faire comme Songhaï, en commençant par un terrain d'un hectare … d'ailleurs tout en semant, dans ma tête, une suspicion contre les buts désintéressés de Songhaï).

Il a un vrai discours écologique et il est un des rares béninois qui comprend vraiment les enjeux écologiques de son pays et de l'Afrique. Et je crois que c'est à cause de ce discours-là, que je me suis fait le plus abusé.

Son association béninoise AJEDD existe réellement : Elle est déclarée en préfecture au Bénin et elle a une trentaine de membres (pour ceux que j'ai vu ou peut-être plus). Tous semblent honnêtes, admiratifs et dévoués inconditionnellement à Daniel. Pendant les 4 ans que je l'ai connu, par Internet, il ne donnait pas l'impression d'être *mégalomane*. Il paraissait même sympa (c'est ce côté sympa, qu'il présente aux membres d'AJEDD et aux gens du quartier, en leur rendant des milliers de petits services et en leur servant un appréciable service d'avocat-conseil. C'est ainsi qu'il sait tout sur tout, y compris sur moi). La seule chose dont j'aurais du me méfier, est qu'il tenait un discours de chrétien protestant un peu trop appuyé. Un autre facteur qui a contribué à m'abuser est qu'il m'a affirmé qu'il était le fils de pasteur, que son frère est pasteur et qu'il a failli lui-même être pasteur. En tout cas, il a le discours, **celui d'un vrai prédicateur charismatique chrétien**. Et en plus, il **a du charisme**. C'est pourquoi les membres de son association sont sous le charme. Son discours a toutes les apparences du discours chrétien (il connais la Bible et les Evangiles), mais en analysant son discours, ce n'est pas un discours chrétien (par exemple, « entre les lignes », il prône le fait qu'il faut se récompenser soi-même, qu'il faut chercher à être admiré, à rechercher et à détenir le pouvoir (y compris dans ses relations avec les autres ONG). Il présente ses idées à l'aide d'arguments extrêmement intelligents. Il n'est pas chrétien. Il le croit peut-être … Mais c'est avant tout un « imposteur en christianisme » (car son discours est égoïste et justifie son égoïsme). Il prône une vision assez paranoïaque des rapports entre être humains. Et son discours rend les gens paranoïaques et méfiants les uns envers les autres. Mais malheureusement, il ne m'a tenu son discours pathologique qu'au Bénin. Face à son discours (de plus en plus précis), ma « boussole morale » s'est trouvée, de plus en plus, désorienté puis en opposition à son discours. Et on a eu de plus en plus des « prises de becs », durant mon séjour. Ce qu'il faut savoir _ et je ne l'ai compris que sur place _ est que tout le monde est très religieux _ chrétien ou musulman _ (toutes les églises sont pleines là-bas), au Bénin, ce qui n'empêche pas les Béninois de s'arnaquer mutuellement régulièrement.

Daniel a été aussi dans la séduction avec moi : Par exemple, il a m'a affirmé que a) l'idée de la création de son association AJEDD est due à mon projet d'école du développement durable (que j'avais mis en ligne, sous la forme de deux gros Powerpoint, sur mon site Internet sur le développement durable) et que c'était une idée remarquable, b) que ma base documentaire de 21.000 fichiers et vidéos (de 40 Go) pour le développement durable des pays en voie de développement était une base très importante (clé) pour l'Afrique … et que je ne devais pas diffuser comme cela, auprès des ONG et agronomes africains, sans précaution. Enfin, il me disait que nous serions tous les deux les créateurs (à égalité ?) de cette « ferme-école du développement durable », au Bénin et que cela serait une belle aventure ensemble. Durant, mon séjour, j'ai eu le droit à une fête (vers la fin du séjour) et à une petite sculpture, en balsa, dessinant le sigle d'AJEDD, offerte à mon départ … C'est quelqu'un d'extrêmement malin et politique (Là où il n'a pas été malin en étant malhonnête, est qu'il ne bénéficiera plus de mon aide, alors que j'aurais pu encore revenir et renforcer son idée de cybercafé en 2015).

Et disons clairement les choses, Daniel est aussi un grand manipulateur. Par exemple, en décembre, j'avais des démêlées avec une certaine Florence, directrice d'une ONG agissant en Afrique, une femme paranoïaque, égocentrique (qui sait tout, connait tout ... qui n'a jamais aucune culpabilité, ni scrupule), que j'avais accepté naïvement dans notre projet, pour son volet financier (sur la recommandation d'un responsable d'une ONG malgache en qui j'avais confiance) et qui rapidement avait voulu lancer une OPA pour s'accaparer le projet, en m'évinçant (comme elle l'a déjà fait avec la responsable et créatrice d'une autre ONG précédente), cela pour en tirer toute la gloire (car le projet de ferme-école était ambitieux). Or Daniel a su, avec adresse voire duplicité, nous monter, l'un contre l'autre.

Durant 2 ans, entre 2012 et 2014, il m'a vraiment « trait » (comme une vache) financièrement (j'ai du dépenser, entre les ordinateurs (un ordi complet, 3 écrans plats, 1 prise parafoudre, 3 claviers, 1 vidéoprojecteur, leur transports _ dont celui d'un ordinateur portable 15'donné _, la sacoche acheté pour ce portable ...), les 11 tablettes numériques + accessoires + housses (3 sont déjà cassés), le voyage à 570 €, plus de 2500€, je pense _ mais dette d'argent n'est pas mortelle). Il a appliqué avec moi, tout en douceur, ce que j'appelle le système « **Y'a bon les blancs** » (°), un système déjà dénoncé par le Père Godfrey Nzamujo, dans son livre « Songhaï, quand l'Afrique s'éveille » aux éditions du Cerf).

Cette expérience, comme d'autres en Afrique, sont très formatrices ... car j'ai conscience que je suis fait, plusieurs fois, *abusé* par des personnes qui a) semblaient faire beaucoup de bien autour d'eux (comme faire de l'humanitaire), et b) qui ont une discours très moral ou très chrétien _ le cas de Daniel _ (c)voire qui semble dire constamment du bien des autres _ ce qui n'est toujours pas le cas de Daniel).

A la limite, je serais même admiratif de la façon brillante dont j'ai été délesté financièrement ... si, derrière la grande duplicité de Daniel, je ne percevais pas aussi quelqu'un de dangereux (à cause de ses 4 mails mélangeant un discours religieux et des menaces sur ma vie).

Daniel est mégalomane, narcissique, brillant et un grand paranoïaque. Mais c'est aussi un vrai « gourou », prédicateur charismatique, brillant, capable de tenir des sermons chrétiens, par exemple durant toute une nuit.
Et je crains que son évolution « naturelle » soit la dérive sectaire et la création d'une secte agro-écologique et religieuse (style « le temple du peuple » du « rév. » Jim Jones).
Donc, en lui faisant tous ses cadeaux, j'ai commis, sans le vouloir, une mauvaise action, en renforçant sa mégalomanie. l'humanitaire est rempli de gens qui n'agissent pas par compassion [ne recherchant que la gloire et le pouvoir] et qui donc n'ont rien à y faire.

Et je crains que d'autres occidentaux soient aussi victime de ses manipulations (d'autant qu'il passe énormément de temps, sur Internet, comme les escrocs nigériens ou ivoiriens, pour « hameçonner » les bonnes âmes, ceux ayant une conscience humanitaire et écologiste, afin de se faire perpétuellement subventionner. Il ne s'en ait même pas caché).

La seule chose qui ne suis arrivé de bien dans ce voyage , c'est le **centre Songhaï** de Porto-Novo. Or c'est justement l'école du développement durable, que je voulais créer**.**
Et c'est la concrétisation de toutes mes idées ... mais en mieux ! Songhaï c'est génial.

Note : Et, à mon avis, c'est vraiment le modèle Songhaï qu'il faudrait exporter à Madagascar. Mais étant donné les vastes arnaques dont j'ai été victime, lors de ma tentative de lancement réitéré de ce projet en Afrique, je n'ai plus trop envie de me lancer dans ce genre d'aventure à Madagascar (car les risques sont énormes dans ce pays, où les arnaques sont monnaies courantes).

Cordialement,

Benjamin

(°) J'ai été victime du même système d'arnaque, en septembre 2010, par le biais d'une très grande ONG malgache, dirigée par un Père Lazariste charismatique très connu (++).
La tactique, dans ce système, c'est de vous attirer, puis de vous recevoir très bien [ou de vous recevoir plus ou moins bien] sur place, puis quand vous êtes entré en France, c'est de vous faire comprendre qu'on n'a plus besoin de vous (voire que vous êtes persona non grata). Puis si vous n'avez toujours pas compris [que vous avez été « escroqué »], c'est alors « *casse-toi pov' con* » ... puis enfin l'escalade vers le menaces (c'est justement ce que j'ai vécu aussi avec cette ONG malgache, par le biais de sa directrice). Si cette ONG avait été honnête, elle aurait au minimum de tester ma proposition de mettre en place cette « école du développement durable » au sein de ses locaux.

(++) Quant à la naïveté de ce Père lazariste, j'ai du mal à y croire. Car suite à mon impression d'avoir été volé, au sujet d'un appareil photo subtilisé par Mlle B., la directrice de son ONG _ qu'elle m'a réellement forcé à le lui donner _, le Père P. m'avait affirmé au téléphone « *qu'il avait été même très bon avec moi, en me recevant durant une demi-journée* » (pour lui c'était sa juste récompense pour le don d'une mini-salle informatique, constituée de 5 ordinateurs portables). Ou alors c'est que le Père P. est vraiment naïf par rapport à sa directrice (alors qu'elle pourtant connue, à Madagascar, pour sa susceptibilité « paranoïaque » et pour ses gigantesques colères qui font peur à tout le monde, y compris au enfants qui la croient alors folle).

(*) Pour l'instant, son association a une page Facebook, créée par Daniel et aussi une page présentant AJEDD, sur le site Internet de l'Association canadienne « **Terre des Jeunes** ».

(+) L'exemple, parmi tant d'autres, « d'une démarche de séduction », au travers de ce mail qui me valorise fortement, le 25 décembre 2013 :

> **De :** Daniel
> **Envoyé :** mercredi 25 décembre 2013 01:37
> **À :** Benjamin; 'association GHA
> **Cc :** Benjamin
> **Objet :** Re: L'ordinateur est entre les mains de Mustapha => demain, celles de Charles
>
> Sincèrement merci pour pour avoir fait preuve de sagesse afin que Charles ne nous rende ce service. Vos efforts ne seront pas vains mais au contraire ils seront couronnés de succès. Je crois a ce rêve de École de Développement Durable. Ce n'est même plus un rêve mais une réalité. Je vous réservais une surprise mais je vous l'avoue car Dieu a mis sur mon cœur depuis 2010 qu'un bâtiment de cette école sera baptisé "BENJAMIN LISAN".
> .A toi Florence, je ne saurais quoi te dire pour l'instant mais je t'adresse ma reconnaissance par ce grand mot qui est très capital pour moi "MERCI". Notre lutte continue car tant qu'il reste à faire rien n'est fait. Je vous tiendrai au courant dès que le courrier ou le colis sera à mon niveau.
> Daniel

Note : Je me suis fait « abusé » aussi parce qu'il ne m'est jamais venu à l'esprit qu'un « agronome » agissant en Afrique, pour le « bien » pouvait être un « grand malade ».

Pour ceux qui veulent en savoir plus, en détail, sur le mécanisme de cette escroquerie, je décris :

a) mon Voyage au Bénin, en mars 2014, dans ce document Word[290] (955 K) et/ou ce document pdf[291] (980 Ko).
b) Comment deux "humanitaires" ont réussi à me tromper, dans ce document pdf zippé : pdf zippé[292] (1105 Ko).

<u>Le problème de la poursuite du harcèlement téléphonique et email de Daniel, à mon retour en France :</u>

Daniel a continué à me harceler au téléphone après mon retour du Bénin[293] [294]. Les menaces de mort voilées et répétées, de sa part, étaient très inquiétantes et perturbantes.

---

[290] Cf. http://benjamin.lisan.free.fr/jardin.secret/CompteRendusVoyages/AutresVoyages/Voyage-au-Benin-mars-2014.doc
[291] Cf. http://benjamin.lisan.free.fr/jardin.secret/CompteRendusVoyages/AutresVoyages/Voyage-au-Benin-mars-2014.pdf
[292] Cf. http://benjamin.lisan.free.fr/jardin.secret/CompteRendusVoyages/AutresVoyages/CommentDeuxHumanitairesOntReussiAMeTromper.zip
[293] Bien que je lui avais laissé pour plus de 3000 € de matériel informatique et de matériel divers, que j'avais payé de ma poche.
[294] Je raconte cette histoire _ le récit de mon voyage au Bénin et de cette escroquerie _ dans deux documents Word qu'on peut télécharger en cliquant sur ces deux liens : a)
http://benjamin.lisan.free.fr/jardin.secret/CompteRendusVoyages/AutresVoyages/Voyage-au-Benin-mars-2014.doc, b)
http://benjamin.lisan.free.fr/jardin.secret/CompteRendusVoyages/AutresVoyages/CommentDeuxHumanitairesOntReussiAMeTromper.zip

A cause de toutes ses menaces de morts, j'ai prévenu de agronomes de l'école agronomique de Gembloux de ne pas venir le rencontrer au Bénin, ce qui l'a rendu encore plus menaçant et harceleur.

<u>Le retour de Daniel dans ma vie en novembre 2016</u> :

Je n'avais laissé que des documents élogieux sur Internet sur Daniel et son association (en les nommant par leur vrai nom). En novembre 2016, soit 2 ans et demi après, je reçois le mail surprise de Daniel :

De : dani
Envoyé : mardi 29 novembre 2016 18:17
À : Benjamin <benjamin.lisan@gmail.com>
Objet : Dossier Web Ajedd Ong

Bonjour Benjamin. Il vrai que tu m'avais demandé de ne plus t'écrire et j'ai respecté mais tant que tu ne rompts pas totalement avec mon Association que j'ai fondé avec difficultés, je continuerai à t'écrire et cette fois-ci, j'irai jusqu'au bout. **Je demande pur et simplement le retrait de tous les documents AJED... de l'internet.** Si tu ne le fais pas, j'irai déposer plainte à l'ambassade de la France de mon pays. Cette fois-ci tu peux prendre ton avocat et je prendrai aussi.
Daniel

Note : Daniel dit qu'il a créé son ONG avec difficulté. En fait, c'était moi qui avait payé son enregistrement en préfecture, l'ouverture de son compte bancaire, sa ligne téléphonique.

De : dan
Envoyé : mercredi 30 novembre 2016 15:19
À : Benjamin <benjamin.lisan@gmail.com>
Cc : 'samahafou
Objet : Re: Tu ne pourras plus jouer éternellement à la victime innocente

Il serait mieux pour toi de fournir tes dossiers dans lesquels j'étais escroqué à ton avocat au lieu de divaguer. Je n'ai jamais dit que tu n'as pas aider notre association (vidéo projecteur, CD rom des docs téléchargés, kodak, disque dur externe, tablettes, deux ordinateurs bureau...) . Aider une organisation volontairement, c'est croire à son projet et j'étais toujours demandé si tu regrettes d'avoir posé ces actes de dons, que la porte est toujours ouverte pour que tu reprennes tout car AJEDD n'est pas les ONG qui dilapide les biens associatifs. Tu n'es pas la seule qui avait aidé ou qui aide AJEDD. Je demande pur et simplement le retrait de tous les documents AJEDD et de ma vie privée.
Je n'ai aucun l'intérêt à t'intimider .je n'ai plus de temps à perdre. Passe le dossier à la police française le plus vite possible.
Daniel

Note : Je signale, en rouge, un énorme mensonge.

J'ai retiré tous les documents faisant l'apologie de son association (même s'il se tire une balle dans le pied).
J'ai compris qu'il cherchait encore à me « brouter ».
J'ai mis en copie un de ses amis et il a alors arrêté de m'écrire.

46 Franck

Franck organisait un stage, de 5 jours, sur les agro-forêts multi-strates en permaculture, dans un joli éco-lieu situé du côté de Nantes, auquel j'ai participé moyennant la somme de 395 € (hors hébergement et nourriture), en mai 2017.

C'est un bel homme grand, avec la tête sympathique de Hugues Aufray, présentant bien, tenant un discours en apparence sympathique, ouvert, libéral et décontracté.
Ayant apporté mon disque dur, je lui offert pas mal de documents et de vidéos. Lui-même m'avait autorisé à copier ses propres documentations. Et il nous avait dit, à tous, qu'on pouvait diffuser ses documentations, ... avec discrétion.

En général, l'on suppose que les gens qui sont dans l'agriculture bio, la permaculture, sont plutôt cools, fumeur de cannabis. Et effectivement, il était fumeur occasionnel de cannabis. Mais la ressemblance de Franck avec les vrais babacools de la bio (ces derniers étant eux anti-argent, anti-profit, anticapitalistes) s'arrête là.
Lors du stage de permaculture, il a fait un discours anticapitaliste, émaillé de théories du complot (sur les puissances de l'argent).

Ce qui m'avait frappé était que la majorité des participants au stage étaient des adeptes des théories du complot et que Franck, tel une sorte de gourou ou de chef démagogue et populiste, tenait des discours complotistes et entretenaient les stagiaires dans leurs croyances complotistes, que je ne partageais pas. J'ai ressenti rapidement un malaise face à ces discours malsains.

Et ce stage qui aurait dû être un cours ou un exposé scientifique ou rigoureux sur la permaculture s'est vite transformé en une séance de coaching psychothérapique sauvage « gourouesque ».

En effet, il avait organisé une **séance où tous les stagiaires devaient se critiquer mutuellement**, ce qui conduit à créer une atmosphère totalement délétère dans le groupe. Cette séance a conduit à nous diviser (c'est comme si Franck avait cherché à nous diviser pour pouvoir mieux régner sur nous). J'ai été particulièrement exposé à la critique, car j'étais celui, des stagiaires, qui parlait le plus et qui faisait le plus de propositions durant le stage. De plus, j'avais fait l'erreur de montrer, au groupe, que j'en « connaissais un rayon » dans le domaine de la botanique et des agro-forêts (j'ai dû donner l'impression que « je la ramenais »). Je suis devenu rapidement le bouc émissaire des stagiaires et surtout de Franck. Alain, un stagiaire, qui n'avait pas perçu la manipulation de Franck, s'en était alors pris plus à moi, aux méthodes de Franck, et a interrompu et quitté le stage, en colère.

Note : J'ai appris par la suite que Franck Nathié n'était pas psychologue et n'avait aucun diplôme de psychothérapeute.

Normalement, la permaculture possède un volet humaniste, incitant, pour l'amélioration des rapports humains, à plus de solidarité entre les hommes. Mes concepteurs originels de la permaculture, Bill Mollison et David Holmgren, avaient un fond généreux. Ils ne se sont jamais préoccupés de protéger les travaux et leurs ouvrages par des copyrights. **Ce qui comptait pour eux est que leurs idées et travaux soient diffusées au maximum dans le monde.**

Au milieu du stage, Franck nous annonce qu'il va nous donner des cours sur la « *Synergie dans les Rapports Humains* ». Normalement, la synergie est la mise en commun de moyens (humains …) qui se renforcent entre eux pour aboutir à un même but. **Cette vision synergique doit pousser normalement à une solidarité entre les êtres humains.** Or Franck contredit la vision altruiste cachée derrière le concept de synergie entre êtres humains. Pour lui, la synergie n'est plus qu'une association égoïste (dénuée de toute empathie), opportuniste, circonstanciée entre êtres humains, pouvant être défaite à tout moment, si le membres en synergie ne s'entend pas ensembles. Pour lui, on ne s'associe ensemble que seulement parce qu'on espère une **relation gagnante-gagnante** … voire aussi dans une perspective aussi « court-termiste » que possible. Franck présente le monde comme uniquement présidé par les lois de la jungle et soumis à un darwinisme social impitoyable, où les seuls les forts gagnent et les faibles perdent.
Il y avait une vraie contradiction entre son discours faussement altruiste, présenté dès le départ, puis l'exposé progressif de ses vraies convictions profondes.

Durant le stage confiant dans ce qu'il avait annoncé au début du stage, naïvement, j'avais scanné ou photocopié sa documentation pour la diffuser et je lui ai annoncé. Alors, il m'a engueulé devant les stagiaires, m'accusant de le ruiner, car ses documents étaient la seule source de ses revenus et en montant tout le groupe contre moi.

Il m'avait parlé qu'il souffrait d'un *Candida albican*, une maladie fongique. Or j'avais remarqué qu'il avait une alimentation « végan » très carencée, surtout à base de galettes d'amarantes. Après le stage, j'avais cherché les traitements de sa maladie sur Internet et lui avait donné les résultats de ma recherche, que je lui avais envoyé par mail.

Et il m'a tout de suite engueulé, en me déclarant que je n'avais pas à m'occuper des affaires qui ne me regardaient pas (pour résumer, « occupe-toi de tes oignons. On ne t'a pas sonné »).

J'ai aussi voulu avoir des échanges sur les agro-forêts comestibles, un sujet qui me passionnait. Mais au lieu d'avoir un échange constructif avec moi, il s'est remis dans la peau du psychologue « gourouesque », en me sortant des phrases dévalorisantes comme celles-ci-après :

"tu aides les autres, tu perds ton temps car ce n'est pas ton rôle, **la seule personne que tu puisses aider c'est toi**".
"J'ai remarqué qu'en général les gens qui veulent aider les autres, pédale dans la choucroute toute leur vie, vu **qu'ils s'occupent de celle des autres**, et en général, **sur la base de leur incapacité de gérer leur propre vie, quand ils aident les autres, ils ne font que mettre la zizanie dans la vie des autres**, et **ceux-là même qui ont été aidés, au lieu d'être reconnaissant, deviennent méprisent et rejetant, ingrat ! Et c'est bien normal ! Ils ont raison d'agir comme cela, c'est qu'ils prennent soin d'eux et mette hors de leur vie les personnes qui amène du désordre**".

Tous ses écrits étaient, malheureusement, à cette aune-là (jamais constructif, jamais positif, jamais encourageant).

Il jouait au professeur « moralisateur » avec moi, en m'écrivant des mails de 3 km de long, destinés à me faire la leçon, à m'apprendre la vie et à m'indiquer quelle était la vraie agroforesterie (car selon lui, ma conception de l'agroforesterie était erronée, me faisant comprendre à chaque fois que je n'y connaissais rien). Il n'était en aucune manière constructif (il était plutôt destructeur, très agressif, très dominateur avec moi, dans ses mails).

En 2017, alors que je l'avais complètement oublié, il me recontacte me demande instamment de retirer, d'un de mes diaporamas, consacré aux « forêts nourricières », une petite illustration sur une agro-forêt, que j'avais trouvé sur Internet et que j'avais incluse dans un de mes diaporamas, que j'avais mis en ligne sur mon site. Il me rappelait que tous ses écrits étaient soumis à copyright, du fait qu'il en était l'auteur. A cet instant, il me soumet alors à une pression énorme, en me renvoyant trois mails, de trois kilomètres de longs, assez menaçants, dans la même journée. C'est une personne qui ne supporte pas qu'on puisse lui résister. Dans la précipitation, je fais la correction très vite. Et lui dit de la vérifier puis j'oublie l'affaire. Je pensais que l'affaire était résolue.
2 ou 3 mois après, je reçois un mail intitulé "**Relance juridique amiable respect des sources**" relatif à son association, envoyé par le **Responsable pôle juridique** de son association, pour non-respect l'Art L122-4 du Code de la propriété intellectuelle.
Ce qui m'a profondément choqué était qu'il avait mis en copie d'autres associations, dont « Repaire des Furets », et auprès de personnes que je ne connais pas comme une certaine Nathalie (j'avais l'impression que, par ces mises en copie, auprès de ces personnes ils me faisaient passer pour un malhonnête _ alors que la vérité était tout autre, que j'avais pris juste ce premier dessin trouvé sur Internet, que je ne savais pas être de Franck, parce que ce dessin était sans aucune indication de copyright _ de plus que je me fichais du choix du dessin, pour illustrer mon suket, car il y en avait d'autres sur le sujet des strates agroforestiers, sur Internet).

Franck m'indiqua aussi alors concernant son dessin[295], « *j'ai posé les bases des 5 partenariats végétaux et **remis les 7 strates dans l'ordre du développement forestier** et **personne avant moi ne l'avais fait effectivement*** ».
Dans ses différents écrits, il voulait me donner l'impression qu'il avait fait les découvertes du siècle sur les agro-forêts, et il s'en était même convaincu … alors que pourtant les modèles agroforestiers à 5 ou 7 strates sont très arbitraires et qu'ils dépendent d'un grand nombre de facteurs, dont le biotope, les plantes présentes, le type de sol etc.
Ce qui m'a toujours frappé est qu'il se prend pour quelqu'un de très important, alors n'a aucun diplôme d'agronomie, qu'il n'est qu'un autodidacte, il prétend se mettre au niveau d'un Claude Bourguignon, d'un Marc Dufumier, d'un Michel Griffon, d'un Philippe Desbrosses, d'un Gilles Bœuf … La prétention et la vanité illimité de ce type, pour une découverte qui n'en est pas une, est vraiment « médusante ». Il s'abuse, lui-même, sur son propre génie.

---

[295] Présentant son modèle d'agro-forêt à cinq strates.

A la longue, j'ai constaté qu'il était une personne imbue d'elle-même, emplie de certitudes sur son propre génie. Avec lui, j'avais toujours eu l'impression de me heurter à un mur étanche, infissurable, construit avec le béton compact de ses certitudes.

Finalement, Franck fait croire à tous ses interlocuteurs qu'il a tout révolutionné, qu'il était le premier dans le domaine des agro-forêts nourricières. Or, en fait, les découvreurs agro-écologistes, dans le domaine des agro-forêts nourricières, ne l'ont pas attendu. Car d'autres l'ont précédé, de par le monde, comme je l'ai découvert par la suite.

C'est finalement un très bon commercial, qui sait très bien se vendre, il adore se faire passer pour un génie, se mettre en avant et faire reconnaître comme l'expert de référence dans le domaine agro-forêts nourricières. Il a trouvé sa niche, son créneau, et le défend, bec et ongle, sans vergogne, contre tout forme de concurrence _ voulant être seul sur ce créneau _, n'hésitant pas, pour cela, à dénigrer (ou à démolir) systématiquement tous ceux qui lui feraient de l'ombre, y compris par des moyens déloyaux (le mensonge). Et j'ai eu l'impression que, sans que je le veuille, il m'avait pris pour son concurrent, alors qu'au départ, pensant qu'il serait très utile sur le sujet des agro-forêts, je voulais travailler main dans la main avec lui pour mes projets africains.

En conclusion, voici ce que j'ai écrit à son sujet à un ami :
« *Je me suis fait complètement avoir (fourvoyé) par les beaux discours de ce type, qui, au départ, paraissait sympathique, ouvert, libéral, décontracté … alors qu'en fait, il est tout le contraire.* ».

Mon ami, Philippe, m'a fait cette réponse suivante, qui, à mon avis, est assez juste :
« *Bravo Benjamin, il faut savoir pousser des "coups de gueule" à bon escient et, en particulier, contre tous les "faussaires" ou "pseudo" : des **gens qui se donnent l'apparence du désintéressement mais qui, en réalité, ne pensent qu'à eux ; ils sont égocentriques et souvent intéressés à récolter les fruits financiers de leur "mise en avant". Ils** sont légions malheureusement, dans la société actuelle* ».

Ce qui est dommage qu'avec son égocentrisme, son intelligence tourne à vide. Ce gars est tellement imbu de lui-même qu'il restera marginalisé, cantonné à certains milieux marginaux de l'agroécologie. Car je suppose qu'il s'est déjà mis à dos un bon nombre de personnes. Et donc, à la longue, il en voudra de plus en plus au monde entier de ne pas être reconnu à sa « juste valeur ».
Ce gars ne comprend pas que la compassion et les vraies amitiés désintéressées peuvent pourtant lui « servir », sur le long terme (il faut, par exemple, se souvenir de la morale de la fable de la Fontaine « **le Lion et le rat** »). Sinon, par exemple, il sera bien content d'être entouré de vrais amis quand il sera sur son lit de mort.
Pour moi, les personnes incapables de ressentir de l'amour pour les autres, comme Franck, sont des handicapés émotionnels.

47 Pierrette

J'ai été un militant pour la cause tibétaine durant 10 ans. Pendant 3 ans, pour cette cause, j'ai préparé la « marche transhimalayenne », qui devait traverser, en juin et juillet 2002, l'Himalaya, du sud vers le nord, pour la cause du Tibet. Or Matthieu, la personne qui avait déjà organisé une marche semblable dans les Alpes, refusait d'en parler et de médiatiser mon projet autour de lui (idem pour d'autres responsables d'associations). J'étais plutôt mécontent de l'attitude de blocage de Matthieu (qui refusait de relayer l'information sur mon projet de marche).

Peu de temps avant le départ de notre marche, Pierrette directrice d'une association pro-tibétaine m'a donné l'impression de soutenir totalement mon projet, en organisant une réunion pour mon projet à Lyon. A cause de son initiative, j'ai eu la reconnaissance pour elle et pour son aide, même tardive.
La « marche transhimalayenne » de 2002, se déroula bien, reçue une petite médiatisation, surtout en Inde, ce qui contribua à augmenter indirectement ma confiance en moi.

Par la suite, en me valorisant, Pierrette avait tout fait pour me convaincre, d'organiser une seconde marche transhimalayenne (une sorte de marche de rattrapage), au prétexte que beaucoup de personnes n'avait été suffisamment été prévenues à temps de cet évènement, en 2002, et donc n'avaient pas pu y participer.
Or durant, cette nouvelle marche en 2003, alors qu'elle avait toujours été charmante jusque-là, je constatais qu'elle faisait tout pour prendre ma place à la tête de la marche (« le vizir qui veut être calife à la place du calife », en me critiquant systématiquement devant les autres marcheurs participants, en donnant presque l'impression que c'était elle qui avait organisé la marche _ alors que c'était pourtant moi qui avait tout organisé, pendant plus de 3 ans, de 2000 à 2002, avec l'aide d'une agence de trek tibétaine.

Elle donnait l'impression de tout faire pour attirer la médiatisation sur elle, durant cette seconde marche transhimalayenne, en 2003.

Après la marche, je lui ai pardonné. Par la suite, on est redevenu amis. Pierrette faisait tout pour me convaincre qu'elle était une vraie croyante bouddhiste. Elle me montrait qu'elle priait souvent (des prières bouddhistes), y compris devant son autel tibétain, qu'elle avait aménagé dans son très beau loft, situé dans le sud de Lyon.
Et je lui ai alors proposer d'organiser, avec une autre association pro-tibétaine lyonnaise, l'étape de Lyon, de la tournée européenne, avec l'association des ex-prisonniers politiques tibétains, le GU CHU SUM, avec 3 ex-prisonniers politiques tibétains _ faisant suite à la marche transhimalayenne _, que j'étais en train d'organiser avec Sandrine, une participante de la marche.
Mais Noëlle, la présidente de l'autre association, refusait toute collaboration avec Pierrette, sans vouloir me donner une quelconque raison.
Pierrette prétendit alors, devant moi, que Noëlle était une personne malhonnête, qu'elle avait cherché à fusionner son association avec la sienne. Et qu'en faisant l'analyse des comptes de l'autre association, elle s'était aperçue que Noëlle avait dissimulé un énorme trou financier (dans ses compte) _ trou qu'elle comptait faire absorber, éponger par l'association de Pierrette _, raison pour laquelle Pierrette avait refusé la fusion. Selon Pierrette, Noëlle se vengerait donc d'elle pour avoir refusé cette fusion et d'éponger les dettes de l'association de Noëlle.
Pierrette semblait tellement sincère, honnête, victime de N., que je l'ai cru et que donc j'ai été rapidement en colère contre l'attitude de blocage de Noëlle.
Finalement, j'ai exprimé ma colère devant Noëlle, en lui reprochant son l'attitude de blocage, en lui révélant tout ce que Pierrette m'avait révélé.
Finalement, le trésorier de l'association de Noëlle me proposa de le rencontrer. Lors de notre rencontre, il avait apporté les cahiers comptables de l'année incriminée par Pierrette. Le trésorier m'a alors ouvert ses comptes et j'ai pu constater que, pour la période correspondant à la date du projet de fusion, cette association était nettement bénéficiaire.
Par la suite, en plus de l'apprendre par ce trésorier, j'ai appris aussi, après, par d'autres sources, que Pierrette était connue pour être mythomane et très mensongère.

En lui indiquant tout ce que ce trésorier j'avais raconté, j'ai reproché à Pierrette qu'elle m'avait menti.
Et sans se démonter, elle m'a répondu avec aplomb, que c'était moi-même qui m'était mis dans la merde, que c'était à moi de m'en prendre. Que je n'aurais pas dû contacter Noëlle (Pierrette ne s'est jamais s'excusée de m'avoir menti). Sa mauvaise foi était impressionnante.
A la longue, mais après, l'on m'a prévenu qu'elle avait un ego surdimensionné, ayant un besoin incessant d'être admirée.

48 Mahoub

J'avais rencontré Mahoub, un Français d'origine marocaine, sur mon lieu de travail en 95. Il était avenant, sympathique, amusant. A ce qu'il me semblait, on s'était découvert une passion commune pour la randonnée et la nature.
Il me parlait souvent de son fils, Sami, qu'il me disait beaucoup aimer, tandis qu'il me présentait sa précédente épouse française, Geneviève, comme un dragon, une femme dominatrice qui l'avait fait souffert. Il me parlait souvent de sa femme marocaine, Samira, dentiste, restée à Casablanca, qu'il disait être très jolie.

On avait randonné ou marché, ensembles, à plusieurs reprises, en région parisienne. Et on avait gardé de bons souvenirs de ses randonnées. Durant celles-ci, il remettait souvent au premier plan son fils et les souffrances que lui faisait subir Geneviève. Il s'insurgeait contre le fait qu'il n'avait pas le droit de garde et qu'il ne pouvait avoir son fils que tous les 15 jours. Pour lui, tout ce qui lui arrivait était de la faute de Geneviève (qui lui avait fait vivre un divorce désagréable).
Il était scandalisé par le fait que Geneviève refuse que Sami puisse voir ses grands-parents marocains au Maroc, alors que selon lui, il était moderne et qu'il n'enlèverait jamais son fils (et que cette peur ne tenait qu'aux lubies de Geneviève).

Il se présentait comme un homme moderne, progressiste, écologiste de gauche, voire athée, voie proche des idées communistes, pour l'égalité homme-femme. Il m'indique qu'il a eu la chance d'avoir eu un père instituteur, qui lui a toujours témoigné énormément d'amour et qui l'a toujours protégé. Il me parle d'une famille amante.
Il m'affirmait qu'il ne voulait pas être riche, qu'il enviait la vie pauvre et simple des pêcheurs du bord de mer, d'Essaouira, au Maroc, qui vivaient juste de leur pêche.
Il me parle des exactions des colons français pendant le protectorat français au Maroc et qu'ils auraient tiré sur son père.

Mais petit à petit, il me révèle qu'il couche avec au moins d'une femme différente par semaine, en particulier avec une Brésilienne qui est sa partenaire sexuelle principale (et qui ne le fait que pour le sexe. Avec elle, les choses sont claires, uniquement pour le sexe). Mahoub se révèle être un grand séducteur avec les femmes, se présentant comme un homme attentionné, doux, sachant leur dire des choses gentilles et ce qu'elles veulent entendre.
Il me fait rencontrer Sarah, sa dernière amante, une jolie et jeune étudiante, en informatique, dans une école d'ingénieur française. Elle semble très amoureuse de lui et vouloir l'épouser (Mahoub n'a pas révélé qu'il était marié).
Il me présente ses nombreuses aventures, d'une façon si amusante, qu'il est impossible de lui en vouloir.

Mahoub habitait un petit appartement dans un immeuble moderne du quartier de la défense. Il m'avait montré la chambre de Sami, remplie de jouet. Il m'avait fait rencontrer Sami, qu'il couvrait de cadeaux (devant moi).
Il me parlait souvent de Samira, qu'il me disait beaucoup aimer, et qu'avait demandé de lui prêter, vers 99, un très joli vélo blanc italien, de poche, un Di Blasi, pour Samira et lui puisse faire du vélo en amoureux, à chaque fois que Samira viendrait en France.
Puis, il m'annonce qu'il vient de s'acheter un grand duplex, de 120 m2, à la Défense (soi-disant pour la venue de Samira qui aime le luxe). Fin du désir de pauvreté de Mahoub.

Au bout de deux ans de relations ensembles, à force de me présenter Geneviève comme un monstre, et de se présenter comme un bon père pour Sami, Mahoub avait réussi à me convaincre de faire un témoignage en sa faveur et contre Geneviève, pour le procès en cours, qu'il avait lancé contre Geneviève pour la garde de Sami.

Dès que je lui ai remis mon témoignage (papier), Mahoub change du tout au tout et devient soudainement méprisant à mon égard. Je ne comprenais pas son attitude, car à chaque fois, qu'il me demandait un service, je le lui rendais.
Au bout de 2 ans de prêt du vélo blanc, je lui demande alors de me le restituer. Mais impossible de me le faire restituer durant 6 mois ou alors il me demande de lui vendre mais à un prix assez bas (ce que je refuse). Je lui indique qu'il est assez riche pour se payer le vélo, lui-même, ou pour l'acheter au juste prix. Je lui ai proposé le vélo à 350 € (neuf 500€).
Je lui envoie alors une lettre recommandée, en 2001, à son ancienne adresse, à la Défense, lui demandant de me restituer le vélo, lettre qui m'est retournée avec la mention « inconnue à l'adresse indiquée » (alors qu'il venait de déménager récemment).
Je passe le voir à son nouvel appartement. J'y entends du bruit. Je frappe des grands coups dans la porte.
Finalement, Samira me répond, qui ne veut pas m'ouvrir. Je lui explique le problème du vélo.
Le soir même, devant Samira, Mahoub me restitue le vélo, m'indiquant, en aparté, que j'ai fait une « grosse connerie ».

Déçu, je décide de l'oublier.
3 ans après, début août 2004, il me recontacte, au téléphone, me parlant d'amitié, de quiproquo entre nous en 2001.
il me dit vouloir s'excuser et qu'il veut renouer notre amitié.

Il me dit qu'il vient d'acheter la **Jeep Grand Cherokee noire**, dont il avait toujours rêvé.
Il me déclare qu'il veut passer des vacances avec moi au Maroc (en m'emmenant dans sa Jeep), pour renouer notre amitié et qu'il voulait gravir le Toubkal, le point culminant du Maroc (4010 m), avec moi (un vieux rêve selon lui). Normalement, si j'en croyais ses dires, nous devions être que seulement deux au Maroc et faire un certain trajet qui passait par Casablanca (où il devait voir Samira et ses deux filles), puis Marakech, le village d'Imlil (au Toubkal) et Mhamid, avec le désert et ses dunes que tu voulais voir et qu'on ferait ensemble en Jeep (selon ses promesses). Son annonce de son désir de vouloir renouer notre amitié était donc plutôt une bonne nouvelle pour moi.
Je lui ai alors dit, à ce moment, que je n'étais pas riche. Il m'a répondu qu'il avancerait l'argent et que le lui rembourserais après.

Il avait ajouté aussi qu'il allait mal, que tu étais épuisé … déprimé. Que ces vacances avec moi lui changeraient l'esprit. Il m'a dit vouloir te reposer d'abord, avant de partir. Puis il m'a fait attendre plusieurs jours et je me suis demandé pourquoi il me faisait attendre autant de temps (alors qu'au début, l'on devait partir immédiatement).
Il m'avait demandé d'acheter une glacière électrique, pour y ranger les boissons durant notre trajet. Puis on est parti. Avec sa Jeep, il nous a conduit à l'agence de voyage quartier de l'Opéra. En prétextant qu'il était en double file et qu'il ne pouvait quitter sa voiture, il m'a demandé de payer, à sa place, sa place et le prix du passage de sa jeep, pour le trajet A/R en ferry. Pour me rassurer, il m'a déclaré qu'il tiendrait la comptabilité de nos dépenses respectives (avec moi).

Ensuite, tout s'est bien passé jusqu'au détroit de Gibraltar (hormis un accident, un choc, dans un nid de poule, qui a déformé une jante et crevé un pneu, qui nous fait perdre une journée).

Mais après la traversée en ferry du détroit, tout s'est gâté. Les belles promesses n'ont pas été tenues.

Sur l'autoroute qui allait vers Casablanca, dans la nuit, je l'ai alors entendu tenir un discours proche du discours islamique, que je n'avais jamais entendu jusqu'à maintenant dans sa bouche, alors qu'il m'avait toujours affirmé être athée, avec des positions proches de la gauche ou du communisme.
Il m'a tenu un discours sur l'infériorité des femmes sur le fait qu'il fallait les « tenir » [ou ne pas leur laisser trop de liberté] … Son discours a été un énorme choc pour mii.
Je me suis demandé quel degré de duplicité, il pouvait y avoir en lui, pour m'avoir caché ses convictions sur les femmes, durant tant d'années (alors qu'au contraire, il m'avait toujours tenu un discours libéral, égalitaire, sur le femmes).
Après son discours rétrograde, je pouvais comprendre que Geneviève ne te fasse plus confiance et tente de restreindre les accès de Sami au Maroc (pour éviter son enlèvement).
Je me suis même demandé dans la voiture, s'il n'était pas un islamiste déguisé (au double langage).

Et puis les révélations ont été de Charybde en Scylla (« de mal en pis »). Il m'a alors annoncé qu'il avait fait venir, au Maroc, sa maîtresse Sarah et que désormais, il ne pourrait plus s'occuper de moi et que je devrais me débrouiller tout seul pour passer des vacances au Maroc. Et qu'à cause de l'esclandre que j'avais commis en 2001, Samira ne voulait pas me recevoir. Et que donc, je devais me trouver un hôtel, qu'il y allait y déposer devant mes affaires.

Le choc a été terrible. J'ai eu vraiment l'impression de m'être fait gravement avoir, alors que, quelques jours auparavant, il prétendait vouloir sincèrement passer des vacances au Maroc avec moi, pour renouer notre ancienne amitié.
J'avais d'autant plus l'impression de m'être fait avoir que je lui avais avancé l'argent du passage en Ferry A/R pour lui et sa voiture.
Maintenant, je comprenais qu'il m'avait fait longuement attendre à Paris, avant notre départ au Maroc, pour tenter de convaincre Sarah de le rejoindre au Maroc (sans que je sois au courant).

Puisque je comprenais qu'il n'avait cessé de jouer avec les apparences avec moi, j'ai eu la présence d'esprit de lui réclamer ton n° de téléphone de portable, sous le prétexte de préparer l'ascension du Toubkal (n° qu'il m'a semblé alors me donner avec bonne volonté). La possession de ce n° m'a sauvé. Car j'ai pu ainsi « tracer » tousstes déplacements au Maroc pour être sûr qu'il ne remonterait pas en France, sans moi. D'autant, que j'étais dans une situation terrible, au

Maroc, avec très peu d'argent, sans billet de retour … (par la suite, j'ai appris que tous les vols retour Royal Air Maroc étaient tous complet durant 2 semaines ou plus).

Il m'a donc fallu jouer serrer, avec lui … « finement » (tout en continuant à jouer au naïf avec lui).

Heureusement, mon téléphone portable m'a permis d'appeler la France et ma banque m'a accordé une ligne de crédit pour me sortir de cette situation intenable.

A force de jouer au naïf, de lui parler du Toubkal puis la maison d'hôte de mon ami Lahcen, j'ai pu le convaincre de me rejoindre à Marrakech, en louant une voiture (une Panda).

Je savais que tant qu'il serait avec Sarah, une personne plutôt sympa, il serait obligé d'être « sympa » avec moi (surtout pour se faire bien voir d'elle). Et en effet, il semblait de bonne volonté, devant elle (par exemple, il a pris mes roches et fossiles, que j'avais acheté, dans son coffre, à la fin de notre séjour au Toubkal …).

Durant tout ce séjour au Toubkal, les apparences étaient sauves, de chaque côté (lui et moi). Puis comme je n'avais loué la voiture que pour une semaine, j'ai été obligé de la rendre à l'agence de location à Casablanca. Et sans beaucoup d'argent, j'ai été obligé de ronger mon frein durant plusieurs jours à l'hôtel à Casablanca. Et dans le doute, j'avais beau chercher un vol pour la France, … tous les vols restaient complets. Et ma date de retour à mon travail s'approchait. Or j'ai eu la surprise et l'horreur de constater qu'il était en train de remonter vers le Nord sans me prendre à Casablanca (en donnant l'impression qu'il allait vraiment m'abandonner au Maroc).

Et surtout, un des pires chocs de ma vie a été quand il m'a annoncé, au téléphone, qu'il ne pouvait me prendre, car il voulait pas ramener, dans sa voiture, Sarah et son frère Tarah, en France, et que donc, il n'y avait pas de place pour moi dans ta voiture, à cause de leurs bagages et de la surcharge (de plus ce qui était inquiétant était que je ne savais pas s'il était déjà arrivé à Martil, dans le Nord, où habite la famille de Sarah, ou à Tanger, pour le ferry, ou non).

Note : Même en faisant du stop jusqu'à Tanger, je ne suis pas sûr qu'un ferry m'aurait pris. Après soit il y avait plusieurs jours de stop (4 ou 5 jours) pour rejoindre Paris ou soit le train d'Algesiras jusqu'à Paris … (solution coûteuse). Donc, je n'étais pas sorti de l'Auberge. Donc, il fallait à tout prix que je la joue fine … afin qu'en finale, j'arrive à le convaincre de m'embarquer.

C'est pourquoi je t'ai fait une réponse extrêmement « funèbre » (noire). Et je pense que ma réponse a dû te faire réfléchir. Réponse qui te faisait comprendre à mon retour en France, que je n'en resterais pas là et que cela pouvait très mal se terminer (!).

Cela aurait pu être très grave et il le savait.

Il a décidé de redescendre pour me chercher. Mais je ne devais pas aller chez Sarah, je devais l'attendre, à me tourner les pouces durant une journée, à Tétouan.

A moins, Sarah et Tarah, des personnes plutôt sympas, soient intervenu et l'aient convaincu qu'il pouvait prendre une personne de plus (le fait qu'il ne me ramène pas dans sa voiture alors que nous avions été au Toubkal ensemble aurait peut-être aussi étonné Sarah ou Tarah (?)).

Finalement, il s'est décidé à revenir du Nord du Maroc à Casablanca pour me prendre. Mais l refusait de prendre mes pierres et fossiles, déposés à l'hôtel, puis il les a quand même pris, avec mauvaise volonté, à cause de mon insistance.

Mais arrivé à Tétouan, il m'y a encore abandonné (laissé en plan). Et j'y ai « poiroté » une journée me demandant s'il allait venir me chercher ou non.   Et j'ai surtout supposé, pour me « rassurer », que tu ne voulais pas que je rencontre les parents de Sarah, par peur d'une gaffe de ma part sur le fait qu'il était marié avec Samira (car j'avais constaté que Sarah parlait de mariage avec lui et qu'elle ne se conduisait pas comme une amante ou « maîtresse » mais bien comme une amoureuse, une fiancée. Donc, j'étais certain qu'il ne lui rien dit sur ton statut réel au niveau état civil).

Quand il est finalement revenu avec Tarah et Sarah, il m'a annoncé qu'il n'y avait pas la place pour mes « cailloux » _ m'affirmant qu'il les avait laissés chez les parents de Sarah et qu'il viendrait les rechercher en hiver ou lors d'un autre voyage au Maroc _ je savais pertinemment qu'il ne tiendrait jamais sa promesse (je savais désormais qu'il ne tenait jamais ses promesses).

Le fait qu'il ne ramène pas mes « cailloux » n'était pas grave. Le principal était que j'étais de nouveau dans sa voiture, cette fois-ci en route pour la France. Donc mon angoisse d'être coincé au Maroc était terminée.
Pendant tout le trajet, je savais que je devais faire bonne figure et tenir ma langue face à lui (je le connaissais trop maintenant. Je savais de quoi il était capable maintenant _ du moins, je le croyais).

Arrivé à Paris, il m'a affirmé qu'il ne pouvait retirer toutes mes affaires de ton coffre (celles qui restaient en-dessous des autres) et qu'il me les donnerait ultérieurement, lors d'une autre rencontre (que cela soit la tente, le réchaud … et voire d'autres affaires s'il y en avait, si elles se trouvaient sous les bagages de Sarah et Tarah).
Il m'avait affirmé que l'on règlerait la comptabilité de nos dépenses après. Or toutes ses promesses n'ont jamais été tenues (comme je m'y attendais d'ailleurs). Il ne m'a jamais restitué mes affaires qui étaient dans le coffre de sa jeep ni l'argent qu'il me devait (dans mon souvenir, il m'avait remboursé, au Maroc, une partie du billet de son passage en ferry, que je lui avais réglé, mais pas totalement).

Quand j'ai compris son énorme capacité de duplicité, j'ai toujours fait pour retrouver Geneviève, sachant maintenant et ayant la certitude qu'il avait totalement menti sur elle. Et bien que Mahoub verrouille toutes ses relations (afin qu'elles ne se rencontre jamais _ comme le faisait la « personne plus jeune de six ans que moi » citée plus haut) et ait toujours fait que je ne rencontre jamais Geneviève, j'ai réussi à la retrouver.

J'ai appris d'elle que Mahoub était un homme violent, que pour le fuir, elle avait déménagé successivement à Maintenon (un but de randonnée que m'avait suggéré Mahoub), puis en Normandie, et qu'il faisait chaque WE, 60 km avec sa Jeep, pour se rendre jusqu'à à son domicile pour la menacer de mort (heureusement, Geneviève se refugiaient avec Sami, à la cave, cave à laquelle Mahoub ne pouvait pas accéder). Elle avait enregistré toutes ses menaces de mort d'où la condamnation à la prison avec sursis de Mahoub, et l'ordonnance (restrictive) d'interdiction d'approcher de son domicile. J'ai appris qu'il avait tout fait pour ne jamais payer la pension alimentaire.
Je lui ai rédigé un témoignage 1) relatant l'histoire du vélo, 2) l'épisode du voyage au Maroc, 3) indiquant que j'annulais mon témoignage que j'avais rédigé en faveur de Mahoub, contre Geneviève (qu'en fait, je ne connaissais pas).
Ayant pris connaissance de mon témoignage, Mahoub m'a téléphoné menaçant et me reprochant de vouloir se venger de moi et de lui porter tort dans la garde de Sami (il a fallu 20 ans pour les relations entre Mahoub et Geneviève s'apaisent et que Sami devienne un jeune homme équilibré, réussissant ses études).

Peu de temps après son retour du Maroc, Mahoub s'est débarrassé sans ménagement de Sarah (en lui témoignant du mépris), qui a alors fait une grave dépression et a arrêté ses études.

En 2006 ou 2008, je crois, Samira, qui avait retrouvé ma trace, m'avait téléphoné du Maroc, pour se plaindre de Mahoub, m'informait qu'elle était en procès avec Mahoub, à cause du fait qu'il n'avait jamais payé la pension alimentaire de ses deux filles (et me demandant de lui envoyer, par mail, mon témoignage sur Mahoub).

La question que je me suis toujours posée avec Mahoub : ais-je été victime d'une personne qui souffrait de psychopathie ou bien d'une personne qui appliquait, sur moi, la tactique de la tromperie et du mensonge islamique (la taqiya) que tout musulman peut faire subir au non-croyant ? Non-croyant que j'étais à ses yeux.

Comment avait-il réussi à se faire passer à mes yeux comme écologiste, socialiste, proche des communistes, alors que ses convictions étaient tout autre, plus islamistes ?
Ce que j'avais compris, qu'il était très doué pour adopter une attitude et des convictions affichées mimétiques (imitant) de celles de ses victimes (c'était un grand comédien, comme « le plus jeune de 6 ans »), pour mieux obtenir leur amitié

et mieux les berner (endormir leur méfiance). J'étais écologiste et de gauche et donc il professait alors aussi des opinions écologistes et de gauches (c'est une technique de séduction et de mimétisme employée en PNL et par Poutine).

Sa psychopathie ou sa duplicité était-elle induite artificiellement par son éducation (par l'enseignement islamiste de la taqiya ?) ou bien à cause de dysfonctionnements de cette éducation, durant son enfance ? (car il m'a toujours dit qu'il était un enfant fragile, au niveau de sa santé, et que, de ce fait, ses parents l'avaient énormément gâté, surprotégé).

49 Dolorès Simina

J'ai connu Dolorès Simina, d'origine roumaine, qui, un jour, m'avait avoué qu'il lui était impossible de concevoir qu'elle puisse être critiquable ou critiquée (pour elle, toute critique à son égard lui était comme inconcevable). Elle ajoutait qu'elle tombait toujours des nues, à chaque fois, qu'on la critiquait.
Dolorès avait besoin d'avoir des amants hommes qui l'admirent et qu'elle pouvait manipuler. Elle avait besoin d'avoir de l'ascendant sur les hommes. Quand elle était seule (sans amant), elle pouvait tomber dans des épisodes de dépression.
Elle avait un profond mépris pour son père, qui je sentais pourtant gentil avec elle.
Elle avait acheté un appartement à Montrouge. Depuis, elle faisait de la dépression, parce qu'elle était persuadée qu'elle s'était trompée dans son achat (ou bien qu'elle s'était faite avoir ?), et qu'elle n'obtiendrait pas une plus-value suffisante, à la revente de cet appartement. Elle passait son temps à refaire des calculs, sur son lit, concernant cet achat, pour se convaincre qu'elle n'avait pas « perdu au change ».
Nous avions eu une relation physique, durant laquelle je m'étais aperçue que sa sexualité semblait de type lesbien (avec un fort désir de pénétrer chez elle).
A un moment donné, elle a voulu se débarrasser de moi (en fait, elle était en relation avec un certain Jean, mais je ne le savais pas à l'époque). Un soir, elle me posa cette question « Pourrais-tu être jaloux ? ». Dès que je lui répondu « oui », la lampe qui était au-dessus de nous grilla (c'est d'ailleurs à cause de cet ampoule grillée, au même moment, que je me souviens de cet épisode). A partir, de ce moment-là, elle ne cessa de me vanter les qualités d'une connaissance commune, un certain Henri (d'origine roumaine, aussi comme elle, je crois). Elle me donnait l'impression que Henri agissait contre moi (hypocritement), alors que c'était quelqu'un qui me témoignait tout le temps de l'amitié. C'était Henri par-ci, Henri, par-là, au point que j'en étais très agacé, et je devenais jaloux contre Henri.
Je possédais un pistolet d'alarme. Et sur un coup de sang, je le brandi devant Henri, qui tomba des nues et qui m'assura avec sincérité, qu'il n'avait jamais eu de relation intime avec Dolorès Simina (qu'il n'était qu'un ami). Et j'ai eu tendance à croire Henri. Je m'étais ridiculisé et probablement détruit partiellement ma réputation (?).
Une personne, qui était au courant de cette histoire, me déclara que Simina sortait déjà, en fait, avec Jean [pendant qu'elle était en relation avec moi], qu'Henri était une personne quasiment SDF pour lequel Simina n'avait pas beaucoup de considération, enfin que Simina m'avait manipulé pour que je m'en prenne à Henri [que je sois en colère contre lui], pour avoir enfin un prétexte pour pouvoir se débarrasser de moi (pour rompre avec moi) [parce que jusque-là, je n'avais jamais eu aucun reproche à me faire dans ma relation ave Simina].
Avec le recul, je me suis toujours demandé pourquoi j'étais tombé amoureux de Simina, alors qu'elle n'était moralement pas ou peu fiable et comment elle avait pourtant réussi à avoir autant d'ascendant sur moi.

50 Patricia

J'ai connu Patricia, qui se faisait appeler « Rachel de Coulanges ». Au cours des années, celle-ci s'était de plus en plus « radicalisée » dans sa conviction d'être un grand médium, une « grande sorcière (magicienne) » [dans le sens de maîtriser les forces occultes] et donc d'être une personne extraordinaire. Elle s'imaginait, de plus en plus être douée de dons extraordinaires (dont celui de magnétiseuse / guérisseuse par imposition). Convaincue d'être une magnétiseuse, elle s'était mise à pratiquer « l'imposition des mains », pour guérir les malades. Après l'avoir prévenue qu'elle risquait d'être condamnée pour « exercice illégal de la médecine », elle avait alors brutalement réagi à mes propos, me traitant de « minable » et m'expulsant avec violence de son appartement.

Puis, plus tard, elle avait déchiré, avec encore plus de méchanceté, un pastel sec que je lui avais offert, pour exprimer, d'une façon appuyée, son mépris à mon égard.
Le mystère était de comprendre par quel chemin dans sa vie elle était parvenue à un aussi haut niveau de narcissisme aussi extrême, la convainquant fanatiquement d'être supérieure à toutes les autres (comme dans le cas de Simina).

51 Le cas moins clair de Gauthier

Par ailleurs, Gauthier, le trésorier d'une précédente marche pour la cause tibétaine, la Transalpine, ayant traversée les Alpes, m'avait contacté pour me demander de régler un conflit entre Matthieu, le responsable de ce précédent marche, Hélène, sa compagne à l'époque, elle-même militante pro-tibétaine, et lui (Gauthier), concernant un détournement d'argent qu'aurait commis Hélène, au détriment de son association dont le siège était à Ramatuelle (bref un abus de bien social).
Les ayant contactés, Matthieu et Hélène prétendaient que cette accusation était fausse.
David, le trésorier de l'association de Ramatuelle, David, me menaçait de procès pour diffamation.
Pourtant j'avais retrouvé le restaurateur de Ramatuelle qui avait offert 40.000 FF (~ 6000 €), pour le financement de la marche transalpine.
J'ai demandé à Gauthier d'étayer ses accusations, pour que je ne me ridiculise pas (ou que je n'ai pas l'air idiot ou mal intentionné).
Gauthier m'a alors lu au téléphone tous les chiffres incriminés, me promettant qu'il me les enverrait par courrier. Et tous ses chiffres semblaient crédibles.
Gauthier (qui s'affirmait honnête et fiable, car 1) fils de résistant, 2) militant de la cause pro-tibétaine depuis longtemps) me disait qu'il fallait mettre tout cela en place publique, immédiatement.
Comme il m'avait fait la promesse, au téléphone, d'envoyer immédiatement par la poste le dossier complet listant toutes malversations, lui ai fait confiance et j'ai fait ce qu'il m'a demandé, de mettre de mettre ses accusations sur la place publique.
Or finalement, malgré sa promesse, Gauthier ne m'envoya jamais la photocopie du dossier et me laissa me débrouiller seul, avec mon accusation en place publique.
Il me laissa couler et me ridiculiser. A cause de « manque de billes », pour maintenir mon accusation (alors qu'elle semblait très crédible) 'ai été obligé de m'excuser publiquement.
Et je pense que ma crédibilité, au niveau du mouvement pro-tibétain, en a gravement pâti.
J'avais été tellement écœuré d'avoir été trompé, par deux fois, à peu d'intervalle de distance, par des personnes que je considérais comme des amis et surtout des militants pro-tibétains (qui auraient dû être, à mes yeux, irréprochables moralement), et par la honte ressentie, que je me suis retiré définitivement du mouvement pro-tibétain, après ces deux épisodes malheureux. Je me considérais comme définitivement grillé aux yeux des associations pro-tibétaines.

Ce que j'ai retiré de cette expérience, est que :
1) Il existe des personnes malintentionnées, qui par des manipulations et par les rumeurs infondées qu'ils lancent, peuvent générer un emballement médiatique, afin de détruire une autre personne, pour en tirer une gloire ou une vengeance personnelle (probablement, c'était le cas pour Pierrette _ je pense qu'elle ne mentait pas uniquement pour se défendre d'accusations qui la mettaient en cause, mais elle mentait pour se mettre en valeur. Quant à Gauthier, je pense que c'était un lâche, effrayé par les menaces de procès de David, d'autant que Gauthier était, à l'époque, en train de monter un petit commerce).
2) Que l'on n'est pas à l'abri des telles personnes flatteuses (comme Pierrette), surtout si l'on a été au centre de l'attention médiatique (positive), sur le moment_ cette dernière médiatisation pouvant vous pousser alors à avoir la grosse tête, si vous n'êtes pas assez solide _, leurs flatteries vous renforçant dans l'idée de votre propre valeur. Cette croyance renforcée en vous peut vous faire alors croire que vous avez les qualités d'un chevalier blanc ou d'un redresseur de tort (positif) (ce qui est en général une image fausse, dangereuses pour vous, mais très valorisante de vous).
3) A la lueur de cette expérience, il faut toujours, tout le temps, rester humble et prudent (surtout si vous rencontrez des cas d'abus de biens sociaux et de malversations ou des accusations qui les allèguent).

52 Les cas les moins clairs et nets

Certains cas concernent plus des traits paranoïaques qu'une authentiques psychopathologies.
Les cas, ci-après, sont peut-être de ceux-là :

52.1 Hervé

Nicolas M., mon commercial, et Romuald G., mon « ressource manager », m'avaient bien préparé au futur entretien avec les responsables de la société militaire T..., lors d'une séance de préparation à cet entretien d'une heure.
Lors de l'entretien avec le client T., je rencontrais Hervé D., un géant noir, costaux, obèse, donnant l'impression d'une certaine force tranquille[296].
Au début, l'ambiance dans le service semblait plutôt sympathique. Je mangeais avec mes responsables T., M. Rodrigue J., le chef de service, Mme Catherine R., la chef de secteur. **Cette dernière avait même confirmé à table que le service formait une grande famille unie**. J'avais l'air d'être plutôt bien accueilli par les collèges de travail.
Pendant la 1ère semaine (voire la seconde, je crois), Hervé D. n'était pas là (il était en vacances). Hervé avait un remplaçant _ ce que l'on appelle un backup _, en la personne de Philippe R., qui était chargé de me former.

Philippe, aux cheveux toujours rasés très court, était un être assez bizarre. Il n'entretenait aucun contact humain (ni amicaux, ni de quelque forme que ce soit ...) avec tous ses autres collègues dans le service. Il semblait restreindre ses contacts avec les autres au minimum. Les contacts humains semblaient l'agacer. Il mangeait toujours tout seul, rapidement, son sandwich, le midi. Il ne se mélangeait avec personne. Au bureau, il ne semblait être intéressé (uniquement) que son travail informatique[297]. Par moment, il semblait joyeux (son visage semblait alors s'illuminer), en apparence gentil, plein de bonne volonté[298], puis soudainement, sans prévenir, il devenait soudainement violent, dominateur[299]. Puis il reprenait le contrôle de lui, et redevenait en apparence de nouveau gentil.
A son retour, Hervé ne cessait de me poser de questions (pièges ?) sur mes propres connaissances Unix. Son but semblait de me démontrer, au passage, que je manquais énormément de connaissances Unix, que cela soit au niveau de mes connaissances en **NIS, LDPA, SNMP**[300] etc. *Selon lui, je n'avais aucune connaissance dans ces domaines et donc que j'étais* **totalement « inopérationnel »** *pour la fonction d'administration système Unix dont je devais occuper*[301]. Mais il soutenait qu'il n'était pas inhumain et qu'il allait me trouver un travail correspondant au niveau de mes « vraies compétences ».

Ce qui m'a frappé c'est qu'il avait aussi développé une connaissance hypertrophiée en *histoire contemporaine* (d'un niveau universitaire). Il m'avait affirmé avoir suivi des études d'ingénieur informaticien qu'il avait terminées et débuté une thèse en histoire contemporaine à la Sorbonne[302] qu'il n'aurait jamais eu le temps de terminer (selon lui, il avait

---

[296] Hervé m'avait affirmé qu'étant jeune, il avait pratiqué le football américain à un haut niveau.
[297] Hors du bureau (chez lui), il me disait être intéressé par la moto, en particulier par sa vieille moto Honda 125 et par le jardinage. Je sentais chez lui, qui avait une longue ancienneté chez T., juste le désir d'atteindre la retraite le plus rapidement possible. Je ne le sentais pas motivé professionnellement, même s'il faisait très bien son travail.
[298] Avec son crâne tondu (je dirais même « tonsuré »), j'avais l'impression d'avoir affaire à bon moine chrétien, d'autant qu'il possède une très belle voix plutôt avenante ou engageante.
[299] Il a eu ces sortes de crises devant d'autres personnes que moi-même. C'est un peu comme s'il vivait dans une sorte de frustration permanente et de que ces accès soudains de crises lui permettaient de le libérer momentanément d'une frustration intense et permanente. Des personnes comme Fabrice B., qui ont été témoins une de ces crises, pourraient les relater.
[300] La liste de tous les domaines et connaissances informatiques que je devais connaître, pour le poste, sur le bout des doigts étaient longue.
[301] Sous-entendu aussi qu'à cause de ce manque de connaissance, je ne pourrais pas discuter de pied à pied avec les architectes système Unix de T..
[302] Le sujet de sa thèse aurait été l'évolution des mentalités dans la société française contemporaine. Je me suis souvent demandé pourquoi il n'avait pas terminé sa thèse, alors qu'il est extrêmement intelligent et doué et alors qu'il a l'air si sûr de lui ... Il m'a

préféré privilégier ses études informatiques au détriment de ses études en histoire). Cette connaissance en *histoire contemporaine* était souvent employée, par Hervé, lors de ses discussions avec ses collègues.
Le midi, au restaurant d'entreprise, ou de ses 4 ou 5 longues pauses journalières pour aller fumer sa cigarette électronique[303], devant ses collègues de travail, il tenait de longs discours sur des sujets politiques actuels, émaillés de références en relation avec ses connaissances en histoire contemporaine.
Mais je me suis rendu compte, la longue, ses longs discours brillant tournaient, malgré tout, au monologue et ils soutenaient de plus en plus, mais d'une manière voilée, « la théorie du complot » (tout azimut).
Il tenait le genre de discours où l'on retrouve tous les mêmes thèmes classiques des discours populistes et démagogiques : le règne de l'argent et de la spéculation, sur le capitalisme, la colonisation, la France-Afrique, tout est corrompu, les politiques sont corrompus, les politiques bénéficient de passe-droits[304] etc. etc. Parfois, il tenait un discours social ou socialisant et je me demandais alors, par moment, s'il n'était pas communiste ou cryptocommuniste (c'est-à-dire un communiste caché, qui cherchait à ne jamais dévoiler ouvertement ses opinions).

A d'autres moments, je me demandais s'il n'était pas plutôt d'extrême droite. Il pouvait soutenir une thèse, puis ensuite la thèse inverse, avec la toute même extrême conviction. J'avais du mal à le suivre, d'autant qu'il était une personne extrêmement intelligente, douée d'une mémoire exceptionnelle (une de ses caractéristiques étant qu'il n'oubliait jamais rien[305]).

Quand j'essayais d'introduire un élément d'esprit critique par rapport son discours, surtout quand son discours dérivait vers la « la théorie du complot », il me tenait alors un discours intense qui pouvait durer plus d'une heure, m'abreuvant d'arguments, faisant appel à de nombreuses connaissances historiques et journalistiques[306], y compris des faits s'étant déroulés durant l'entre-deux guerres _ des connaissances ou des faits qu'il m'était impossible de vérifier, sur l'instant, ou pour lesquels il m'aurait fallu prendre beaucoup de temps pour les vérifier, temps que je n'avais pas. Son discours fleuve avait toujours pour but final de me clouer définitivement le bec et de me montrer qu'il était le plus fort.
J'avais, de plus en plus, l'impression d'être face à un gourou, face à l'auditoire béat de ses collègues admiratifs, buvant ses paroles, sans esprit critique. Comme c'était quelqu'un de très intelligent, il donnait l'impression d'être un démocrate, mais en réalité, il n'était pas du tout démocratique. Il ne supportait pas l'esprit critique et cherchait constamment à détruire tout esprit critique le concernant. Il semblait avoir perpétuellement besoin d'admiration.

Mais il était trop intelligent pour qu'il présente son discours « complotiste » d'une façon caricaturale. Il avait l'air au contraire très objectif, argumenté, les arguments « complotistes » étant plutôt dissimulés, noyés, parsemés au sein d'un long discours très bien construit et argumenté. Les discours d'Hervé étaient brillants, faisant des rapprochements fulgurants aussi improbables ou éloignés que les réseaux Foccart, George Bush …, au sein d'un embrouillamini d'informations difficiles à suivre.
A chaque fois, que je ferais une erreur même minime (erreur qu'il pardonnait à Philippe), il me retirait une compétence et m'interdisait d'agir. Je ne dois jamais prendre d'initiative, sans demander l'autorisation avant à Hervé. Finalement, je n'avais plus rien à faire. A partir de ce moment, la situation est devenue rapidement cauchemardesque ou intenable, pour moi. Donc, pour m'occuper _ *quand il n'y a pas de tâches à faire* _ je lis, j'explore serveurs et produits (softs …) (du moins *quand on m'en donne l'autorisation, ce qui n'est pas toujours le cas*) ou m'entraîne sur un serveur de test ….
Même quand je prenais des initiatives positives (qui ne présentent aucun risque informatique), « je me faisais taper sur les doigts », sans cesse, par Hervé.

Il a commencé à me faire vraiment peur, me déclarant que j'allais avoir l'obligation de discuter avec lui avec les architectes Unix de T. _ d'un niveau de connaissance Unix très élevé _, et qu'avec mes faibles connaissances en

---

soutenu qu'il terminerait sa thèse à sa retraite.
[303] La plus grosse cigarette électronique du monde. C'était une personne qui fumait énormément.
[304] Il m'avait dit être le fils d'une mère Guadeloupéenne et d'un père Sénégalais. Je me suis demandé si sa passion de la politique et de l'histoire contemporaine n'était pas liée à cette double culture, nationalité et identité.
[305] On pourrait dire qu'il souffrait *d'hypermnésie*. En tout cas une personne d'un QI supérieur à 160.
[306] Puisées dans je ne sais pas quels journaux.

Unix, j'allais me faire démolir ou me discréditer, d'autant que selon lui, « ***les architectes systèmes Unix de T. (ou certains d'entre eux ?) étaient de vrais psychopathes***[307] ».

Hervé n'entendait rien à mes arguments, il suivait toujours [il était toujours enfermé dans] sa logique monolithique, implacable, sans état d'âme, avec un certain fanatisme, toujours cantonné une sorte de rapport de force total.
Il pouvait me tenir un discours de 2 à 4h[308] [309], juste pour me démontrer que :

   a) je n'étais pas compétent ou bon, que je n'étais pas bon pour le poste,
   b) que visiblement je n'étais pas heureux ici, qu'il avait conscience que lui, Hervé, ne me rendait pas heureux,
   c) que si je n'étais pas heureux, que je le lui dise que je n'hésite pas à partir, si je le désirais[310],
   d) qu'il avait toujours été opposé à mon recrutement par son chef, qu'il s'était opposé à lui, mais qu'il avait du s'incliner.

Or ce temps énorme, *perdu lors de ses longs monologues*, **aurait pu être tout aussi bien utilement utilisé plus pour me former** (s'il n'avait pas été si égoïste ou si « pathologiquement » méfiant[311] (?)). J'ai passé quasiment 3 mois, entre le 10 juillet et le 19 septembre, **sans pouvoir quasiment rien faire, à être tout le temps en sous-charge**, par la faute d'Hervé.
Note : Je pense que tout cet argent perdu a dû coûter fort cher à T.[312].
En plus, tous ces monologues ou pseudo-discussions étaient très épuisants moralement pour moi et étaient totalement contreproductif pour l'avancement du travail.
Pour me rassurer, Hervé me disait que j'étais dans la phase de lecture de la documentation du service et que je devais lire, sans cesse et/ou intégralement, toute cette documentation. Or cette documentation, stockée sur un serveur de fichier, était constituée par plus de 2000 fichiers[313], **la plupart obsolètes**[314].
Il m'affirmait que quand il avait été embauché par T., il était resté 3 mois à ne rien faire d'autre que de lire de la documentation, durant sa période d'essai (et que donc je n'avais inquiétude à avoir ou que c'était normal (!)). Mais comme je savais qu'Hervé pouvait être retord et menteur, ses propos lénifiants [rassurants] ne me rassuraient surtout pas[315].

Le début de la phase de harcèlement moral :

---

[307] Sous-entendu des personnes extrêmement brillantes, mais sans pitié (devant lesquels on peut facilement se discréditer ou qui peuvent facilement vous discréditer).
[308] A la suite de ses longs discours, je l'ai appelé, en mon for intérieur, « Fidel Castro », car ce dernier est capable de faire des discours sermons et fleuves, de plus de 4 h.
[309] Je ne suis pas le seul témoin des longs monologues d'Hervé, destinés à convaincre ses interlocuteurs qu'il avait raison. D'autres, comme François G., etc. pourraient en témoigner.
[310] C'est ce genre de proposition anormale. Bref, il me poussait à « démissionner », à partir de moi-même de la mission T.. Je lui avais dit que la question ne posait pas comme cela, que j'avais besoin de ce travail, **il faut bien que je gagne ma vie**.
[311] A la longue, je crois avoir discerné, chez lui, une composante paranoïaque, une nature très méfiante, qui ne faisait confiance en personne. A son contact, à force, je devenais moi-même paranoïaque. Car sachant qu'il est très doué et paranoïaque, je me demandais s'il n'espionnait pas que la suite des commandes Unix que je passais sur les serveurs, s'il n'espionnait pas aussi ma boîte aux lettres mail chez T. et/ou les fichiers ou courriers que je stockais sur mon disque dur de mon poste professionnel. Si la réalité ne dépassait pas la fiction avec Hervé (?).
[312] Comme il s'en fiche totalement de me mettre dans la difficulté professionnelle. En plus, il y aura le coût de la formation d'une nouvelle personne. Mais je crains qu'il s'en fiche totalement, si je ne me trompe pas sur la vraie personnalité que j'ai devinée progressivement, chez lui.
[313] Word, Excel, Powerpoint, Visio etc.
[314] Faisant référence à un service informatique qui avait existé sur le site de Colombes (maintenant disparu) avant son déménagement sur le nouveau site de CRISTAL à Gennevilliers, en 2011.
[315] J'avais écrit des mails à mes responsables ST., pour leur exposer cette situation de sous-charge qui me semblait inquiétante, mais il semblait qu'ils ne pouvaient intervenir auprès de T..

Au début de ma mission, vers mi-juillet, il m'a mis en confiance. Il avait l'air d'être très sympa, d'avoir le désir de m'aider et de me faciliter les choses.

Dans un premier temps, vers mi-juillet, il a semblé me transférer la connaissance, **mais tellement vite, avec trop de connaissances en même temps, que j'avais du mal à suivre**.
Et à chaque fois, que j'avais du mal à suivre, il me disait, donnant l'impression de bonne volonté : « *si tu ne comprends pas, je peux te le réexpliquer, pas de problème* ». Le même manège pénible recommençait.
Mais il recommençait pareillement en communiquant toujours trop d'infos en même temps, à chaque fois.
Je devais tout noter rapidement sur un cahier, sinon l'information était perdu (puisqu'Hervé ne consigne rien des informations importantes par écrit _ par exemple, il n'existait aucun document sur l'architecture informatique du service).
A cause du fait ne pas pouvoir aller sur les machines (de production), il n'était difficile de comprendre certaines notions, sans pratique (en restant dans la théorie).
Et donc, dans son esprit, si je ne comprenais pas **c'était parce que je n'étais pas doué ou pas assez curieux**.

Puis, toujours dans la salle nommée la « box », **il a commencé à m'accuser d'avoir menti sur mon CV (de l'avoir bidonné) et/ou que Nicolas M., mon commercial de ma société ST., l'avait trompé**. A partir de ce moment (vers le 20 août (?)), il cherchait sans cesse me le faire avouer. Ce « jeu » là a duré un mois ou plus.
Au moins, 20 fois, Hervé m'a rappelé l'épisode de suppression du fichier log sur le serveur **sjeton6** … mais toujours quand l'on était seul à seul, soit dans la salle informatique, soit dans une minuscule salle de réunion appelée le « box », toujours sans témoin. Reproches sans cesse répétitif.
Il m'a encore de nouveau aussi rappelé l'épisode de la création, sans son autorisation, d'un compte pour une utilisation **Samba** pour un utilisateur, qui s'est révélé être un stagiaire. Reproches sans cesse répétitif.
A chaque fois, il essayait de me faire reconnaître que je ne connaissais pas le **NIS, LDAP, SNMP**, … même **Samba** (que je connais pourtant, en version V2. Mais pour lui, ce n'était pas suffisant, puisque **Samba** est en V4, et que j'ai connu Samba V2, il y a 15 ans …).
Et finalement, quand J'avouais juste pour avoir la paix, il ponctuait mon « aveux » par un « *Tu vois, ce n'était pas plus difficile que cela* [que de reconnaître que tu m'as trompé ou que tu es mauvais et/ou incompétent] ».
Après chacun de mes « aveux », il semblait soudainement « gentil », « avenant », « aimable » … mais sa période d'amabilité ne durait pas. Puis, il recommençait, de nouveau, décidé à me faire avouer une nouvelle faiblesse ou faute.
 Ou alors, il me déclarait « *Tu vois, tu n'es pas heureux avec moi* ». « *Si tu ne te sens pas bien, tu n'es pas obligé de rester* ».
Lors de ces harcèlements, il m'a déclaré « *que dès le départ, il n'avait jamais été d'accord que Rodrigue me recrute (qu'il s'y était opposé)* ».
Ou bien, il affirmait, à de nombreuses reprises, « *J'ai été trop bon avec toi* ». Il le disait tellement, sur un ton culpabilisateur. Il était tellement convaincu par ce qu'il affirmait, qu'il finissait par le croire. Il était tellement menteur qu'il finissait à croire à ses propres mensonges. Il est dans le « mensonge vrai ».
J'avais l'impression d'être confronté à un fou ou à quelqu'un qui s'était attribuer le rôle de policier qui tantôt jouait au policier méchant, tantôt au policier gentil.
C'était une véritable torture mentale. J'ai plusieurs fois failli quitter la mission, à cause de cette torture mentale.

Au bout d'un mois, je me suis révolté … Je lui ai dit que « *à moins que je me trompe, mais il semble que tu me fais du harcèlement moral* ». Et j'ai encore rajouté « *tu es quelqu'un qui me fait peur* ».

Et comme il me faisait vraiment de la rétention d'information[316], comme Rodrigue n'était toujours pas là pour m'aider (il était en congé pour un mois), j'ai envoyé un mail officiel à Hervé, avec en copie Mme Catherine R., chef de secteur, afin qu'il me communique enfin l'information pertinente et importante.

Suite, à ce mail, alors qu'il faisait semblant de me passer la connaissance, dans le « box », il m'a déclaré :

---
[316] Contrairement, à ce qu'il a affirmé à M. Rodrigue J. et mes responsables ST..

1) Qu'il ne mangerait plus avec moi à la cantine (il ne veut plus me voir à sa table).
2) Que je l'avais trahi, **que j'étais un traître**.
3) Qu'à partir de ce moment-là, il ne m'aiderait qu'ad minima (or déjà il ne m'aidait qu'ad minima, donc jamais rien n'a changé, par la suite, en fait).
4) Il est devenu très menaçant sur mon avenir chez T.

Or il était très sérieux, il ne plaisantait pas[317]. Et il a vraiment mis ses menaces à exécution. Et j'ai vraiment senti une volonté de « mise à mort professionnelle » de sa part. Quand quelqu'un que je ne connais même pas vous dit que « *vous êtes un traitre* » _ alors que j'ai pourtant agi légitimement pour me sortir de cette impasse professionnelle _, je me dis que j'ai affaire à un fou, d'autant qu'il est loin d'être bête et donc j'ai du mal à croire qu'il soit totalement dans l'incompréhension concernant mes propres motivations (qui sont de survivre et m'en sortir de cette situation impossible, dans laquelle Hervé m'avait mis).

Après mon intervention auprès de Mme Catherine R., chef de secteur, **il a semblé enfin me transmettre l'information, lors de longues séances**, durant certains après-midi(s), dans la « box ». Mais en même temps, plus il me transférait l'information utile, plus il m'accablait et me culpabilisait, encore plus, me faisait encore plus de reproches. Bref, il se vengeait.

Les mensonges d'Hervé :

Hervé m'affirmait des faits souvent anodins, qui s'étaient passés il y a plusieurs mois, dont j'étais strictement incapable de me souvenir. Soit je mettais cette impossibilité de me souvenir, soit sur le compte de mes céphalées, soit _ quand je n'avais pas de céphalées _ sur un début d'Alzheimer chez moi.

Par exemple un mois, après la réunion et entretien de « pré-embauche pour mission » chez T., où Nicolas M., Fabrice T., M. Rodrigue J. et moi-même étaient présents (c'était je crois vers le 15 mars), il m'a affirmé que **Nicolas M.** aurait dit devant tout le monde, que j'étais actuellement en mission interne sur un projet pour et chez ST.. Ce qui était faux. Je ne savais parce que lors de cet entretien, j'ai été très vigilant concernant tout ce que chacun disait. Si **Nicolas M.** avait menti, comme je déteste le mensonge, je m'en serais souvenu (je lui en aurais fait le reproche, après la réunion. S'il avait menti sur mon CV, durant mon entretien, cela aurait été grave pour moi). Or comme j'ai constaté à plusieurs reprises que Monsieur Hervé pouvait mentir (et inventer des « cracks »), il ne fait aucun doute que c'était une nouvelle provocation de Monsieur Hervé et que Nicolas n'a jamais menti et inventé cette mission imaginaire, qui aurait, soit disant, eu lieu préliminairement chez ST., juste avant ma mission chez T..

Il m'avait affirmé que lorsqu'il avait été embauché chez T., il avait été sans rien faire à lire de la documentation durant 3 mois. « Et que c'était normal » (!) [Avec l'idée sous-entendue que je n'avais pas à m'inquiéter].
Or quand M. Rodrigue J. est revenue de vacances, Hervé lui a affirmé, au contraire, [avec pas mal d'aplomb] qu'il ne m'avait jamais dit cela, qu'en fait, il parlait d'un autre épisode chez un autre employeur (que T.) qui l'avait laissé sans travail durant 3 mois, pendant sa période d'essai[318]. Il affirmait mordicus, avec aplomb, que la période d'essai dont il parlait n'avait rien à voir avec sa période d'essai qu'il avait passé chez T.. Or ce n'était pas ce dont je me souvenais. Là il avait bien menti devant M. Rodrigue J.

La fin de ma mission

M Monsieur Rodrigue J. m'a annoncé une réunion d'avancement. Je lui ai demandé si cette réunion était importante et s'il fallait que je prévienne mes responsables de chez ST.. M Monsieur Rodrigue J. a fait comme si cette réunion n'était

---

[317] Je ne l'ai jamais vu plaisanter ou faire preuve d'humour.
[318] Or je me souviens très bien que s'il avait sorti cet argument [concernant la politique des embauchés chez T.] … c'était pour me faire croire que T. pouvait très bien laisser un nouvel embauché, sans travail, durant plusieurs mois, sans qu'il y a lieu de s'inquiéter.

pas importante (que je n'avais pas à m'inquiéter) et que je n'avais pas besoin de prévenir et de faire venir mes responsables de chez ST.. En ce sens, il m'a trompé.

En fait, lors de cette réunion, qui a eu lieu vers le 5 octobre _ où étaient présents[319] Hervé D. , M. Rodrigue J., M. Philippe R. (backup Unix de Hervé D.) et moi-même, …, **Hervé D. m'a tout de suite mis sur la sellette. J'ai été aussi mis sur les charbons ardents par Monsieur Rodrigue J., qui me disait que je ne savais pas m'entendre avec Hervé D. et Philippe R.**[320] (fait confirmé par Philippe selon Rodrigue). J'ai argumenté et je me suis pas laissé critiqué sans répondre … Et tout à la fin de l'entretien, j'ai aussi abordé le problème de les faits affirmés par Hervé D., qu'il est presque toujours impossible de me souvenir … A la fin de la réunion, j'ai cité _ il est vrai assez énervé mais en me contrôlant _, la relation par Hervé D., d'un fait, qui soit disant se serait déroulé de l'entretien du 15 juin, où cours duquel que **Nicolas M.** aurait affirmé, devant tout le monde, que j'avais eu une mission en Interne chez ST., avant T. … Et j'ai ajouté que si **Nicolas M.** avait vraiment affirmé cela, tout le monde s'en souviendrait, y compris M. Rodrigue J. Mais je ne suis pas sûr que ce dernier puisse se remémorer le contenu exact d'un entretien vieux de 3 mois et qu'il ait compris le message que je voulais lui faire passer (qu'Hervé est un affabulateur hors pair).

Durant la réunion, avec un aplomb extraordinaire, Hervé s'est posé en victime devant Rodrigue affirmant que je l'avais accusé de harcèlement moral, que l'accusation était grave, qu'il regrettait d'avoir été trop bon pour moi, qu'*il avait été trop bon avec moi* (en répétant cette phrase plusieurs fois. M. Rodrigue J. n'a même pas compris qu'il était manipulé à ce moment-là). H. avait tout inversé : de bourreau, il s'était posé en victime (!). Et il ajoutait à l'intention de Rodrigue qu'il est impossible qu'on continue ensemble, puisque je ne m'entends pas bien avec lui.

M. Rodrigue J. a alors affirmé qu'il était humain et qu'il me laissait encore une chance. Qu'Hervé me donnerait du travail, durant une semaine, que je devrais l'accomplir scrupuleusement. Et que si notre collaboration ne marchait pas, il y aurait une nouvelle réunion, dans une semaine, pour m'annoncer / décider ou non mon départ définitif [de mon éviction][321].

Or durant cette semaine, où bien j'étais dans une situation cruciale, difficile [bref sur un siège éjectable], **Hervé s'est bien gardé de me donner le moindre travail, malgré mes demandes répétées par mail ou orales, afin qu'il me fournisse des travaux Unx, à réaliser** (j'étais presque à le supplier).

En désespoir de cause, je me suis inventé un travail [une mission, avec la collaboration de Philippe[322]], celui d'installer un **miroir SDS**, sur un vieux serveur SUN, pour un informaticien, Fabrice B., qui dépendait d'un autr service informatique. Mais Fabrice B. a tellement mal préparé l'opération _ par exemple, a) en ne fournissant pas un serveur installé, au moment de notre 1ère venue, b) en ne fournissant pas deux disques identiques ou de la même géométrie[323], , au moment de notre 2ème venue etc. _, que l'on n'a jamais pu la réaliser[324] [325].
Alors que Philippe R. avait toujours été revêche et désagréable avec moi, ces derniers jours, il était devenu soudainement gentil, serviable, n'hésitant pas à me passer du travail.

---

[319] Mais où n'étaient pas présents mes responsables ST., Nicolas M., Fabrice T. Or les absents ont toujours tort.
[320] Or Philippe est la « carpette » de Hervé D. : il fera tout que Hervé D. demandera, même s'il lui demande de mentir ou de commettre des vacheries. Donc, on ne pourra avoir trop confiance en sa parole. Pour survivre, Philippe est capable de tout.
[321] Dans ces circonstances difficiles comme celles-ci, c'était plus fort que moi, je ne pouvais m'empêcher de « croire au père Noël », que « c'est trop injuste, que la providence m'aiderait ». Comme les prisonniers des camps, je gardais toujours l'espoir d'un miracle qui changerait au dernier moment ma situation difficile (d'autant que je voulais vraiment rester chez T. et que je m'y étais fait des amis).
[322] Qui voulait apprendre comment on réalise un miroir SDS [un miroir étant la duplication / la recopie permanente des données inscrites sur un disque, vers l'autre disque en miroir, du même serveur].
[323] Un miroir SDS ne peut pas fonctionner avec deux disques ayant une géométrie différente (pas le même nombre de pistes, de secteurs etc.).
[324] C'est lors de cet épisode que Philippe R. a failli s'emporter et/ou manqué de respect envers Fabrice B.
[325] Ce qui me choquait est que Fabrice B. pouvait être d'une grande décontraction dans son travail, alors que l'on exigeait de mon une rigueur professionnelle extrême.

Une semaine après, l'entretien fatidique avec M. Rodrigue Jolly est arrivé. Ce dernier m'annonçait que je n'étais pas gardé chez T. et que c'était la première fois que cette mésaventure lui arrivait (selon lui).

Selon Hervé, **je n'étais pas un vrai administrateur système**. J'aurais dû m'intéresser à l'architecture de toute l'informatique d'ici et aux serveurs T4000. Or selon lui, je ne me suis pas intéressé ni à cette architecture[326], ni aux T4000. J'aurais dû poser des questions[327]. Surtout, **selon lui, selon lui, je n'ai pas posé, dès le départ, *les bonnes questions*** [sans me préciser lesquelles] raison de ma mise en sous-charge, dès le départ. Là, enfin, il m'avoue enfin, qu'il m'avait volontairement mis en sous-charge dès début juillet, soit dès le départ de ma mission[328] [329].
Selon lui, je ne proposais et ne faisais que des petites choses (pas d'ambition).
Selon lui, la greffe n'a pas prise[330]. Mais pour lui, ce n'est pas une question de personne (!).

M. Rodrigue Jolly m'a informé qu'il avait déjà mis courant mes responsables ST. de sa décision, mais qu'il ne voulait pas que mes responsables me l'annonce, avant cette réunion, et il leur à dit qu'il préférait le faire lui-même.

Ce qui m'a frappé lors de ces deux réunions, c'est que c'était Hervé qui les dirigeaient comme un roi souverain, seul en son royaume. M. Rodrigue J. ne semblait n'y être qu'un faire valoir et ne faisait qu'avaliser ce que déclarait Hervé. Quand à Philippe, il est resté, à chaque fois, silencieux, quoit.

<u>En conclusion partielle sur Hervé D. :</u>

Je pense qu'il est tout le temps, dans des manipulations fines, une malhonnêteté fine, qui chez lui est devenue naturelle … Il ment « naturellement » comme un somnambule (peut-être dans un état second).

Il possède une assurance folle (« dingue »). Rien ne le fait peur, rien ne le démonte. Je crois qu'il finit par croire à ses propres mensonges. C'est un jusqu'au-boutisme dans le mensonge. Je le soupçonne aussi d'être un très grand paranoïaque (bref un fou, qui met un soin fou à cacher sa propre folie). Je pense qu'il peut mentir jusqu'à la folie, se mettre constamment en valeur, sans aucun scrupule, juste pour dominer, avoir un contrôle total, absolu sur les autres, sur Philippe R. Rodrigue J. et moi. Je ne pense pas qu'Hervé ait été à un seul moment sincère avec moi.
Ce qui est fascinant est qu'il a l'air tout le temps sympathique, calme et sûr de lui, alors il peut faire vivre un enfer dans le secret. C'est un monstre à visage humain fascinant. C'est un « serpent à « sornette » » hypnotique[331].
Le problème des grands paranoïaques est que même quand ils sont menteurs ou déloyaux, ils se convainquent qu'ils n'avaient pas le choix et que c'était moralement légitime de le faire [relativement à leur référentiel moral].

Il paraît tout le temps moral _ il tient un discours moral et social, car c'est un « grand animal politique » _, alors que sa seule morale est pourtant et uniquement son intérêt égoïste immédiat et permanent.
Il tient un discours social, mais il n'est pas du tout social[332]. C'est juste pour la galerie. C'est de la tromperie à haut niveau.

Il projette (ou affiche) côté sincère, sympa devant tout le monde. C'est très déstabilisant ou très déconcertant.

---

[326] Juste après la réunion, j'ai envoyé à M. Rodrigue Jolly (avec en copie Hervé et Philippe) un diaporama Powerpoint de 17 pages, que j'avais réalisé et où je présentais toute l'architecture informatique du service informatique et des sites en régions gérés par le service (travail que n'avait jamais réalisé Hervé et qu'il n'a cessé de critiquer). Je voulais montrer à M. Rodrigue Jolly, qu'encore une fois, Hervé avait menti. Mais je ne suis pas sûr qu'il ait compris le message.
[327] Or au contraire, je lui en ai posé beaucoup, mais selon lui, ce n'était jamais les bonnes questions.
[328] Sans même consulter son responsable Rodrigue et en le lui cachant (qui n'était pas encore parti en vacances au début de ma mission). Preuve qu'il ne respecte pas son responsable, qu'il n'en fait qu'à sa tête.
[329] Il avoue ainsi et aussi indirectement qu'il m'a soumis sans cesse à des épreuves et à des tests, sans même me le dire.
[330] Mot et expression qu'à repris, tel quel, Rodrigue J. pour expliquer pourquoi il ne me gardait pas.
[331] Tout comme l'était Hitler qui était aussi un « serpent à « sornette » » fascinant.
[332] S'il possède la moindre once de social, de bonté en lui, alors je suis un Papou de Papouasie-Nouvelle Guinée.

A cause de cette apparence, c'est plus fort que soi, l'on ne peut pas s'empêcher de lui faire confiance. On se dit qu'il ne peut pas être finalement si mauvais. Or il faut vraiment résister à ce sentiment. Il faut que ses collègues de bureau soient prévenus et deviennent conscient de ce piège mental, dans lequel ils risquent de tomber.

Et durant cette mission, j'ai été confronté à un vrai « psychopathe », un vrai « gourou », quelqu'un de vraiment dangereux psychologiquement, qui peut accabler, culpabiliser et tuer psychologiquement par KO ou épuisement mental[333]. Je pense que c'est une personne dans la haine et la vengeance et qu'il doit avoir, en lui, des failles ou des fragilités, liées à son enfance.

Je ne pense pas que sa poursuite d'une connaissance gigantesque, un niveau de connaissance de spécialiste … soit animé par le plaisir gratuit de la connaissance, de son acquisition gratuite, par le gai savoir, mais plutôt dans le sens d'acquérir une connaissance poussée, dans un but purement utilitaire, uniquement pour dominer et être constamment admiré et dans le but d'obtenir une grande reconnaissance de ceux qui l'entourent.

Il n'a rien à faire des intérêts de sa société T. Sous l'apparence de se préoccuper des intérêts de T., seuls comptent ses propres intérêts. Il ne roule que pour lui. « Il la joue tout le temps perso ». Il n'a aucun esprit de solidarité avec ses collègues de travail. Avec personne.

Ce que j'avais compris, trop tard, est qu'il ne faut jamais faire confiance en Hervé et surtout ne jamais se reposer sur lui pour une aide quelconque[334]. Toute aide de sa part sera toujours intéressée et exigera toujours une lourde contrepartie.

53 Philippe, un patron de ma société

Des déboires avec Hervé a eu de graves conséquences.

J'ai commencé à subir une sorte de « cassage » professionnel, de la part de mon employeur.
L'on m'a envoyé à Roanne, une ville morne, occuper un modeste emploi d'opérateur de saisie, un job durant lequel je devais saisir des centaines de fiches d'incidents, par jour (un travail stakhanoviste).
Et mon employeur ne m'avait pas avancé d'argent pour l'hôtel et avait tardé à me payer mes notes de frais.
Je pensais quand même avoir bien rempli ma mission.
Après de retour à Paris, je suis resté 15 jours sans travail à me former sur la nouvelle technologie du CLOUD.

Un soir, vers 16h30, Fabrice, un de mes chefs, en venu me voir me disant qu'il voulait organiser une réunion avec moi. J'ai cru que c'était pour la réunion d'avancement habituelle, qu'il organise, avec moi, tous les 15 jours à 3 semaines.

Et soudainement, sans me prévenir, il me fait entrer dans le bureau de Philippe B., un grand patron.

Ce dernier aborde tout de suite le sujet de cet entretien-surprise : du fait qu'à 59 ans, **mon « employabilité » devient faible dans l'informatique,** il me « propose » immédiatement une rupture conventionnelle, … mais attention, sans autre choix possible. Je ne peux pas discuter du choix (son choix sur mon départ est arrêté définitivement).
Selon lui, ce n'est pas la peine que je me forme au Cloud et que « *je ne ferais pas le poids face aux petits jeunes, qui seront plus agiles et apprenant plus vite que moi* ».

---

[333] Car il est trop intelligent, pour tuer quelqu'un physiquement. Mais peut-être un jour, il tuera réellement. Je ne sais pas.
[334] Si vous comptez sur son aide, il vous coulera. C'est comme un naufragé qui se noie et qui tente de se raccrocher à une lame de rasoir.

En faisant un récapitulatif de mon parcourt professionnel depuis que j'ai quitté SFR, juste à la fin février 2014, Philippe B. me dit que, dans les faits, depuis un an, que j'étais au chômage, que toutes mes expériences (BDF, T., ST. Roanne), depuis février 2014, étaient toutes négatives.

Il rajoutait même d'une façon surprenante qu'à ST. Roanne mon taux d'erreur était élevé, ce qui était faux[335].
J'ai défendu mon bilan chez BDF, T., ST. Roanne … Car chez BDF et T., il y a eu « harcèlement moral ». Chez BdF, il était clair, net et ne s'en cachait même pas (et était dirigé par Stéphane, notre responsable d'équipe).

Description du « harcèlement moral » chez BdF :

Car ma mission BdF était juste après avoir quitté SFR et jà j'y ai vécu un vrai harcèlement moral de la part du responsable du compte BDF (BdF), Monsieur Stéphane. Pendant 3 jours après mon arrivée, l'on m'a donné aucune tâche à accomplir. Heureusement, Patrick R., un collaborateur très sympa, m'a donné du travail et m'a accompagné (de sa propre initiative). 3 jours après à 17h (le soir), Stéphane, arrive avec ses deux sous-chefs, Mme Sabrina et M. Nordine. Ils me reprochent tous de ne pas travailler et que si cela continue, je vais être renvoyé. Cela m'a paru tellement anormal que j'ai prévenu mon syndicaliste. Et puis cela a continué par une série de menaces (si tu n'es pas content, tu n'as qu'à partir …). Un WE alors que je devais faire une vague de reboot de serveurs (ce qui n'est pas un travail compliqué pour moi), Nordine était tout le temps derrière mon dos, à noter tout ce que je faisais dans un carnet. Au cours de cette vague, vers 11h (alors que j'avais déjà commencé mon travail à 7h30), Mme Sabrina m'a fait soudainement changer de groupe de machine à rebooter, prétextant que je n'y connaissais rien en AIX (alors qu'elle-même, elle ne connait rien aux machines Unix, et qu'avant cette mission elle dirigeait un projet de climatisation avec Daikin). Alors que j'avais bien fait et terminé mon travail avec 30 mn d'avance, avait sauvegardé toutes les log(s) de mon travail et les avaient envoyés à Stéphane, arrive avec ses deux sous-chefs, Mme Sabrina et M. Nordine (log(s) que j'ai toujours). Sabrina dit que j'ai mal fait mon travail.
 Le lundi suivant, Stéphane envoyait un mail à toute la hiérarchie, moi en copie, affirmait que Nordine avait constaté que je n'avais pas fait mon travail et qu'il ne me gardait pas sur la mission. Je l'ai eu au téléphone, et que je lui avais montré par les logs des machines que j'avais rebootées nominalement, Stéphane continuait à prétendre, avec une intransigeance absolue, sans m'opposer d'argument, que je n'avais pas fait mon travail. J'ai envoyé les logs à mon syndicaliste. Mais le problème est que ce travail Unix est très technique et qu'une personne qui n'est pas de la partie ne peut pas comprendre de quoi il retourne.

Chez T., il était beaucoup plus subtil et le fait d'un unique individu, un certain M. Hervé (dans le secret des alcôves, sans aucun témoin), durant 3 mois et demi. A la fin de ce mail, je décris très précisément comment se sont déroulés ces 2 formes de « harcèlement ». Lorsque j'étais en mission chez ST. à Roanne, j'ai du tout organiser, pour mon séjour, et tout payer, d'avance _ train, hôtel, repas … _. ST. ne m'a fait aucune avance sur notes de frais (l'on me l'a même pas proposé), avant mon départ. Or un chef a refusé de me faire une avance sur notes de frais, prétextant que comptablement c'était trop tard (alors que pourtant le découvert sur mon compte bancaire était déjà au-delà de - 700 € et que je lui ai dit et prouvé). Tous ces problèmes d'argent à Roanne m'ont compliqué mon séjour place.

De plus, Fabrice, mon responsable humain, me prévient seulement, le vendredi 12 décembre au soir, que je dois me rendre à ST. à Roanne, pour le lundi 15 décembre, suivant, avec arrivée à 9 h du matin [et il me refuse un hôtel sur place, la veille, le dimanche]. J'ai pu obtenir un délais d'une semaine pour m'y rendre le lundi 22 décembre, à 9h matin.

J'ai dit à M. Philippe B. que j'ai été obligé de faire intervenir un syndicaliste [parce que M. Fabrice ne m'a pas aidé juste au moment des faits, alors que pourtant il m'avait dit qu'il faisait de l'humanitaire], et que ce n'est pas normal[336].

Après Roanne, il s'est passé pas mal de choses bizarres : 1° M. Marc (le responsable de ma mission, sur place, à Roanne) qui oublie de prévenir mes chefs que ma mission à Roanne était terminé (c'est moi qui les ai informés, car cette mission n'avait pas de date de fin claire).

---

[335] Alors que c'était la seule expérience des trois qui avait été positive. Or je sais, pertinemment, que je m'étais impliqué, à fond, dans ce travail _ je fais aussi bien mon travail pour de grandes missions, que pour de petites missions, pour celle avec une grande valeur ajoutée, comme celle qui n'en a pas … que j'ai toujours eu une conscience professionnelle élevée _, que mon taux d'erreur était faible. Entre le 22 décembre 2014 et le 9 janvier 2015, j'avais traité plus de 900 tickets d'incidents.
[336] Quand je suis obligé de faire intervenir un syndicaliste, c'est justement parce que les évènements ne sont vraiment pas normaux (!).

Je travaille dans un service de ST., appelé P&IO, sur d'abord des installations de serveurs (avec M P et C.).
Puis, l'on me dit de d'aller sur le projet de gestion de CLOUD, CloudFlex.
Puis soudainement, l'on me dit de me rendre à une formation e-learning sur un autre site ST.
Puis la veille pour le lendemain, de me rendre à la formation de 3 jours ITIL, située dans le 9°. Sur le projet CloudFlex, je réalise une série de formation à la demande de mes chefs, pour mes collègues (et des clients de la SG) _ mes chefs semblent être contents _. Je prépare une formation OpenStak. Mes chefs me disent que je dois y aller.
Puis, la veille de la formation (avant-hier, dans l'APM), l'on m'annonce que M. Philippe S. (un responsable hiérarchique) a refusé de signer mon ordre de mission pour cette formation et donc que je ne pourrais pas y aller.

J'ai cru que tous ces faits [tous ces changements continuels de missions et de tâches] étaient justes liés à une désorganisation totale grave chez ST. Mais le tract d'un syndicat ci-joint et la lettre de démission du médecin du travail de ST. prouve qu'il n'en est rien (que c'est bien une volonté délibérée de casser les collaborateurs ciblés par ce harcèlement pour les pousser au départ, d'eux-mêmes].

M Philippe B. m'a dit que la seule chose qu'il voyait était que mon « employabilité », du fait que j'avais 59 ans, était désormais très faible. Que cela ne servait à rien que je continue à apprendre la technologie CLOUD, et que je ne ferais pas le poids face aux petits jeunes, qui seront plus agiles et apprenant plus vite que moi.

Il a ajouté que si je me fais défendre par des syndicalistes jusqu'au-boutistes ou ceux qui sont dans la confrontation, comme M. Michel M. (or c'est mon syndicaliste habituel), puis il m'a cité le nom d'un autre syndicaliste du syndicat ST. AV... dont il ne veut pas (un jusqu'au-boutiste pour lui), qu'il me virera [licencierait] tout de suite, « qu'il en a les capacités, qu'il en déjà viré » [puis il m'a donné la liste des collaborateurs ST., qui avaient fait preuve de « récalcitrance » et qu'il a viré].

Il m'a alors donné le nom d'un syndicaliste de la CF..., un certain Patrick ..., qui selon lui est le plus conciliant, avec lui [monsieur Philippe B.], avec lequel tout se passera bien ... qu'avec lui je serai bien accompagné ... qu'il faut que je sois bien accompagné ... Qu'il y a un délai de carence de 6 mois, et que je serais accompagné durant ce délais, ce qui me permettra de trouver l'activité qui soit en rapport avec mes passions. Que de toute manière que personne ne peut travailler jusqu'à 67 ans. Ou sinon, de toute manière, après le délai de carence, j'avais le droit à 3 ans de chômage à un taux de 57% de mon salaire.

Je lui ai dit que j'avais des problèmes avec le fait que j'avais fait des études très longues BAC +7, que je n'ai commencé à travailler qu'à 26 ans. Que ma caisse de retraite, la CIPAV, m'avait annoncé que je pourrais prétendre à la retraite à taux plein qu'en 2022 (à 67 ans), peut-être à cause de la disparition de petites SSCI, par lesquelles j'étais passées et qui ont disparu sans laisser de trace. Je lui ai proposé d'être formateur chez ST. **Il m'a fait comprendre que c'était inenvisageable.** Le seul choix restant la rupture conventionnelle. Je lui ai dit qu'ayant 59 ans et mon « employabilité » étant désormais faible, pour pouvoir rebondir et même en faisant jouer toute les dispositions légales, pour tenir jusqu'à 67 ans et ne pas tomber dans une spirale infernale d'une chute sociale sans fin ... il faudrait une trésorerie de 2 ans de salaire pour pouvoir rebondir sur une activité enfin solide ...

Selon lui ce n'est pas possible. Je lui ai dit qu'en mars 2014 (après mon départ de SFR), Mme Laurence V. de ST. m'avait proposé un départ en pré-retraite, avec un an de salaire. Mais je ne l'ai pas senti « chaud » même pour cette proposition.

Note : cela fait des années que je passe mon temps à me battre et à tenter de rebondir professionnellement, sans jamais y parvenir (je croyais qu'avec les nouvelles technologies du CLOUD j'allais enfin rebondir durablement (car je présents qu'elle va réussir et exploser) _ parce que je suis une personne qui travaille très vite et apprend très vite). Je suis arrivé, avec tous ces évènements depuis février, **à être très fatigué moralement** (à cause de ce harcèlement moral pervers qui a duré un an et demi, chez ST. ..., pour me pousser au départ de moi-même).
Cela ne m'amuse pas cette perspective d'avoir à me battre pour me tenir à flot, et ne pas couler socialement, durant encore 7 ans (alors que j'ai 59 ans).

Le procédé employé par ST. Et Philippe B. était vraiment inélégant, et le coup a eu du mal à passer dans mon cerveau (jusqu'à avoir le désir de terriblement mourir) …. Surtout parce que je n'avais pas pu ou su l'anticiper.
M. Philippe B. me dit être très réaliste. Moi aussi je suis très réaliste, je sais que le bout du chemin d'une chute sociale sans fin c'est la mort.

Finalement, un syndicaliste généreux, Didier, m'a aidé à défendre mes droits, en prouvant plus au moins le harcèlement professionnel que j'avais subi durant 1 an et demi, et a réussi à m'obtenir une très grosse indemnité de rupture conventionnelle (ce qui probablement n'a pas dû certainement faire plaisir à mon dernier employeur (?)).

54 Comment s'en défendre

Voici ce que j'écrivais à une amie candide : « *Tu pars du principe que les gens devraient être bons. Mais ces derniers ne se sentent nullement obligés à être bons. Tous les gens ne sont pas animés par de beaux idéaux, ils peuvent être très matérialistes, lâches, très individualistes, égoïstes. Sous l'occupation, ceux qui étaient de vrais résistants n'étaient, seulement, que 0,5% de la population française. Les vrais amis (en qui tu peux avoir confiance) sont une minorité. Reste sur tes gardes, ne fait pas confiance trop vite, ne te confie pas, à moins d'avoir confiance depuis longtemps. Beaucoup de gens ne sont pas des intellectuels, ils préfèrent juger que réfléchir en amont. Cela leur demande moins d'efforts intellectuels* ».

55 Les dégâts

Ces mensonges répétés de cette « personne jeune » ont sûrement eu de graves conséquences pour mon enfance et ma vie d'adulte. « Je n'ai pas eu d'enfance » (mon enfance a été cauchemardesque). Mon caractère, sans cesse, révolté contre l'injustice partout dans le monde, où elle se trouve, vient de mon enfance.
Je sais que mieux vaut, pour moi, de ne pas y repenser, il me faut surmonter, faire un travail sur soi, mais j'y repense encore à 60 ans (c'est un peu comme un piège, mental …). Tout ma vie, j'ai dû lutter contre le désir de me faire justice, contre ma révolte, contre la déprime, l'amertume.
A force d'être traité comme d'enfant malhonnête, paresseux[337], qui finirait mal (ou qui avait le « mal » en lui), l'incapable, le bon à rien, à force qu'on se substitue à moi, à ma volonté, pour tout démarche, qu'on m'empêche de faire quoique ce soit _ soi-disant par peur que je commette une bêtise[338] _, qu'on ne m'ait rien appris (je ne savais pas ce que c'était un notaire), que l'on ne m'a pas appris à me battre dans la vie (que l'on me cacha, par honte de moi), je manquais de volonté en tout, j'étais totalement inhibé, incapable d'entreprendre un chose (sans être pris d'une montée d'angoisse), ne serait-ce qu'entreprendre une démarche administrative, remplir une feuille d'impôt[339], … Donc, à 20 ans, j'avais 95% de chance devenir un clochard, qui coule psychiquement, sans fin.

Durant mon enfance à force d'être battu, dévalorisé, accusé faussement, j'étais devenu susceptible, écorché vif, paranoïaque _ ayant développé une vraie peur panique des personnes autoritaires (j'avais même peur des enfants et de leurs possibles moqueries) _, maladivement timide. Je manquais tellement de confiance en moi, que je n'étais plus attiré sexuellement que par les enfants. J'étais très mal parti. A l'âge adulte, il y avait 99% de chance que je finisse à l'asile ou avec de graves problèmes mentaux (psychose, schizophrénie, paranoïa), sans ma conversion au christianisme, à Taizé en 1973, puis à mon passage par l'Ordre Rosicrucien (ayant un peu un côté sectaire, tout en étant positif), mais malgré tous deux expérience positives, qui m'avait fait du bien, dans ma vie.

---

[337] Chaque fois que « l'autorité » me voyait lire sur mon lit (car j'étais un dévoreur de livre), immédiatement, il me mettait à l'ouvrage sur une tache domestique quelconque (considérant que j'étais un paresseux).
[338] A l'âge de 11 ou 13 ans (~), l'on m'empêchait de prendre le bus de ville.
[339] Même à 60 ans.

En 81, à force de me battre pour ne pas tomber dans la clochardise, j'ai été pris par une soudaine, durable et violente céphalée. J'ai alors souffert de douleurs chroniques (de céphalées de tension chroniques)[340], très invalidantes, **durant 30 ans**[341].

A cause de la céphalée de tension très incapacitante qui m'a assaillie durant plus de 30 ans, des nombreux changements d'emplois et de périodes de chômage, qu'elle a provoqué, je ne vivais pas, je survivais. Je suis resté pauvre[342].

J'avais tellement mal, cela n'avait jamais de fin, que j'étais obsédé par le désir de mourir (d'en finir). A cause de ma conversion, pour résister au désir de mourir, je vivais dans l'espoir, soit que Dieu me guérirait miraculeusement, soit que la science arriverait enfin à trouver le médicament miracle qui arrêterait enfin la douleur.

Il est clair que toutes les maladies psychosomatiques, que j'ai connues, les souffrances psychiques que j'ai vécues dans mon enfance, le début de psychose qui commençait à m'atteindre durant mon enfance, sont liée à l'éducation dysfonctionnelle que j'ai subie, en particulier à « l'autorité » et au « plus jeune » (et pour une moindre mesure à ma mère qui avait trop tendance à hurler à l'unisson avec les loups, c'est-à-dire avec ces deux derniers).

Je n'ai pas non plus envie de me plaindre sur mon sort. J'ai vécu en France (pays quand même fournissant une forte couverture sociale). J'aurais pu trouver pire comme pays.

Mais sauf pour ma douleurs chronique, j'ai, quand même, bénéficié de la sécurité sociale, de soins et des indemnités chômage (sauf quand j'ai tenté d'être artisan, un statut professionnel à part).
Je n'ai jamais souffert de famine, qui mette ma vie, en danger.
J'ai failli être SDF (surtout à cause de mes céphalées très handicapantes), mais je me suis battu pour ne pas l'être.
Je suis encore au chômage, à 60 ans (tentant une reconversion).
Je n'ai jamais eu d'enfants et je n'en ai jamais désiré (je n'en ai pas un désir fou, je ne me sens pas la hauteur et je n'ai pas le désir de les faire souffrir comme j'ai souffert, et de reproduire les schémas éducationnels dysfonctionnels de mon enfance).
Depuis 87, je n'ai plus jamais eu de vie sentimentale et amoureuse.

La résultante de tout cela, est que je reste une personne dure moralement et peu affectueuse (donc, autre raison pour laquelle je ne veux pas m'engager dans une relation amoureuse), bien que parfois je souffre réellement quand je vois une personne ou un animal souffrir (surtout un animal).

Je me suis souvent demandé si je n'étais pas devenu psychopathe, à cause des membres psychopathes de ma famille (et l'atmosphère de psychodrames régnant dans ma famille). J'ai toujours craint terriblement que la psychopathie de « l'autorité » (et de « l'homme jeune ») ait déteint sur moi.

Mais je sais juste une chose est que j'ai toujours aimé sincèrement, A… et G…, deux personne très droite moralement, l'une depuis notre première rencontre en 2002, et l'autre depuis 2015. J'ai toujours aimé les personnes droites moralement. Sinon, il arrivé de ressentir d'autres vrais amours sincères, en général platoniques.

Récemment, une nîmoise, Annie, s'est intéressée à moi. Mais malgré son discours constamment moral, je n'arrive pas à me convaincre qu'elle est aussi morale qu'elle l'affirme. A de nombreuses reprises, j'ai observé chez elle des pensées obsessionnelles (dont une pour l'argent) et surtout des comportements égoïstes _ elle est fuyante, ne constitue nullement un soutien, à chaque fois que des soucis. Au risque de l'avoir déçue, j'ai préféré ne jamais m'engager avec elle.

55.1 Des traits abandonniques en moi

---

[340] Et d'autres maladies psychosomatiques : fatigues chroniques anormales, crises d'eczémas et d'urticaire, reflux œsophagiens.
[341] Voir mon site www.cephaleesdetension.co.nr
[342] Et à plusieurs reprises, j'ai été très pauvre, ne mangeant que des boites de conserve (déjà durant ma période étudiante).

Quand on a souffert d'abandon affectif ou de carences affectives importantes[343] _ qu'on a connu plusieurs épisodes d'abandon affectif _, on a tendance a rechercher désespérément un grand amour délirant, pour toute personne qui vous apportera affection et protection. On devient très vulnérable, en raison d'une forte naïveté (faisant systématiquement trop confiance) et attractivité face aux femmes dominantes, prédatrices, faussement protectrices.

Cet abandonnisme et mon désir d'être protégé a été surement à l'origine d'une certaine ambiguïté sexuelle floue, pas claire du tout, en moi (me poussant à me situer régulièrement entre les deux sentiments de genre, entre homme et femme) _ une ambiguïté sexuelle qui me semble, a priori, naturelle et toujours difficile à comprendre et à cerner, même à 60 ans.

Finalement, le résultat de ce syndrome est, qu'au niveau sexualité, je n'ai jamais réussi, une seule fois de ma vie (pas une !), à être, à un seul instant, viril[344].

A cause de cette sexualité imparfaite (anormale), j'ai abandonné toute relation sexuelle, depuis 87[345], et je n'envisage pas d'en reprendre une.

Je mets le compte de ce problème sexuel, soit a) sur trouble abandonnique _ ayant subi des carences affectives graves, ayant été quasiment abandonné juste après ma naissance, puis ayant été confié ou plutôt abandonné, à l'âge de 6 ans, durant 1 an et demi, à mes grands-parents (peu affectueux, qui m'élevaient comme un animal), b) soit aux nombreux coups traumatiques[346] que ma tête a reçus, durant mon enfance[347], soit à d'autres causes _ c) le rejet inconscient de l'image de la masculinité à la cause de l'image insoutenable de mon père, d) la perte le toute de confiance en soi, une tendance à me dévaloriser, à cause de l'éducation très dévalorisante que j'ai connue.

Un des graves danger de « l'abandonnisme » est qu'on a tendance à s'accrocher désespérément (d'une façon déraisonnable) à celle que l'on aime (au point d'être étouffant, collant), même quand celle-ci veut vous quitter. Et le choc de l'abandon réveille en vous les traumatismes anciens de l'abandon, provoquant, en vous, alors le désir intense et momentanée de vouloir mourir.

Je sais que le syndrome abandonnique vous rend plus vulnérable face aux personnes prédatrices, ce qui explique certainement pourquoi j'ai plus attiré, involontairement, bien plus que d'autres, les prédateurs(trices) et psychopathes, durant toute ma vie.

Toutes ces expériences de vie m'ont rendu sceptique sur la bonté globale de l'humanité et sur l'existence d'un Dieu bon et juste.

56 Quelques exemples de phrases dévalorisantes entendues durant mon enfance

« Tu es un raté et tu seras toujours un raté ». « Tu es une erreur génétique ».
« Tu as les mauvais gènes dégénérés de ton grand-père [ce dernier étant classé parmi les dégénérés] ».
« Par tes gènes, tu es un dégénéré. Et donc, toute ta vie, quoique tu fasses, tu seras toujours raté ».
« Tu ne réussis jamais rien dans la vie ».
« Qu'est-ce qu'on va pouvoir faire de toi [dans la vie] »,
« Qu'est qu'on a fait au ciel pour avoir un enfant (ou un fils) comme toi ».
« Tu vas nous rendre fou, tu nous fais honte ».

---

[343] Ma mère, une femme honnête, était peu affectueuse. Mon père a toujours été dans le degré zéros d'affection, le rejet et l'hostilité perpétuels à mon égard.
[344] je me heurte à un blocage mentale absolu, contre lequel je n'ai aucune prise, bien que j'ai été voir des psy, à plusieurs reprises, pour tenter de résoudre ce problème grave.
[345] Date d'un gros échec amoureux.
[346] Ces coups auraient pu modifier mon ressenti psychique (mon sentiment de genre) ou mon ressenti corporel stéréotaxique.
[347] A l'âge de 1 ou 2 ans, « l'autorité » me portant sur ses épaules m'avait fait tombé dans un escalier, ma tête alors rebondissant sur les marches.

« Qu'est ce qui ne va pas en toi ! »
« Tu es un bon à rien, tu vas mal finir ».
Systématiquement, quand j'étais en train lire sur son lit : *« tu n'as pas d'autre chose à faire qu'à paresser et/ou à rien foutre, tu ferais mieux de nous aider »* [et immédiatement, mes parents m'attribut tâche domestique quelconque].
« Qu'est-ce que tu as encore fait ? » [Phrase dit sur un ton de reproche, avec une voix de « Stentor » destinée à me faire peur). A la maison (un appartement), je ne pouvais jamais m'isoler, et j'étais sans cesse rattrapé par un reproche.
« Heureusement qu'on est toujours là pour rattraper, sans cesse, toutes tes bêtises », phrases que mes parents n'hésitaient pas à répéter devant leurs invités *« Heureusement qu'on est là à rattraper toutes ses bêtises, on est obligé d'être tout le temps derrière lui, sinon, il ferait tout le temps des bêtises. Il est tellement dans la lune, si distrait, si maladroit ».* Et aucun invité ne bronchait. Ou bien, ils gobaient tous Et cette idée reçue diffusée aussi auprès de toute ma famille a contribué à me faire beaucoup de tort (et à démolir l'opinion que la famille avait de moi).

57 Conclusion

J'ai rencontré des cas vraiment pathologiques, très trompeurs, en particulier des cas très déstabilisants psychologiquement, que j'appelle des cas de **« mythomanes de la bonté »**, des personnes qui paraissent braves, très sympathiques. C'était le cas de Virginie, de Joël, de celui que j'ai appelé « le plus jeune que moi de 6 ans », d'un certain Pascal, idem pour Mahoub.

Le visage poupin, d'enfant (respirant l'innocence), de Virginie, semblait rayonner la bonté. On avait l'impression qu'elle avait le « ravissement » intérieur des saints. Elle avait un très jolie sourire. Elle avait une très jolie voix, une très belle écriture. Son discours était très moral, très chrétien. Personne ne pouvait déceler en elle, la psychopathie, la « monstruosité » [le cynisme absolu] de son âme, le mensonge pathologique.
Les seuls indices qui vous permettaient peut-être de détecter un déséquilibre, en elle, étaient a) sa sexualité horrible _ sa nymphomanie, sa frénésie sexuelle _, égoïste, mécanique (dénuée de tout romantisme), b) les plis d'amertume, à commissure de ses lèvres (dans son jolie sourire), c) son physique corpulent en forme de tonneau ou de Bibendum, Même quand elle mentait comme une « arracheuse de dent », elle le faisait d'une manière très douce. Et surtout, à chaque fois, elle avait l'air si sincère. Elle était capable de pleurer et d'avoir de vraies larmes, qu'elle produisait sur commande, systématiquement, à chaque fois. Elle avait un talent de comédienne exceptionnel. Comment faisait-elle ? Elle aurait plus être une actrice célèbre. Par cette attitude si « effroyablement trompeuse », ce genre de personne vous détruit et vous tue psychologiquement. La seule fois où elle m'a révélé sa mégalomanie était quand elle m'a avoué sincèrement qu'elle « s'est toujours considéré comme plus forte que Dieu ».

Pareil pour Joël, il avait l'air si bon, si sincère. Même quand il mentait, son visage rayonnait de bonté, son sourire avait l'air si doux, si bon, si beau, il avait l'air sincère et honnête. A chaque fois, je ne pouvais que fondre devant ce visage « dégoulinant » de bonté et je me faisais abuser. Le mystère était comment faisait-il pour arriver à être si trompeur ? Alors que pourtant sa vraie personnalité était glaciale, sans pitié, dénuée de tout respect et compassion pour les autres (les autres n'étaient pour lui que des machins, des trucs, des choses, des petits Mickeys …). Comme je n'avais aucune défense face à son apparence de bonté, j'ai été finalement obligé de le fuir, pour « sauver ma peau ».

Dans le cas d'un « certain Pascal », qui paraissait toujours éternellement sympathique, inoffensif, voire farfelu, ce dernier était un mythomane jusqu'au-boutiste. A chaque fois, que je perçais son mensonge, il rebondissait toujours avec un nouveau mensonge. C'était sans fin (enfermé éternellement dans les escroqueries et les combines). Et derrière son apparence sympathique, c'était en fait une personne violente. Idem pour Mahoub.

Celui que j'ai appelé « le plus jeune que moi de 6 ans » apparaissaient extrêmement sympathique. Tout le monde _ la famille _ lui donnait le bon dieu sans confession. Pourtant, il est sans scrupule, froid, capablement de montrer des manipulations d'une grande cruauté, qui peut pousser au suicide (et quand il fait du tort, il ne reconnait jamais ses torts ou les minimisent fortement). Et à chaque fois, qu'on décèle un mensonge chez lui, il rebondit immédiatement avec un nouveau mensonge, pour avoir toujours un coup d'avance par rapport à vous.

Plus on connaît le monde, plus on se rend compte que les êtres, dans ce monde, _ en particulier ceux qui paraissent les plus sympathiques _ peuvent être effroyablement menteurs, mythomanes, de mauvaise foi, déséquilibrés, paranoïaques … C'est très déstabilisant. Il faut être très solide pour résister à cette entreprise de tromperie et de manipulation et conserver son esprit critique.

Par exemple, le général Pétain apparaissait comme un brave et respectable vieillard, tenant un respectable discours moral et chrétien. Alors que pourtant, il a signé, sans état d'âme, les décrets de déportation de Juifs français et étranger. Il n'a rien fait pour empêcher la déportation d'un ami député et juif, Pierre Masse, qui lui avait demandé de l'aide. Il n'a pas levé le petit doigt pour les juifs. Derrière son apparence respectable et sérieuse, on apprend que durant une bonne partie de sa vie, c'était un séducteur qui a couché avec beaucoup de femmes.

Lors de la diffusion de l'émission « Histoires parallèles », de Marc Ferro, sur France5, on entendait le discours radiodiffusé d'Hitler annonçant qu'il allait faire exécuter les conjurés du complot de la Wolfsschanze (« La Tanière du Loup »), organisé par Claus von Stauffenberg. Ce qu'il me frappait est qu'Hitler paraissait bon, donnant l'impression qu'il n'avait pas le choix (alors qu'il les a fait pendre à des crocs de boucher). Hitler, dans certains de ses discours, apparaissait très sincère, alors que pourtant il adorait tromper tout le monde _ par exemple, lors des accords de Munich, ou quand il se faisait passer pour pauvre et proche du peuple, alors qu'il était très riche du fait des royalties des ventes de Mein Kampf, qu'il a monté de grosses manipulations, avec Reinhard Heydrich, pour pousser Staline à renoncer à tout accord avec Chamberlain, puis à le pousser à décapiter tout l'état-major de son armé, dont Mikhaïl Toukhatchevski.

Ce qui frappe est que Staline, lors de ses discours, avait une petite voix douce, fluette, faisait même preuve de franchise (« camarade, je sais que je suis dur … »). Personne ne pouvait imaginer que c'était un monstre (qui n'hésitait pas à signer, quotidiennement, des listes de condamnés à mort, pour entretenir la terreur et son pouvoir absolu), un manipulateur et un menteur pathologique (qui ne respectait jamais sa parole, comme Hitler).

Idem pour Mao, à la voix presque féminine, fluette, qui pourtant ne respectait aucun de ses « amis » et n'hésitait pas à les trahir (seul comptait pour lui son pouvoir, sa « raison d'état »).

Ce sont des personnes, par leur apparence, sont très trompeurs. Et je peux alors comprendre que des millions de personnes se sont faites avoir par leurs discours et apparence. Ils vous donnent l'impression d'être votre ami, alors qu'au fond d'eux-mêmes, ils n'ont jamais d'amis (ce qui compte, chez eux, est uniquement leur ambition effrénée, insatiable). Des personnes comme Klaus Barbie[348] ou Himmler ont ce côté trompeur (voire inoffensif).

J'espère que par ce texte, le lecteur aura appris à être plus critique, circonspect, prudent, face à l'apparence extrêmement sympathique des gens. Ce n'est pas parce qu'ils l'ont l'air très sympathiques et sincères, qu'ils le sont réellement.

58 Annexe : comment j'ai essayé de prévenir mes patrons du harcèlement de Hervé :

Mon analyse de ma mission chez T. :

De : LISAN Benjamin
Envoyé : lundi 22 septembre 2014 12:02

---

[348] On retrouve les mêmes plis d'amertume, à la commissure des lèvres, derrière son sourire, chez Klaus Barbie.

À : 'Romuald G.'; 'Nicolas M.'; 'Fabrice T.'
Objet : Analyse de ma mission chez T.

Bonjour,

Je serais là à l'entretien, cet APM, à 14h avec Fabrice.

Voici une analyse de ma mission chez T. et de son échec :

Je vous ai donné comme facteur ma perte de compétence en administration Unix, durant ma mission de 2 ans et demi, à ne faire que du « **capacity planning** », chez SFR (en en faisant plus de l'administration Solaris, qui est ma compétence principale _ durant ce temps, je n'ai pas vue le concept de Zone Solaris, ni Solaris 11).

Mais que ce n'est pas le seul facteur. Et il faut que j'expose ces faits pour que mon remplaçant ne soit pas pris au dépourvu.

Car j'ai observé des faits anormaux chez T..

J'ai été confronté à plusieurs problèmes :

La personnalité de la personne qui était censé me chapoter (ou « cornaquer ») chez T. :

H. est une personne ou une personnalité très trompeuse. Il faut surtout (surtout, surtout …) ne jamais lui faire confiance. C'est une personne qui en apparence à l'air très sympathique, franche, directe, calme, amicale, qui ne se démonte jamais, qui tient constamment un discours social … (ce point est important pour la suite).

Mais en fait, H. a deux visages :

1) le visage qui donne de lui à tout le monde, affable, bonhomme, **poli, correct** … de bon sens, « rationnel » (c'est du moins le visage qu'il affiche devant tout le monde). C'est une personne qui a l'air très forte, pleine d'assurance.
2) la face cachée (celle qu'il ne m'a montré qu'à chaque fois qu'il était seul à seul avec moi) : une personnalité autoritaire, dictatoriale, qui n'admet strictement aucune opposition, qui culpabilise en permanence (surtout si l'on s'oppose à lui), qui casse les gens (s'il lui résiste), paranoïaque, qui voit le mal partout, adepte de la théorie du complot (avec des idées proches de celles du communisme). Il n'a pas d'amis, juste des disciples. Il vous donne l'impression d'être votre ami, mais ce n'est pas votre ami.
C'est une sorte de gourou, a) d'abord dans le domaine de l'informatique (c'est le seul domaine où il ne ment pas), b) puis dans le domaine du football et cc) enfin dans le domaine de la politique (il aime bien vous emmener sur le terrain de la politique), qui adore donner des leçons et des enseignements. Il **n'y a pas lieu de discuter ses « enseignements »** (il refuse toute forme d'esprit critique de votre part). **Sinon, il vous fera un discours de 2 à 4h, juste pour vous convaincre qu'il a toujours raison** (et donc à la suite de ses longs discours, je l'ai appelé, en mon for intérieur, « Fidel Castro », car ce dernier est capable de faire des discours sermons de 4 h). Cette personne vous fait vivre dans une sorte de folie « ordinaire ». C'est une « animal extrêmement politique », extrêmement doué, très paranoïaque, très narcissique (immensément narcissique). C'est une personne qui passe son temps, à se valoriser, à prouver qu'elle a toujours raison, et à vous dévaloriser sans cesse (à vous prouver par B plus B que vous ne valez rien dans l'informatique, qu'elle possède la vérité infuse en Informatique).
C'est une personne qui n'a strictement aucun humour, qui a une très haute opinion d'elle-même (aucune trace quelconque d'humilité en elle), qui se prend très au sérieux et qui monte tout en épingle (qui dramatise tout).

C'est une personne qui capable d'affirmer une chose, avec la plus extrême conviction, avec toute l'apparence de l'objectivité et de l'honnêteté, puis d'affirmer une chose totalement opposée, avec la même plus extrême conviction et avec la même apparence d'objectivité et d'honnêteté. Il est capable de mentir avec un aplomb incroyable. C'est une personne profondément malhonnête, sauf dans le domaine de l'informatique, dans lequel il est une sorte de « génie » ou de « gourou » de l'informatique (c'est que dans le domaine de l'informatique qu'il ne ment jamais). Il est tout le temps, dans des manipulations fines, une malhonnêteté fine, qui chez lui est devenue naturelle … Il ment « naturellement » comme un somnambule (peut-être dans un état second). Rien ne le démonte. Je crois qu'il finit par croire à ses propres mensonges.
Il paraît tout le temps moral _ il tient un discours moral et social _, alors que sa seule morale c'est son intérêt égoïste immédiat et permanent et qu'il n'est pas du tout social (°).

Son côté sincère, sympa, qu'il projette (ou affiche) devant tout le monde est très déstabilisant. C'est très déconcertant.
A cause de cette apparence, c'est plus fort que soi, l'on ne peut pas s'empêcher de lui faire confiance (on ne dit qu'il ne peut pas être finalement si mauvais. Or il faut vraiment résister à ce sentiment).
J'ai vécu une sorte de cauchemar éveillé (dans une ambiance qui en apparence paraissait calme).

C'est une personne invivable. C'est un monstre à visage humain.

Son backup, Philippe R., qui est depuis des années sous sa coupe, est une personne très bizarre. Il n'a aucun contact ou relation humaine avec ses collègues (je l'ai toujours vu isolé et ne jamais parler à aucune personne du service, sauf pour raison professionnelles !), sauf avec H.
Il accepte tout de H, il est son souffre-douleur, son esclave, son larbin. Il ne se révolte jamais. Lui aussi a l'air sympa, mais en fait il ne faut pas lui faire confiance, non plus. On pourrait dire de lui que c'est un « faux jeton ».
Par moment, il est pris de crises de violences inexpliquées, très courtes _ comme s'il vivait constamment dans une frustration intérieure intense _, plus soudainement, il redevient « gentil », « sympa » (et ainsi de suite).
Philippe R. est ingénieur centrale Lyon. Il est très bon en informatique. Mais Hervé ne lui confie que des tâches de « grouillot » : faire des archives « SAR », faire des créations de compte ou de netgroup, toute la journée, racker et déracker des serveurs dans la salle informatique. J'ai constaté que Philippe R. était nettement en sous charge, tout le temps et que Hervé s'accapare sans cesse tout le travail Unix (en fait, il a l'air de faire beaucoup de travail, ou de taper souvent des mails, en fait je n'en sais rien).

Il a une forte emprise sur les gens. Son chef, Rodrigue J., est complètement sous sa coupe. Rodrigue J. ne se rend même pas compte qu'il est sous son emprise.
Par exemple, vendredi dernier, H. dit fortement devant tout le monde à Rodrigue J. « *mais tu me racontes des conneries* », mais d'une façon tellement adroite que cela passe.
H. s'adresse à Rodrigue J., comme s'il était son ami, alors qu'il ne le respecte pas (clairement, dans cet épisode, il ne le respectait pas).
Rodrigue est un « petit gamin » face à H.

Comment a-t-il agit avec moi ?

Au début, il m'a mis en confiance. Il avait l'air d'être très sympa, d'avoir le désir de m'aider et de me faciliter les choses.
Dans un premier temps, vers mi-juillet, il a semblé me transférer la connaissance, **mais tellement vite, avec trop de connaissances en même temps, que j'avais du mal à suivre**.
Et à chaque fois, que j'avais du mal à suivre, il me disait, donnant l'impression de bonne volonté : « si tu ne comprends pas, je peux te le réexpliquer, pas de problème ».
Mais il recommençait pareillement en communiquant toujours trop d'infos en même temps, à chaque fois.
Et donc, dans son esprit, si je ne comprenais pas c'était parce que je n'étais pas doué.
Et en plus, dès le départ, il refusait que j'aille sur les machines (pour des raisons de CD [confidentiel défense] etc.). Et donc sans pratique, il est difficile de comprendre certaines notions.

Pourtant, je ne suis pas plus bête qu'un autre ... et je sais que je peux me débrouiller facilement en informatique, mais à la longue parce son comportement il me faisait vraiment douter sur mes capacités en informatiques.

Durant toute ma mission je n'ai commis qu'une seule faute au niveau Unix, lors du début de ma mission, l'effacement d'un fichier d'une « log » (au lieu de le « remettre à zéro »), sur un serveur de production destiné à donner des jetons logiciels. Pourtant, cela n'a pas eu de conséquence, puisque le serveur continuait à délivrer ses jetons _ hormis une alerte permanente Nagios sur la saturation permanente du FS où se trouvait cette log (alerte j'aurais pu résoudre en effaçant de vieux et gros fichiers inutiles dans ce FS, opération que H. m'a interdit de faire et que Philippe a faite et qui a résolu l'alerte).
Cette erreur (en production) ne serait pas produite s'il ne m'avait pas demandé de mettre directement en place une tâche automatique (cron) sur ce serveur de production (sans que je puisse tester la solution sur un serveur de test).
(Mais ce « génie » n'a pas pensé à mettre des serveurs de test ! pour prévoir des cas comme celui-ci).

Et ma descente aux enfers a commencé à partir de ce moment-là.

Au moins, 20 fois, H. m'a rappelé cet épisode ... (mais toujours quand l'on était seul à seul, soit dans la salle informatique, soit dans une petite salle appelée le « box, toujours sans témoin).
Me reprochant qu'il allait être obligé de faire le reboot du serveur tard le soir ou tôt le matin (je ne pouvais le faire, malgré ma

proposition de le faire, car je n'étais pas habilité CD).

Quand à ma seconde erreur, c'est la création d'un compte pour une utilisation Samba pour un utilisateur (utilisateur qui s'est révélé être un stagiaire. Or il ne faut pas créer un compte Samba pour des stagiaires).
Or je l'ai créé sur la suggestion (conseil) de Philippe. Suggestion qui s'est révélée être en oppositions aux consignes d'H. (consigne que je ne connais pas encore).
Suite, à cette seconde erreur, il m'a interdit de créer des comptes, et d'accéder aux serveurs de production, dont le serveur NIS (bxxx…, le plus important). Bref, je ne pouvais plus rien faire, j'étais bloqué en tout.
Il m'obligeait à rester dans la théorie et à lire les 2000 docs du serveur de fichiers du service. Et il ne m'aidait pas à savoir quelle doc particulière était à lire et était pertinente.

Puis, toujours dans la « box », il a commencé à m'accuser d'avoir menti sur mon CV (de l'avoir bidonné) et/ou que Nicolas M. l'avait trompé. Il cherchait sans cesse me le faire avouer. Ce « jeu » là a duré un mois.
C'était une véritable torture mentale. J'ai plusieurs fois failli quitter la mission.
A chaque fois, il essayait de me faire reconnaître que je ne connaissais pas le NIS, LDAP, SNMP, … même Samba (que je connais pourtant, en version < V2, alors que l'on est en V4 …).
Et finalement, quand je l'admettais, il ponctuait ma « reconnaissance » par « Tu vois, ce n'était pas plus difficile que cela ». A ce moment, il semblait soudainement « gentil » mais cela ne durait pas.
(J'avouais juste pour avoir la paix). Ou alors, il me disait « Tu vois, tu n'es pas heureux avec moi ». « Si tu ne te sens pas bien, tu n'es pas obligé de rester ».
Lors de ces harcèlements, il m'a dit que dès le départ, il n'avait jamais été d'accord que Rodrigue me recrute (qu'il s'y était opposé).
Ou bien « J'ai été trop bon avec toi ». Il le disait tellement, sur un ton culpabilisateur, qu'il finissait par le croire.
Au bout d'un mois, je me suis révolté … Je lui ait dit que « *à moins que je me trompe, mais il semble que tu me fais du harcèlement moral et tu est quelqu'un qui me fait peur* ».

Et comme il me faisait vraiment de la rétention d'information (contrairement à tout ce qu'il a affirmé), comme Rodrigue n'était pas là, je lui ai envoyé un mail officiel (avec en copie Catherine R., chef de secteur) qu'il me passe enfin l'information.

Suite, à ce mail, alors qu'il faisait semblant de me passer la connaissance, dans le « box », il m'a déclaré :

Qu'il ne mangerait plus avec moi à la cantine.
Que je l'avais trahi, que j'étais un traître.
Qu'à partir de ce moment-là, il ne m'aiderait qu'ad minima (or déjà il ne m'aidait qu'ad minima, donc jamais rien n'a changé ensuite).
Il est devenu très menaçant sur mon avenir chez T..

Dans la réunion d'il y a quinze jours, il s'est posé en victime devant Rodrigue affirmant que je l'avais accusé de harcèlement moral, que l'accusation était grave, qu'il avait été trop bon avec moi (Rodrigue n'a même pas compris qu'il était manipulé à ce moment-là). H. a tout inversé, de bourreau, il s'est posé en victime. Et disant à Rodrigue qu'il est impossible qu'on continue ensemble, puisque je ne m'entends pas bien avec lui.

Il y a pleins d'autres anecdotes que je pourrais raconter mais cela serait trop long.

Pour résumé, c'est une personne qui m'a créé un nombre incroyable d'ennuis.
Je le soupçonne même d'avoir fait exprès de me mettre dans des situations impossibles (comme le fait de a) m'interdire de d'effacer des fichiers inutiles sur le serveur de jetons, pour supprimer des alerter, b) de résoudre la perte d'un mot de passe du compte oracle, mais en m'interdisant d'aller sur bxxx… _ alors j'ai résolu ce problème qui traînait depuis 15 jours, et pour lequel il a fait un discours de 30 mn de culpabilisation à l'utilisateur de ce compte, en allant en cachette sur bxxx…, seule façon de résoudre le problème).

Cordialement,

Benjamin LISAN
T. Global Services
TGS/IS3/SPS/SSR1

> Intervenant pour TCS Cristal-Gennevilliers
> Tél : 01 46 13 31 40 / 06 16 55 09 84

(°) S'il est social, je suis alors « Papou de Nouvelle Guinée ».

59 Bibliographie

[1] James Fallon : Les terroristes sont-ils des psychopathes ?, http://www.ulyces.co/arthur-scheuer/les-terroristes-sont-ils-des-psychopathes-james-fallon/ & http://www.ulyces.co/arthur-scheuer/les-terroristes-sont-ils-des-psychopathes-2/
[2] Pire que le pervers narcissique, avez-vous déjà été victime d'un "gaslighter" ?, https://www.lci.fr/societe/video-gaslighting-pire-que-le-pervers-narcissique-avez-vous-deja-ete-victime-d-un-gaslighter-manipulateur-relation-toxique-2082527.html

60 Sommaire

Table des matières

1 Introduction 1
   1.1   Quelques définitions 1
   1.2   L'absence de consensus scientifique sur le terme 2
2 Le point de vue de James Fallon, neuropsychiatre 2
3 Premières intuitions personnelles 3
4 Certains psychopathes ont changé le cours de l'histoire 4
5 Des personnalités autoritaires 5
6 Traits distinctifs de la psychopathie 6
7 Un narcissisme gigantesque pouvant aller jusqu'au délire 7
8 Vouloir gagner à tout prix, par n'importe quel moyen 8
9 Une apparence trompeuse 9
10 La fausse gentillesse désarmante 9
11 Les raisonnements obsessionnels ou semi-délirants chez certains 9
12 Mentir tout azimut, de façon jusqu'au-boutiste et mentir à soi-même 11
13 Une capacité à manipuler pour mettre sous emprise 11
14 L'absence de toute conscience morale 12
15 Le cas des gourous, dirigeant de sectes 13
16 Hitler 15
17 Staline 16
18 Mahomet 17
   18.1   Un personnalité paranoïaque 18
   18.2   Le besoin d'une emprise totale et de l'imposition d'un totalitarisme théocratique 18

- 18.2.1 L'interdiction de toute critique de l'islam 19
- 18.2.2 Mahomet veut des musulmans totalement obéissants et prêts à se sacrifier pour lui 21
- 18.3 Un imposteur de génie 22
  - 18.3.1 Une imagination illimité ou délirante 23
  - 18.3.2 Le coran est bourré d'erreurs scientifiques 24
  - 18.3.3 L'accusation, porté contre les juifs et chrétiens par Mahomet, d'avoir falsifié la bible, la Torah 24
  - 18.3.4 Les versets tombant opportunément au bon moment 27
  - 18.3.5 Sa mégalomanie et son narcissisme 27
  - 18.3.6 Les privilèges qu'il s'accorde (et qu'il n'accorde pas aux musulmans) 28
  - 18.3.7 Mahomet adore terroriser ou/et aime être sans pitié 29
  - 18.3.8 Mahomet n'hésitait pas à faire assassiner ses opposants 30
  - 18.3.9 D'étonnantes valeurs morales prônées par Mahomet 30
- 18.4 Une enfance dysfonctionnelle 31
  - 18.4.1 Hypothèse de l'épilepsie du lobe temporal (ELT) 31
  - 18.4.2 Le statut d'orphelin de Mahomet 31
  - 18.4.3 Doutes sur la naissance de Mahomet 32
  - 18.4.4 Adolescent, sa participation à la guerre de al-Fijâr 32
  - 18.4.5 La dérive « gouroutiste » de Mahomet 33
- 18.5 En conclusion sur Mahomet 33
- 19 Joseph Smith, fondateur de la religion mormone 33
- 20 Le Pasteur Jim Jones, fondateur du temple du peuple 34
- 21 Les menteurs et fourbes pathologiques et les mythomanes 35
- 22 Les causes de la psychopathie 37
- 23 Le développement d'un narcissisme exacerbé 38
- 24 Les effets de la paranoïa 39
- 25 Les effets des traumas crâniens 41
- 26 Peut-on guérir les psychopathes ? 41
- 27 Conclusion 42
- 28 Annexe : Digressions au sujet de la psychopathie de certains dirigeants politiques modernes 42
- 29 Bibliographie 43
- 30 Annexe : le butin en islam 44
- 31 Annexe : Les musulmans auront la priorité au Paradis sur les Juifs et Chrétiens 44
- 32 Annexe : Rapports entre islam et mensonges 45
  - 32.1 Dans le Coran 45
  - 32.2 Dans les hadiths 46

32.3	Allah est un trompeur	47
32.4	Informations complémentaires sur la fourberie de Mahomet	48
33	Annexe : Les erreurs scientifiques du Coran (ou de Mahomet)	48
34	Annexe : L'islam n'a jamais aboli l'esclavage	51
34.1	Mahomet a possédé des esclaves	51
34.2	L'islam, une religion aux connotations racistes ?	52
34.3	En conclusion partielle sur l'esclavage en islam	54
35	Annexe : Pulsion de destruction extrême, y compris de la vie humaine	54
35.1	Bibliographie partielle pour ce chapitre	54
36	Introduction	55
37	Une autorité hypertrophiée	56
38	Le plus jeune que moi de 6 ans	59
39	Micheline	76
40	Françoise	77
41	Virginie	79
42	Joël	81
43	Dany	83
44	Marie-Claire	91
45	Daniel	92
46	Franck	102
47	Pierrette	105
48	Mahoub	106
49	Dolorès Simina	111
50	Patricia	111
51	Le cas moins clair de Gauthier	112
52	Les cas les moins clairs et nets	113
52.1	Hervé	113
53	Philippe, un patron de ma société	120
54	Comment s'en défendre	123
55	Les dégâts	123
55.1	Des traits abandonniques en moi	124
56	Quelques exemples de phrases dévalorisantes entendues durant mon enfance	125
57	Conclusion	126
58	Annexe : comment j'ai essayé de prévenir mes patrons du harcèlement de Hervé :	127
59	Bibliographie	131

60 Sommaire 131

www.ingramcontent.com/pod-product-compliance
Lightning Source LLC
Chambersburg PA
CBHW080458220526
45465CB00006B/2313